LE RÉVÉLATEUR

ou

TRAITE DE MÉDECINE & D'ART VÉTÉRINAIRE

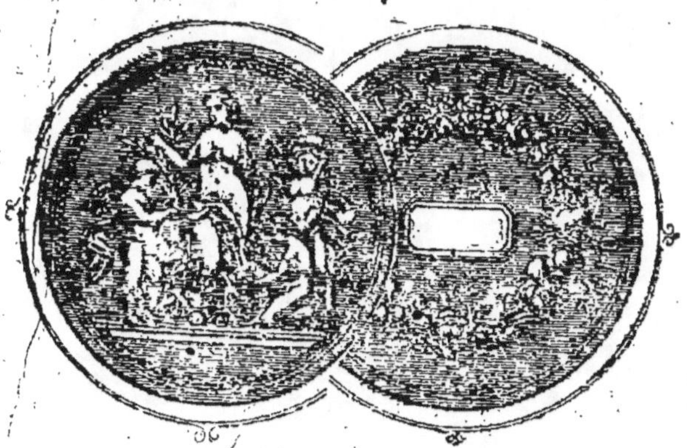

Par J. SERVAJEAN

MÉDAILLE DE PREMIÈRE CLASSE DE LA SOCIÉTÉ BOTANIQUE
DU DÉPARTEMENT DE LA LOIRE, MEMBRE DE LA
SOCIÉTÉ BOTANIQUE DE LYON ET DE LA LOIRE.

ROANNE
IMPRIMERIE E. FERLAY
Cours de la République.

1880.

LE RÉVÉLATEUR

OU

TRAITÉ DE MÉDECINE & D'ART VÉTÉRINAIRE

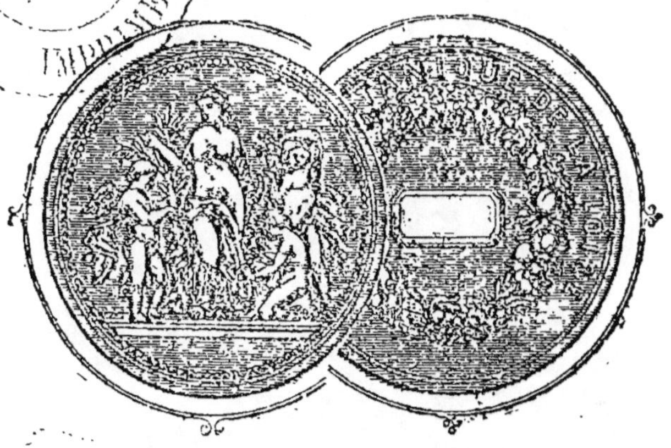

Par J. SERVAJEAN

MÉDAILLE DE PREMIÈRE CLASSE DE LA SOCIÉTÉ BOTANIQUE
DU DÉPARTEMENT DE LA LOIRE, MEMBRE DE LA
SOCIÉTÉ BOTANIQUE DE LYON ET DE LA LOIRE

LE RÉVÉLATEUR

ou

TRAITÉ DE MÉDECINE & D'ART VÉTÉRINAIRE

Traitement des maladies par les plantes,
Traitement des maladies des corps d'état,
maladies des enfants, des jeunes filles, des femmes, des hommes
et des vieillards. Curieuses observations sur les 4 âges de la vie,
leur manière de vivre avec le régime et traitement;

Recettes de familles vieilles et nouvelles;

Enseignement pour les fractures, luxations, entorses, foulures et tout
ce qui comprend le reboutage;

Traitement des maladies les plus communes; leurs causes et les
moyens de les reconnaître et de les juger par les symptômes,
avec les traitements les meilleurs.

TRAITEMENT DES MALADIES
DE TOUS LES ANIMAUX DOMESTIQUES

Le cheval, le mulet, l'âne, le bœuf, la vache, le veau, le mouton,
la chèvre, le porc, le chien, la volaille, le lapin;

Traité des lois les plus usuelles pour les cas rédhibitoires,
l'agriculture et le commerce, avec les distances de
Roanne aux principaux points de la France,

Par J. SERVAJEAN

MÉDAILLE DE PREMIÈRE CLASSE DE LA SOCIÉTÉ BOTANIQUE
DU DÉPARTEMENT DE LA LOIRE, MEMBRE DE LA
SOCIÉTÉ BOTANIQUE DE LYON ET DE LA LOIRE

Prix : 5 francs

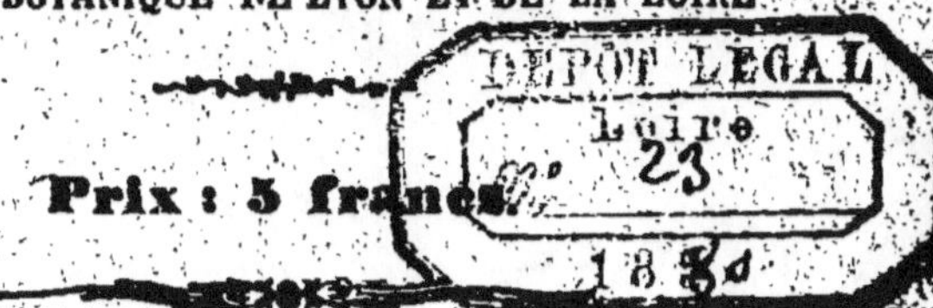

ROANNE

E. FERLAY, COURS DE LA RÉPUBLIQUE

—

1879

PRÉFACE DE L'AUTEUR

C'est une coutume presque universelle par ceux qui entreprennent de donner quelque ouvrage au public de représenter à l'entrée de leur livre la dignité de leur sujet et faire voir à tous, les fruits excellents que l'on peut en recueillir.

S'il est une chose qui ait besoin de soins, c'est bien sans contredit la médecine, car de toutes les sciences que les hommes ont recherchées avec beaucoup de soin et d'industrie ; il ne s'en est jamais trouvé de plus relevées ni de plus utiles pour le bien du genre humain. Trop souvent les hommes qui se sont initiés à ce sujet ont été critiqués et payés d'ingratitude. En grande partie les chercheurs y ont laissé leur jeunesse et leurs ressources, se sont creusé le cerveau pour mourir ignorés ; pourtant, mes chers lecteurs, pour cette recherche il faut avoir un véritable dévouement pour arriver à résumer et à amonceler afin de remplir son but.

L'ouvrage que vous avez sous les yeux a coûté 15 années de travail et de patience à son auteur, afin de donner à la campagne surtout un ouvrage complet, où on pourra à toute heure du jour puiser les moyens de traiter soi-même toutes les maladies qui se produiront, ainsi que tous les animaux gros et petits.

En publiant les divers chapitres qui composent
ce livre et qui sont formés de matériaux empruntés
aux auteurs les plus consciencieux, je pense faire
une chose utile et agréable à ceux de mes lecteurs
qui ont reçu de l'instruction et très-utile à ceux
dont l'esprit pourrait n'avoir pas été suffisamment
cultivé. Je vais faire mon possible pour me rendre
digne, selon que vous le jugerez par cet amas de
recettes qui pourront vous être utiles à chacun et
par-dessus tout à l'agriculteur, pour la conservation de sa santé et celle de ses animaux.

Cet ouvrage est appelé à rendre de réels services
à l'agriculture, à l'artisan, à l'homme d'art comme
au simple ouvrier, à l'amateur des choses naturelles,
au superstieux et au fanatique comme à l'homme
sage. Chacun pourra avoir un point intéressant
selon ses passions, médecine, reboutage, botanique
et art vétérinaire, commerce, industrie, traité de
secrets naturels, occultes, préjugés vulgaires ou
croyances populaires au sujet des sorts et enchan-
tements.

J'ai la conviction que cet ouvrage, une fois répandu, acquerra une réputation digne de son mérite en
propageant des connaissances aussi utiles.

Ce n'est pas un ouvrage de fantaisie, mais bien
un instructeur et un compagnon utile et agréable,
dont la traduction est complète.

TRAITEMENT DES MALADIES
Par les plantes

—

Il est inutile de vous dire que les plantes possèdent des principes que l'on ne peut contester ; nos anciens n'avaient pour se traiter que les plantes et pour cela faisaient de la bonne médecine.

Car il arrive souvent, en matières pharmaceutiques, que les plus chères et les plus précieuses sont fraudées avant que les pharmaciens les achètent, ou bien elles ne sont pas ce qu'elles devraient être. Ainsi le médecin qui fait une consulte, après avoir bien reconnu la maladie, ne peut s'occuper à surveiller si le pharmacien a bien rempli la consulte ; de là il arrive assez souvent qu'elle n'obtient pas le résultat qu'il attendait de son ordonnance; alors, s'il se présente les mêmes cas chez un autre malade, il change sa formule pour un autre, et sans se rendre compte exactement si c'est de la faute des fournitures ou des principes qu'il en attendait, laisse dans l'oubli des remèdes très-efficaces pour en ordonner de moins sûrs que celui qu'il a rebuté.

Je demanderai pour remédier à cela que les pharmaciens soient sujets à des contrôles très-sévères, dans l'intérêt de l'humanité, car de là vient la critique surles médecins et la confusion dans la médecine. Quelques-uns vont jusqu'à dire qu'ils ne connaissent rien et sont des ignorants. Je dirai à ces gens-là qu'ils jugent bien mal les médecins et qu'ils sont grandement dans l'erreur.

Ces hommes, selon moi, exercent un vrai ministère, un sacerdoce, l'on pourrait dire : toujours présents au moindre appel, lorsqu'il s'agit de porter secours, ils s'en acquittent avec conscience et une connaissance reconnue et éprouvée.

Je vous prie, mes chers lecteurs, d'avoir meilleure opinion de ces hommes qui se dévouent corps et âme pour arracher bien des victimes souvent à une mort certaine.

Il est bien peu de gens qui, dans le cours de leur vie, n'aient profité de leurs bons soins. Croyez-vous que vous les rétribuez trop, à la ville comme à la campagne ? je vais vous prouver que non.

Car pour faire un médecin il faut des études longues et laborieuses, afin d'acquérir les connaissances voulues pour exercer leur profession. Le médecin dépense des sommes assez rondes, passe sa jeunesse, tout au moins une partie. Il est sans cesse exposé à contracter des maladies auprès de ses clients dans les cas épidémiques et contagieux en faisant l'auscultation, en palpant ses malades.

Voyez plutôt dans chaque localité la conduite et le rang qu'il tient : le docteur est surtout sobre, d'un accès agréable et poli. Il jouit à juste titre de la considération de tous, et le plus souvent il est magistrat ou membre des société de secours. Aussi un industriel

...ment n'a pas les mêmes peines, avec la même
... peut faire une fortune rapide, nous en avons
... preuves bien souvent. Je ne prétends pas faire
... ...gie du médecin; mais, comme cet ouvrage est
... destiné pour la campagne que pour la ville, j'ai
... agir en ami et en conseiller avec mes
... car nous sommes de pauvres créatures, plutôt
... au mal qu'au bien, nous avons l'habitude de
... ...es choses plutôt du mauvais côté que du bon
... ...drait mieux nous aider et nous secourir les uns
... ...res, effacer de notre cœur les jalousies et les
... ...nes et laisser les disputes aux sots et aux gens
... ...raison ; car dans une discussion celui qui a le
... ...lus beau rôle est toujours celui qui cède ; on prend
... ...oi la défense de ce dernier que de celui qui se
... ...tre intraitable et entêté.
... ...a santé et la morale rencontrent mille écueils pour
... ...aire naufrage et peu de ressources pour être ramenées
... ...qu'elles devraient être. On vend à l'homme au
... ...de l'or les piéges et les tristes secours qui ont
... ...but de l'en retirer.
... ...uis bien des années je cherche à amonceler pièce
... ...ce pour composer cet ouvrage, où chacun trou-
... ...selon ses goûts, à peu près ce qu'il désire. Soyez
... ...s que vous n'avez pas dessous les yeux un écrit
... ...fantaisie et de caprice, mais bien un ouvrage utile
... ...intéressant, qui pourra rendre de grands services
... ...re les mains des gens intelligents. Il est bien pro-
... ...le que je trouverai de la critique, mais peu m'im-
... ...e, pourvu que j'arrive à mon but.
... ...e dois prévenir mes lecteurs qu'ils trouveront toutes

les plantes indiquées ci-après à acheter, le pied de
chaque espèce à 25 c. pièce. On les leur fera connaître,
rue Clermont, chez Servajean, près le pont de Renaison,
à Roanne (Loire), qui s'occupe de la culture des plantes
médicinales et officinales.

Avec cet ouvrage, que chaque chef de famille occupe ses enfants, les veillées, à lire sur ce livre, et,
peu à peu, soyez certain qu'ils acquerront des connaissances utiles et qui à tout moment leur rendront
de grands services. Ce que nous avons de plus pré-
-cieux est bien sans contredit notre santé et la conservation des animaux domestiques.

PROPRIÉTÉ DES PLANTES
Pour les maladies

—

Chaque ligne est une recette.

———

Pour les maux de tête causés par le froid.

Menthe, la menthe pilée appliquée seule.

Serpolet, le serpolet trempé daus le vinaigre, et huile rosat appliqués.

Racine d'iris ou flambe du Levant pilée ou rapée, avec vinaigre et huile rosat, appliqués.

Ruë appliquée avec vinaigre.

Pour les maux de tête causés par la chaleur.

Vigne, feuilles et tendons de vigne appliqués.

Morelle, feuille pilée et appliquée.

Absinthe, feuilles d'absinthe en infusion.

Eau sédative en compresse sur le front.

Bain de pied avec de la moutarde ou du sel.

Pour faire dormir.

Flambes en infusion le soir.

Laitue, l'eau ou les feuilles en tisane.

Oranger, les feuilles en tisane.

Sirop d'écorces d'oranges amères bromuré.

Pavot, la tête en infusion.

Menthe, en infusion le soir.

Mal Caduc ou épilepsie.

Tremble, la graine prise en tisane.
Figue, les figues fraîches mangées.
Caille-lait en tisane.
Ruë, la graine de ruë sauvage en tisane.
Betoine, en tisane.
Ellébore noire, tisane en petite quantité.
Quinte-feuille, ou fraisier sauvage en tisane.
Vinaigre pour les inflammations du cerveau.
Plante aromatique toute-bonne pour fortifier le cerveau

Pour les ulcères de la tête.

Mauve appliquée avec d'urine humaine.
Ronce, les feuilles appliquées.

Contre la paralysie des nerfs.

Garance, les racines en tisane.
Toutes les plantes calmantes.
Transpiration à l'eau-de-vie dans un tonneau.

Contre les tremblements des nerfs.

Chou mangé en potage ou au jus.
Guimauve en tisane.

Contre les catarrhes des nerfs.

Froment, la farine avec jus de jusquiame.
Orge, la farine délayée avec du vinaigre appliqué.

Contre les douleurs et faiblesses des nerfs.

Centaurée (la petite), en tisane.
Seneçon, enduit pour les nerfs coupé.
La mauve, racine cuite au vin et appliquée.
Huile de galbanum en friction.
Huile de troène que l'on trouve en pharmacie en friction.
Huile de grosse marjolaine en friction.

Pour les nerfs blessés.

Escargots broyés et appliqués.
Vers de terre broyés et appliqués.
Beurre en friction.
Seneçon, les feuilles avec encens et manne en cata-
plasme.

Pour les nerfs étendus ou foulés.

Sarment, la cendre avec graisse et savon blanc, ap-
pliqué.
Pommade camphrée en friction.
Alcool camphré en friction.
Eau-de-vie camphrée en friction.

REMÈDES POUR LES YEUX

Pour ôter les taches des yeux.

Urine d'homme bouillie dans un vase en cuivre, mise
dans les yeux.

Sel, la fleur appliquée.
Escargots, la cendre avec du miel appliqués.
Coing excellent, faire infuser 6 feuilles dans un
    verre d'eau, se laver.
Sel, se laver avec de l'eau salée.

Contre les éblouissements des yeux.

Fenouil, le jus distillé dans les yeux.
Cerisier, la gomme mise dans les yeux,
Lait, de laide ou laitue sauvage mis dans les yeux.
L'eau salée, se laver souvent les yeux avec.

Contre les inflammations des yeux.

Joubarbe, piler les feuilles et les appliquer.
Persil, appliquer avec de la mie de pain.
Bouillon-blanc, appliquer les feuilles sur les yeux.
Sucre, distillé dans les yeux.

Contre la jaunisse et pâles couleurs.

Donnez pendant 20 jours à boire au malade de la
scolopendre dans du vin blanc ; il faut que la scolopendre soit en poudre bien fine et la prendre sans
la faire cuire, seulement la faire tremper une heure
dans le vin blanc.

Contre la cataracte des yeux.

Fève, il faut pétrir la farine avec du vin et l'ap-
    pliquer dessus.

Contre la chassieuseté et les yeux cireux.

Pourpier, appliquer sur les yeux.
Plantin, le jus de plantin distillé dans les yeux.

TRAITEMENT POUR LES OREILLES.

Contre la douleur des oreilles.

Peuplier, le jus de feuilles de peuplier mis dans
   les oreilles.
Rose sèche cuite avec du vin rouge, mis dans les
   oreilles.
Graisse d'oie ou de renard, ou de poule, distillée
   dans les oreilles.
Porreaux, le jus avec encens, vinaigre et du lait.
Pariétaire, le jus distillé dans les oreilles.
Vinaigre salé distillé dans les oreilles.

Remède contre les oreilles fangeuses.

Hysope en cataplasme et en fumigation.
Taureau, le fiel distillé avec lait de chèvre.
Urine distillée d'enfant.
Oignon, le jus distillé dans les oreilles.
Choux, le jus distillé dans les oreilles.

Pour les ulcères des oreilles.

Fiel de porc distillé dans les oreilles.
Oignon, le jus distillé dans les oreilles.

Contre les tintements des oreilles.

Fiel de taureau distillé.
Jus d'oignon distillé dans les oreilles.
Vinaigre, des fumigations avec un entor
  les oreilles.
Vinaigre, broyé avec de la moutarde et
  dans l'oreille.

MALADIES DU NEZ.

Pour arrêter le sang du nez.

Encens en poudre, prisé.
Ruë, broyée et appliquée sur le nez.
Ortie, broyée et appliquée sur le nez.
Vinaigre, bu ou mis dans les narines.

Recette pour les chancres du nez.

Grande serpentaire, la racine appliquée.
Lierre terrestre, distillé dans le nez,
Sandaraque minérale avec huile rosat, appliqués.
Lierre terrestre cuit avec vin et sucre, se laver le
  nez avec 3 à 4 fois par jour.

Contre la puanteur du nez.

Le jus de lierre terrestre tiré par le nez.
Le camphre, prisé.

Pour attirer les humeurs du cerveau.

Jus d'oignon mis dans les narines.
Jus d'origan ou marjolaine avec huile de flambe.

Pour faire éternuer.

Ellébore blanc en poudre, prise par le nez.
Moutarde, la graine, piler et priser.
Herbe à foulon, la racine en poudre et priser.

REMÈDE POUR LA BOUCHE ET LA LANGUE.

Contre les chancres et ulcères corossifs.

Acacia mis dans la bouche et mâché.
Camomille, mâchée.
Plantin, mâché ou le jus tenu dans la bouche.
La feuille de ronce en gargarisme avec du miel.
Verveine avec du vin, infuser ce gargarisme.
Réglisse mâchée et tenue dans la bouche.

Pour faire bonne haleine.

Myrrhe, mâchée.
Citron, mâché.
Anis, mâché.
Avoine sauvage cuite avec des roses, se gargariser.

Contre l'âpreté de la langue.

Menthe, se frotter la langue avec.
Sumac, la graine avec du miel tenu sur la langue.

RECETTE POUR LES DENTS.

Pour nettyer les dents.

Plantin, la décoction de la racine, s'en frotter.
L'écaille d'huitre calcinée au feu, s'en frotter.
Corne de cerf, se frotter les dents.
La pierre-ponce, se frotter les dents.
Escargot brûlé.
Charbon de bois ou la cendre de cigare.

Recette pour les maux de dents.

Ruë, vinaigre blanc, poivre, sel et ail macérés en gargarisme.
  Cette recette est merveilleuse pour les dents qui lochent et les gencives.
Galanga en poudre sur les dents malades.
Tamarisier, les feuilles cuites au vin tenues dans la bouche.
Feuilles de ronce, infusées avec miel et vin blanc.
Feuilles de pin cuites et broyées, s'en laver souvent.
Serpent (la dépouille de) cuite au vinaigre en gargarisme.
Ecorce de mûrier, la décoction en gargarisme.
Arrête-bœuf ou bugrane, la racine, eau et vinaigre.
Absinthe, s'en parfumer la bouche.
Hysope cuite au vinaigre, tenue dans la bouche.
Mélisse, la décotion, se laver la bouche avec.
Pervenche, mâchée.
Oseille, la décoction, se laver la bouche.

Pour affermir les dents qui branlent.

...e, la décoction avec du vinaigre, poivre, sel et ail.
...once, les feuilles avec miel et vinaigre blanc
...infusé; se gargariser.
...lure d'olive sauvage tenue dans la bouche.

Pour arrêter les fluxions des gencives.

...mure d'olive tenue dans la bouche.
...écoction de feuilles de prunier tenue dans la bouche.
...once, la décoction des feuilles en gargarisme.

Pour les gencives rongées et pourries.

...animent d'aloès avec du vin tiède.
...ntin, le jus, se gargariser avec.
...cancamum, appliqué, le meilleur remède.
...L'on trouve dans les pharmacies toutes les subs-
...ces ordonnées dans ce livre.
...Ce que vous ne trouverez pas en plantes, vous
...s adresserez chez nous, rue Clermont, à Roanne,
...hez Sauvagin, l'auteur de l'ouvrage.
...Vous trouverez les plantes pour les connaître ou
...les acheter 25 centimes le pied, ou des spécimens
...ratis, pourvu que vous soyez un acheteur du dit
...vrage et porté sur la liste.

RECETTE POUR LA GORGE ET LE GOSIER.

Contre l'esquinancie.

...liquide appliquée extérieurement.

Cloporte appliquée avec du miel.

Nid d'hirondelle, fricassé avec graisse blanche en
cataplasme.

Gargarisme de feuilles de ronce et de miel.

Hysope et figue, la décoction en gargarisme.

Cataplasme fait avec du sel et du miel, et huile et
vinaigre, appliqué sur la gorge.

Pour les inflammations du gosier.

Nid d'hirondelle, fricassé avec graisse blanche,
appliqué.

Lait chaud en gargarisme.

Jus de pariétaire en gargarisme.

Aloès appliqué avec du vin et du miel.

Figues sèches, la décoction en gargarisme.

Jus de marjolaine verte, se gargariser.

Contre les catarrhes et titillation de la gorge.

Alun, appliqué.

Vinaigre en gargarisme.

Verveine femelle avec du vin en gargarisme.

Contre l'âpreté du gosier et de la canne du poumon

Myrrhe fondue sous la langue.

Orge en tisane, se gargariser.

Jus de réglisse, gomme adragante, ou sucre noir.

Racine quinte-feuille ou fraisier sauvage en gargarisme.

Jus d'adragante avec miel en électuaire.

RECETTE POUR LA POITRINE.

Pour ceux qui crachent et vomissent le sang.

Œuf bréché, manger avec de la poudre de noix
  muscade.
Serpolet, deux grammes du jus bu avec vinaigre.
Amidon pris en breuvage.
Graine de plantain prise en tisane.
Rapontic pris en breuvage.
Tisane de guimauve.
Jus de renouée ou traînasse en tisane.
Racine de grande consoude en tisane.
Capillaire en tisane.
Jus de feuilles de vigne et les bouts en tisane.

Remède pour ceux qui ont courte haleine.

Tisane d'hysope et de figue.
Aristoloche ronde en tisane.
Tisane de ruë.
Pilules de galbanum.
Tisane de capillaire et d'hysope.
Graine de cerfeuil en tisane.
Marrube en tisane.
Thym ou serpolet en tisane.
Polythric et pulmonaire en tisane.

Remède contre la toux.

Flambe du Levant en tisane.

Graine de genevrier en tisane.
Cardamome en tisane.
Figue sèche mangée.
Tisane de germandrée.
Sève à manger.
Tisane d'hysope, de ruë, figue et miel.
Marrube en tisane.
Vieille toux, racine de grande centaurée.
L'avoine en bouillie.
Soupe d'huile de noix et de porreaux.

Recettes pour éclaircir la voix

La myrrhe fondue sous la langue.
Electuaire de storax.
Choux mangé.
Vin d'hysope.
Electuaire de miel et gomme draganti, ou adragan

Contre les pleurésies.

Graisse de porc lavée avec du vin, avec de la cend
de bois et de la chaux, s'en appliquer ou se fr
tionner. Tisane de graines de panais.

Contre les douleurs et points de côtés.

Graine de porc vieille avec de la cendre de cho
verts.
Aristoloche ronde en tisane.
Feuille de marrube et miel appliqués.

de racines de grande centaurée.

Contre les inflammations des poumons.

Électuaire de graines d'ortie.
Électuaire de tragoriganum.
Eau miellée bue.

Recette pour ceux qui crachent pourri.

Racines de bardane avec bourgeons de sapin.
Vin d'hysope.
Parfum de soufre ou soufre avec un œuf bréché
Tisane de feuilles de plantain.

Recette pour ceux qui ont difficulté d'haleine.

Fèves sèches bouillies avec du vin d'hysope.
Rue en tisane, petite quantité.
Tisane de calament.
Vin d'hysope.
Sarriette bue en miel.
Tisane de polythric.
Graines de cerfeuil en tisane.
Tisane de capillaire.

Contre toutes maladies de poitrine.

Porreaux cuits en miel et mangés.
Tisane de réglisse.
Racine de romarin en tisane.
Électuaire de sarriette et de miel.
Électuaire de thym et de miel.

Recette pour les défaillances du cœur, les battements
et pétillements.

Pouliot approché du nez avec du vinaigre.
Tisane de bourrache.
Absinthe cuite en vin et appliquée.
Applications de feuilles de ronce.
Vin d'absinthe pris en breuvage.
Tisane de rhapontic.

RECETTE POUR LES MAMELLES.

Contre les inflammations des mamelles.

Liniment d'encens de terre cimolienne et d'huile
rosat.
Cataplasme de noix, de ruë et de miel.
Cataplasme de farine de fève.
Racine de guimauve cuite et appliquée.
Pepins de raisin avec du sel appliqués.

Pour dérider les mamelles des nouvelles accouchées.

Son de froment cuit avec de la décoction de ruë
appliqués.
Graine de jusquiame broyée avec vin, appliquée.

Pour faire passer les duretés des mamelles.

Pepins de raisin pilés avec du sel, appliqués.
Des frictions à la pommade nutritum.

...tions à la pommade au iodure de potassium.

...ne de fèves appliquée seule ou avec gruot.

...lications de farine de lentilles.

...plasmes de persil avec son jus.

Pour faire passer le lait.

Applications de ciguë sur les mamelles.

Manger du pain de blé de mars.

Frictions de graisse blanche, elle fait diminuer les

Pour donner du lait en abondance.

Tisane de graines d'agnus-castus.

Manger de l'orge grillé et graines de fenouil, avec viande.

Tisane de mauves.

La laitue mangée.

La roquette mangée.

Anis en tisane.

Poligala en tisane.

Pour empêcher que le lait se fige dans les mamelles:

Menthe appliquée avec farine de gruot.

...ie de vin avec vinaigre enduit.

Des frictions à la pommade camphrée.

Pour empêcher de croître les mamelles.

Ciguë broyée et appliquée.

Onctions de graisse de porc où l'on fera cuire de la fougère.

REMÈDE SERVANT A L'ESTOMAC.

Contre les dévoiements d'estomac et pour empêcher de vomir.

Des infusions de pommes de coing.
Dattes mangées et en tisane.
Spicanardi et nardus celtique en tisane.
Tisane de squille sèche.
Jus de feuilles et tendons de vigne en tisane.
Tisane de racines de gentiane.
Laitues mangées sans les laver.

Contre les douleurs d'estomac.

Tisane de rhapontic.
Absinthe infusée avec du vin en tisane.
Application de feuilles d'armoise.
Tisane de melilot cuit au vin.
Spicanardi ou nardus celtique.
Graine de pivoine cuite au vin rouge.

Contre les inflammations de l'estomac.

Laide en cataplasme.
Salade de toute sorte de chicorées.
Tisane de réglisse.
Tisane de persil.
Cataplasme de renouée ou traînasse.
Morelle en cataplasme.
Feuilles et tendons de vigne appliqués.

Contre les sanglots et hoquets.

Suc de menthe aquatique, bue en vin.
Aristoloche ronde en tisane.
Rhapontic en tisane.
Cumin sauvage bu avec vinaigre.

Contre les rots aigres.

Agaric pris au poids de 3 grammes en tisane.
Une infusion de séné à jeûn.
Feuille de bétoine gros comme une fève, avec miel.

Contre les inflammations d'estomac et pour exciter l'appétit.

Cataplasme de dents de lion, ou pissenlit.
Cataplasme de feuilles et tendons de vigne.
Aluine ou absinthe en tisane.
Viande vinaigrée et poivrée.

Pour faire digérer.

Vin de quinquina Bernard, un petit verre avant les
  repas.
Manger de la roquette.
Tous les poivres font digérer.
Aluine ou fort blanc pris en tisane.
Tisane de pouliot.
Feuilles cuite avec du miel, manger.
Prune de pêche sèche.

Pour les maux d'estomac jeunes et vieux.

Prendre tous les matins à déjeûner 2 œufs bréchés, saupoudrés de noix muscade, puis prendre 7 grains de genevrier avec demi-verre de vin.

REMÈDE POUR LES MALADIES DU FOIE.

Contre les douleurs du foie.

Tisane de racines de gentiane.
Tisane d'agaric.
Tisane de rhapontic ou grande centaurée.
Tisane de camomille.
Aigremoine bue avec du vin infusé.

Contre la jaunisse.

Fiente d'oie avec tisane de romarin, un verre le matin.
Tisane de spicanard et nardus celtique.
Tisane de cloporte avec du vin.
Tisane de rhapontic et d'aluine ou absinthe.
Tisane de racines sèches, d'herbe à lait jaune, avec vin et anis, ou grande éclaire.
Lavement d'origan.
Tisane de fenouil sauvage.
Tisane de romarin et de capillaire.
Vin scillitique, 2 verres par jour.
Soufre pris le matin dans un œuf bréché.

Contre l'hydropisie.

Urine de chèvre avec spicanard, tous les jours.

Cataplasme de raifort sur le ventre.
Cataplasme d'escargots broyés avec les coquilles.
Et d'huile appliqué avec une peau bien bourrue.
Mangé cuit.
Tisane de capillaire et de polythric.
Cataplasme d'hysope, de figue et de nitre.
Tisane de polypode et de marjolaine.
Cataplasme de ruë et de figues.
Tisane de graines de panais.
Bain d'eau bien salée.

Pour échauffer le foie:

Tisane de spicanard et nardus celtique.
Tisane d'amomum.

Pour les douleurs du foie, douleurs du côté droit.

Tisane de calamus odoratus commun.
Décoction d'aluine appliquée avec vin cuit.
Graine de chèvre-feuille, ou les fleurs en tisane.

REMÈDE POUR LA RATE.

Raifort appliqué sur la rate.
Tisane de de germandrée.
Coings râpés appliqués.
Tisane de capillaire et de polythric.
La rate est malade lorsqu'on ne peut ni marcher vite,
ni courir sans être suffoqué, la respiration man-
que. Alors on ressent des points de côté.

Contre les douleurs de la rate et pour les diminuer.

Graine d'agnus-castus en tisane.
Tisane de calamus odoratus.
Cresson alénois en tisane, ou mangé
Tisane de rhapontic.
Aristoloche ronde en tisane.
Graine ou fleurs de chèvre-feuille.
Racine de nénufar bue avec du vin.
Vin scillitique, 2 $1/2$ verre par jour.
Racine de gentiane au poids de 5 grammes en tisane.

REMÈDES POUR LA COLIQUE.

Pour couper la colique.

Lavement de ruë et d'huile.
Fiente de volaille bue au vin ou vinaigre.
Clystère de beurre, si le gros intestin est ulcéré.
Clystère ou lavement de cardamum.

Contre les maux de ventre et tranchées.

Tisane de calamus odoratus.
Tisane de safran.
Lavement de mélisse.
Tisane de serpolet bâtard.
Tisane de rhapontic et marjolaine.
Tisane de racine de pivoine.
Tisane de dents de lion.

Contre la dyssenterie.

Tisane de graines d'aubépine.
Fruit d'églantier en tisane, vulgairement bouche-cul,
   en tisane.
Eau de coing ou les pommes mangées.
Graine d'alisier en tisane.
Corne-de-cerf avec gomme arabique en infusion.
Feuille de pervenche infusée avec du vin.
Tisane d'aigremoine et de salicaire.
Jour de lierre terrestre, deux infusions par jour.
Sang de bouc ou de chèvre mangé.
Mystère de saumure, quand l'intestin fait mal.

REMÈDES QUI SERRENT LE VENTRE.

Le lait où l'on mettra éteindre des cailloux de rivière.
Le pain de froment.
Ris mangé avec de la viande.
Choux mangés bien cuits.
Mystère de plantain.
Tisane d'anis et fenouil sauvage.
Infusion de pervenche et de vin.
Orcanette bue avec du vin infusé.

Contre les mauvais flux de ventre et dyssen-
terie chronique.

Sang de bouc fricassé et mangé.
Sang de chèvre, mais il vaut moins.

Contre la constipation.

Éviter de manger les viandes rôties, surtout
  des ruminants ; ne pas boire du vin vieux.
Les cerises fraîches ou cuites.
Les pruneaux, le jus bu.
Bouillon de pieds de veaux.
Les fromages frais, mangés.
Bouillon de vieux coq, ou chapon.

Contre les ventuosités, ou grenouillements.

Cataplasme avec farine d'orge et graines de lin.
Tisane de rhapontic.

SIMPLES SERVANT AUX ULCÈRES.

Contre les plaies corrosives.

Écorce de pin pilée avec du vitriol, appliquée.
Cataplasme d'amandes amères avec du vin.
Saumure de hareng enduite.
Raifort, broyé et appliqué.
Parfum de vinaigre.
Fleur de sel saupoudrée.
Verveine avec du vinaigre, appliqués.
Esquilles de bronze saupoudrées.
Racine d'éclaire avec du vin, appliqués
  (herbe à lait jaune).
Pommade celtique, pharmacie rue Mulsant, à Roanne.

Contre les vieux ulcères.

Petite centaurée appliquée.

...endrée appliquée avec du miel.
...illes de bardane appliquées.
...voine avec du miel appliqués.
...ntain appliqué.
...ur de sel enduite.
...mmade celtique, pharmacie rue Mulsant, à Roanne.
...tte pommade celtique est une découverte mer-
...illeuse pour guérir promptement les plaies des
...mbes vieilles et nouvelles, les dartres, boutons,
...ngres, démangeaisons et inflammations de la peau,
...boutons de la face, la carie des os et les ulcères.
...e arrête de suite les panaris, les fistules et ulcères
...verneux.

Contre les fistules et ulcères caverneux.

...ue de plantain enduit.
...us de mille-feuilles, seringué.
...inte-feuille avec sel et miel.
...plasme de gentiane, feuilles ou racines.

Contre la brûlure.

...étaire appliquée verte.
...s de bouillon-blanc appliquées.
...nera à écrire avec de l'eau.
...n appliqué avec de l'eau.
...illes et fleurs de mille-pertuis.
...endre de trognons de choux avec des blancs
...œufs.
...cuite dans de l'huile appliquée.

Graisse blanche enduite.
Cendre de vieux souliers brûlés appliquée.

Pour faire cicatriser les ulcères.

Feuilles d'aigremoine hachées, mises avec graisse
saindoux.
Racine de fougère saupoudrée.
Aloès saupoudré.
Pierre-ponce saupoudrée.

Remède pour les dislocations.

Racine de bardane broyée et appliquée verte.
Crottes de chèvre avec cire et huile rosat enduit.
Toutes sortes d'orties pilées et appliquées.
Liniment de cendres de sarments, huile rosat et
savon blanc.
Racines d'asperge avec vin ou vinaigre appliquées.

Pour les os rompus.

Bouillon-blanc, les fleurs en tisane.
Baume Santalain en friction.
Couleuvre, ou courgier sauvage broyé et appliqué.

Pour les chutes et les tombées.

Décoction de calamus odoratus en tisane.
Tisane de graine de genièvre.
Tisane d'aristoloche ronde.
Tisane de serpolet.

Tisane de calament.
Tisane de racine de romarin.
Tisane de guimauve.
Tisane de racine de grande consoude majeure.
Tisane de bouillon-blanc, les fleurs.

SIMPLES CONTRE LE VENIN ET PIQURES
DE BÊTES VENIMEUSES ET LES POISONS

Contre les morsures et piqûres de bêtes venimeuses

Liniment de poix liquide et de sel.
Tisane de cannelle.
Farine de froment appliquée avec du vinaigre.
Cataplasme de feuilles de porreaux.
Le poivre mangé en potage ou autrement.
Cataplasme de pervenche.
Cataplasme de feuilles de bouillon-blanc.
Tisane de germendrée.
Tisane de pouliot et serpolet.
Compresse d'alcali volatil.

Contre les morsures de vipères.

Tisane de cannelle.
Poix liquide appliquée.
Tisane de feuilles de frêne.
Poulet fendu vif et mis sur la piqûre.
Galbanum en cataplasme.
Feuilles de laurier appliquées.
Tisane de feuilles de genevrier.

Cataplasme de feuilles de bouillon-blanc.
Cendre de sarment de vigne avec du vinaigre.
Feuilles de ronces enduites avec vinaigre.
Compresse d'alcali volatil.

*Recettes contre les morsures de serpents, aspics,
serpents cornus, toute morsure venimeuse, etc.*

Tisane d'aurone ou absinthe maritime avec du vin.
Tisane de cresson alénois.
Tisane de fenouil avec du vin rouge.
Tisane de pervenche avec vinaigre rouge.
Tisane de serpolet bâtard.
Tisane d'absinthe avec du vin.
Tisane de gentiane.
Tisane de ruë, serpolet et sarriette prise au vin rouge.
Tisane de sauge.
Soufre appliqué sur toute morsure venimeuse.
Frotter la plaie avec du plomb.
Feuilles de porreaux appliquées.
Compresse d'alcali volatil.

Contre les morsures des chiens enragés.

Tisane de racine de gentiane.
Oignons hachés avec de la ruë, sel et miel.
Froment mâché et appliqué.
Ail en cataplasme.
Tisane de mélisse, ou appliquée.

*Contre les morsures des chiens qui ne sont pas
enragés.*

Cataplasme de plantain.

Cataplasme de menthe.
Cendres de sarment avec du vinaigre.
Cataplasme de toute sorte d'orties avec du sel.
Cataplasme de mélisse et feuilles de sureau.

Contre les piqûres de guêpes et mouches à miel.

Feuilles de laurier broyées et appliquées.
Graisse de veau avec du sel.
Cataplasme de menthe aquatique
Décoction de guimauve avec du vinaigre bue.

Contre toute sorte de poisons.

Noix prise à jeûn, avec ruë et figues.
Tisane de graines de rave.
Tisane de marrube.
Tisane de persil.
Boire de l'huile d'olive ou du beurre fondu.
Boire du vinaigre tiède.
Boire du lait de chèvre.

Pour ceux qui auraient avalé des sangsues.

Tisane de feuilles de bette avec du vinaigre.
Vinaigre bu avec du sel.
Punaises bues avec du vinaigre.

Pour ceux qui auraient bu des cantharides.

Nitre bu en eau miellée.
Huile rosat et flambe avec ruë pris à cuillerée.

Pouliot broyé et bu avec de l'eau.
Clystère de mauve et graines de lin.

Remède contre la belladone ou solanée.

Boire de l'eau miellée.
Tisane de figues sèches.
Manger des amandes amères.
Parfum de lait de chèvre bien chaud.

Contre la jusquiame.

Tisane d'écorces de mûrier.
Tisane de figues sèches.
Boire du lait de chèvre ou d'ânesse.

Contre l'aconit.

Tisane avec une noix muscade.
Vin d'absinthe bu.
Bouillon gras de bœuf ou de mouton.
Vin où l'on aurait éteint du fer ou d'acier.

Contre la ciguë.

Tisane d'absinthe cuite avec du vin rouge.
Lait de vache, de chèvre ou d'ânesse.
Vin bu en abondance et par intervalles.
Tisane de feuilles de laurier.

Contre le champignons vénéneux.

Vinaigre chaud bu et vomi.

Moutarde bue avec de l'eau.
Tisane de feuilles de poirier sauvage.
Raifort mangé ou pris en breuvage.
Cresson alénois mangé.
Fiente de poule bue avec du vinaigre.

Contre le plâtre.

Tisane de feuilles et fleurs de mauve.
Eau miellée prise en breuvage.
Tisane de figues sèches.
Serpolet bu avec du vinaigre en tisane.

Contre la céruse.

Noyaux de pêches en tisane.
Lait de chèvre et de vache bu tiède.
Tisane de figues sèches.

Contre la litharge et le mercure.

Tisane d'absinthe ou aluine.
Tisane d'hysope, ou graine de persil.
Lait bu tiède et vomi.
Prendre de l'émétique avec de l'eau tiède.

SIMPLES A EMBELLIR LE CORPS.

Contre la pelade, lorsque le poil tombe.

Cendres de coquilles de noix appliquées.
Cendres de hérisson brûlé, enduit avec poix liquide.

Crottes de chèvre avec vinaigre.
Se frotter avec des choux verts et du sel.
Se frotter avec des oignons.
Se frotter avec du vin et d'aloës.
Feuilles de bette appliquées fraîches.

Recette pour faire tomber le poil.

Se frotter avec du curcuma.
Se frotter avec de la gomme de lierre.
L'eau qui sort des sarments verts quand on les broie.
L'orpin enduit.

Pour faire mourir les poux et les lentes.

Décoction de tamarin appliquée.
Sandaraque appliquée avec huile.
Alun appliqué avec de l'eau.
Tabac avec du petit-lait infusés.

Pour noircir les cheveux.

Décoction de sumac appliquée sur la tête.
Noix de galle macérée au vinaigre enduite.
Feuilles de mûrier broyées avec du vinaigre.
Feuilles de ronce appliquées.

Pour effacer les rousseurs et lentilles du visage.

Farine de froment avec vinaigre miellé enduite.
Graines de choux écrasées et enduites.
Raifort appliqué avec farine d'ivraie.
Liniment de cannelle et de miel.

Sang de lièvre mis chaud sur la figure.

Racine de grande serpentaire avec miel appliquée.

Menthe aquatique broyée et appliquée.

La bourre blanche que l'on trouve après les joncs
  appliquée.

Recette pour effacer les cicatrices.

Se frotter avec de la graisse d'ânesse.

Cataplasme de farine de fèves.

Feuilles et racines de renoncule, ou bouton d'or appliquées.

Calament cuit au vin et appliqué.

Contre les dartres, boutons, feu volage, déman-geaisons ou gratelle et contre la gale et toutes les maladies de la peau.

Prenez de la pommade celtique chez M. Lafay, pharmacien, rue Mulsant, à Roanne (Loire), seul déposi-
  taire. C'est une pommade inappréciable pour les
  maladies de peau.

Pommade sulfureuse.

Contre la ladrerie.

Cataplasme d'escargots broyés

Boire du petit-lait de vache.

Liniment de fiel de chèvre.

Cataplasme de farine d'orge et de vinaigre.

Contre les cors aux pieds.

Liniment d'encens, de vinaigre et de poivre.

Feuilles et racines de renoncule ou bouton d'or.
Ail tenu plusieurs jours dessus.
L'eau qui sort des sarments lorsqu'ils brûlent.
Jus de hytite mâle enduit.

Pour attirer les humeurs qui sont profondes dans le corps.

Application de miel ou de moutarde.
Clystère de cumin avec de l'huile.
Tisane de camomille.

Contre le ténia ou ver solitaire.

Commencez par une purgation de magnésie.
Racine de grenadier en tisane.
Racine de mûrier en tisane.
Ail mangé ou bu.
Racine de fougère mâle ou femelle.
Semen-contra, une infusion tous les soirs.
Mâcher de l'écorce de racine de grenadier.

Contre les vers lombrics ronds.

La graine de choux prise en tisane.
Tisane de cresson alénois.
Tisane d'hysope avec miel.
Tisane de sarriette et de thym.
Tisane de ruë et d'huile de noix.
Coriandre prise en vin cuit.
Racine de fougère mâle en tisane.
Vin d'absinthe.

Semen-contra, une infusion le soir.
Un biscuit vermifuge, le soir en se couchant.
(Toutes les lignes sont des recettes différentes).

REMÈDES POUR LE SIÉGE ET FONDEMENT.

Recette pour les fentes et crevasses du fondement.

Liniment de poix liquide.
Lie d'huile cuite en pot de cuivre, bien épaisse,
 s'en frotter.
Graine d'agnus-castus enduite avec de l'eau tiède.
Ecrevisse de rivière brûlée et mise avec du miel cuit.
Fleurs de violettes avec cire, en cataplasme.

Pour les ulcères du fondement.

Aloès appliqué avec du vin cuit.
Romarin en cataplasme.
Les feuilles de ronces appliquées.
Pariétaire appliquée.

Contre les inflammations du fondement.

Romarin appliqué.
Liniment fait de guimauve cuite.
Fleurs et feuilles de seneçon avec du vin appliqués.

Pour les descentes ou chutes du fondement.

Fleurs de mourons bleus appliquées.
Parfumer de vinaigre.

Saumure aigre, se parfumer le fondement.

Remède lorsqu'on a des envies d'aller à la selle et qu'on ne peut rien faire.

Clystère de lait de brebis, de chèvre ou de vache, où l'on fera éteindre des cailloux bien chauds.
Clystère de décoction de graines de sénégré.
Cataplasme de farine de lin.

Contre les verrues du fondement.

Fumier de brebis appliqué avec vinaigre.
Asa-fétida cuit au vinaigre et écorces de grenade.
Vinaigre enduit.

Contre les hémorroïdes, pour les faire sortir.

Frotter les parties avec des oignons.

Remède pour arrêter le flux des hémorroïdes.

Cataplasme de romarin.
Aloès enduit avec du vinaigre.
Feuilles de ronces appliquées.

Pour guérir les hémorroïdes.

Graines de sumac enduites
Tisane d'arrête-beuf ou bugrane.
Liniment fait avec des dattes.

lavé appliqué.

(Toutes les lignes une recette).

TEMENT POUR LES MAUX DE REINS

Pour la douleur des reins.

mome bu avec du vin blanc.
ration de feuilles de fenouil.
uil mangé avec les aliments.
ne de pivoine bue avec du vin.
blanc sec mangé.
d'orcanette.

Remède contre la gravelle et la pierre.

ane de nard celtique.
mme de cerisier bue avec du vin.
is en tisane.
gation d'armoise.
ane de capillaire et de polythric.
ellé bu continuellement.
ane de guimauve.
ne de camomille.

Pour rendre souples les reins qui sont raides.

tes espèces de lait bues.
illes et racines de plantain et vin cuit.
ne de rhapontic.
d'absinthe bu

Vin miellé bu 12 à 15 jours.

Pour faire uriner.

Tisane de racines de mauve.
Tisane de cannelle.
Tisane de valériane.
Tisane de safran.
Tisane de glands.
Tisane de gomme de cerisier.
Tisane de racines d'asperges.
Les asperges mangées peu cuites.
Picots de cerises noires en tisane.
Le cerfeuil en potage ou en salade.
Tisane de graines de raifort.
Tiges de choux, les bouts, mangés cuits.
Tisane de sauge.
Tisane d'origan et d'hysope.
Tisane de fenouil.
Tisane de camomille.
Tisane de racines de garance.
Graines de chèvre-feuilles, remède excellent.
Graines de panais sauvage en tisane.

Remède pour ceux qui urinent avec difficulté et avec douleur.

Cloportes bues avec du vin.
Décoction ou tisane de racines d'asperges.
Tisane de grosse marjolaine.
Tisane du bouillon-blanc.
Tisane de graine ou fleur de courge.

Rhapontic en tisane.
Tisane de graine de panais sauvage.
Tisane de gramen.
Tisane de capillaire et de polythric.

Pour les ulcères et plaies de la vessie.

Toutes sortes de lait bu.
Raisins blancs secs, mangés 12 à 15 jours.
Injection de beurre tiède.
Tisane de prêle ou queue-de-cheval (herbe).

Recette pour faire sortir la pierre.

Tisane de fenouil sauvage.
Tisane de capillaire.
La graine et la racine de persil bues en vin.
Gomme de cerisier en tisane.
Tisane de gramen.

Recette pour ceux qui ne peuvent retenir leur urine, qui pissent au lit.

Graines de ruë sauvage fricassées et mangées.
Ivraie sauvage bue en vin nouveau.
Manger de la viande rôtie et boire du vin vieux.

Recette quand on urine le sang.

Saumure aigre, seringuer la verge de suite que l'on
  s'aperçoit de cette maladie.
Tisane de plantain.

RECETTE POUR LES MEMBRES GÉNITAUX
ET PARTIES HONTEUSES.

Pour faire multiplier le sperme ou semence naturelle.

Tisane de coriandre.

Pour retenir le sperme à ceux qui le perdent.

Racine de nénufar en tisane
Racine de flambe du Levant bue en vinaigre.

Pour les ulcères des parties génitales.

Se laver avec de l'eau végétale minérale.
Application d'aloès en poudre.
Application d'alun.
Fleur de sel pulvérisée et saupoudrée.
Se laver souvent avec du vin aromatique.

Pour les inflammations des parties génitales.

Application de ruë et feuilles de laurier.
Seneçon, fleurs et feuilles en cataplasme.
Graines de jusquiame pilées, appliquées avec du vin.
Application de coriandre, raisins secs et miel.

*Contre les ulcères corrosifs qui viennent aux
parties génitales.*

Fiel de taureau enduit avec du miel.

Contre les crenvues des membres génitaux.

... de mouton, les crottes appliquées avec du
[vinai]gre.

... appliqué en cataplasme.

[Cata]plasme de sarriette ...

... tithymale mis dessus.

... mercuriale enduit ...

REMÈDES BONS POUR LA MATRICE

... de graines de genévrier.

... du jus de plantain.

[Appli]cation de rue et de miel sur la nature.

[Appli]cation de feuilles d'orties pilées et chauffées,
... sur le bas-ventre.

... de matricaire et d'armoise.

... d'épine-vinette et de gui de buisson.

[Appli]cation d'encens et de galbanum sur le nombril.

Remède pour faire revenir les règles.

... de valériane.

... de sabine et d'armoise.

... de serpolet et de rue.

... de sauge et de pouliot.

... de graines de panais sauvage.

[Fumi]gation de graines de lin et d'armoise.

[Appli]cation d'absinthe verte sur la nature.

[Appli]cation ou bien des injections de rue et de sabine.

Application de feuilles de mélisse sur la nature.
Graines et feuilles de trèfle en tisane.

Pour réprimer les règles à celles qui perdent trop.

Graine d'aubépine mangées ou en tisane.
Mousse des arbres en pessaire.
Racine de grande consoude majeure en tisane.
Tisane de bois d'alisier.
Application de feuilles d'acacia et en tisane.
Tisane de plantain.
Tisane de bois de ronce, ou les feuilles.
Application de menthe pilée sur la nature.
Tisane de salicaire.

Remèdes pour débarrasser les femmes qui sont blessées.

Tisane de pouliot ou de sarriette.
Tisane de germandrée.
Application de racine de panais sauvage.
Application de feuilles d'aluine ou absinthe.
Tisane de sauge ou de marrube.

Remède pour faire concevoir.

Parfum de farine d'ivraie, myrrhe, encens.
Bitume et safran par le bas.
Tisane de graines de panais sauvage.

Pour les femmes qui sont en couches.

Tisane de fenouil.

Tisane de racine de pivoine sèche.
Décoction de guimauves en injection.

Contre les dégoûts des femmes enceintes.

Il faut boire le jus de bout de vigne et les feuilles.

Contre les inflammations de la matrice.

Des fumigations d'armoise.
Des cataplasmes de pouliot sur la vulve.
Agaric pris 1 gramme avec de l'oxymel.

Remède pour ramollir les duretés de la nature des femmes.

Enduire le mal avec de la graisse d'oie ou de poule.
Décoction de mauve en injection.
Parfum de matricaire ou marum.
Oignon de lis cuit sous la cendre appliqué.
Parfum d'ageratum.

Remèdes contre les chutes et descentes de matrice.

Parfum ou fumigation de cannelle.
Parfum de décoction de noix de galle.
Feuilles d'acacia en suppositoire ou tampon.
Ortie pilée en cataplasme au bas-ventre.
Parfum de vinaigre de vin.

Contre les douleurs et rongements de la matrice.

Liniment de graisse d'oie ou de poule.

Urine bouillie avec huile de troène appliquée.

Décoction de graines de lin avec injection.

Décoction de pourpier en injection.

Mauves, la décoction en injection.

Supositoire de feuilles de verveine mâle et saindouœ.

Tisane de rhapontic.

Tisane de grande centaurée.

PLANTES SERVANT AUX BRAS ET AUX

JAMBES

Pour la goutte des jambes et des pieds.

Toutes les lignes une recette.

Racine de meum, appliquée.

Application de feuilles de tremble et de vinaigre.

Escargots broyés avec leurs coquilles appliqués.

Cataplasme de farine d'orge et de pomme de coing.

Cataplasme de violette et de vinaigre.

Cataplasme d'ortie et de vinaigre.

Cataplasme de farine d'ivraie, romarin et vinaigre.

Tisane de feuilles de frêne, 32 grammes pour un litre à 3 jours.

Etuvée de vinaigre bouillant et de soufre.

Friction d'huile de marron d'Inde.

Remèdes pour les sciatiques.

Tisane de peuplier bue au poids d'une once, l'écorce.

Tisane de racines d'asperges.

Tisane de guimauve.

Feuilles d'émula campana cuit en vin appliquées.
Tisane de rhapontic.
Tisane de racines de garance, excellent.
Clystère de cresson alénois.
Graines de mille-pertuis bues 40 jours.
Graines de ruë bues 40 jours, une infusion de 7 grai-
nes le soir.

Contre les gouttes des mains et des jointures.

Liniment de choux verts, de senegré et de vinaigre.
Ruë prise en breuvage ou en cataplasme.
Mélisse pilée avec du sel appliquée.
Tisane de racines de quinte-feuilles.
Cataplasme d'ortie et vinaigre chauffé.
Vinaigre miellé en breuvage.
Vin miellé pour boisson aux repas.
Friction de pommade Opodeldoc et baume tranquille.

Pour les maux de talons appelés mules.

Encens appliqué avec graisse de porc.
Poix liquide mise dessus.
Feuilles d'acacia ou de verne appliquées.
Fumigation de bouillon de rave.
Décoction de renoncule ou boutons d'or appliquée.

Contre les cassures et inflammations des pieds causées
par les souliers.

Prenez semelle de vieux souliers brûlée et appliquée.
Jus d'oignon avec graisse de poule appliqués.
Se graisser les pieds avec du suif de chandelle le soir
en se couchant.

Appliquer tout chaud un poumon de mouton ou de porc.

Contre les hernies et descentes de boyaux.

Cataplasme de fleurs de grenade.

Tisane de quinte-feuilles.

Tisane de signée de salomon et racines de consoude.

Application de farine d'écorces de chêne trempée en vin, mise dans un sac et le garder jour et nuit.

Cataplasme d'aloès.

SIMPLES SERVANT A PLUSIEURS MALADIES

Contre les fièvres tierces ou de trois jours.

Tisane de mille-pertuis avec du vin.

Trois racines de plantain entières avec 60 gram. de vin et autant d'eau.

Une araignée écrasée sur un linge et mise sur le front.

Le troisième nœud de la verveine femelle coupé à partir de terre, bue avec les feuilles qui seront au nœud ou 1/2 heure avant l'accès ; appliquer sur le pouls des deux bras un bout de mie de pain trempé 10 minutes en vinaigre ; dormir dessus ; ou 1/2 heure avant l'accès couper un oignon en deux, sortir le milieu, le remplir de poudre de chasse, la moitié sur le pouls des deux bras en l'attachant.

Contre les fièvres quartes ou de quatre jours.

Prenez 4 racines entières de plantain bue en 5 gram. de vin et autant d'eau infusée

...ne de ruë.
Mille-pertuis bouilli avec du vin.
Quatre branches de quinte-feuilles en infusion.
Le quatrième nœud de la verveine femelle à partir
 de la racine, avec les feuilles qui sont après.
La mie de pain comme ci-dessus.
L'oignon et la poudre comme ci-dessus.

Contre les fièvres longues et vieilles.

Le vin miellé bu si l'estomac est débile.
La tisane de chardon-bénit et petite centaurée.
L'agaric en tisane avec la petite centaurée.

Contre les fièvres périodiques ou intermittentes.

Graine de moutarde blanche, une cuillerée le matin.
Graine de moutarde ordinaire, en saupoudrer la viande.
Boire sur le poivre et bien en manger.
Des lavements de camomille.
Jus de renouée ou traînasse bien avant l'accès.

Contre les tremblements et frissons des fièvres.

Boire sur le poivre.
Agaric pris au poids d'un gramme, avec camomille.
Tisane de chèvre-feuille et de buglose.
Pour les fièvres pestilentielles, tous les deux à trois
 jours boire de la myrrhe dans du vin, 1 gramme
 pour un verre.

Recette contre le charbon.

Feuilles de troène appliquées.
Feuille de benoîte ou herbe à charbon appliquée.

Toutes les lignes une recette.

Fiente de pigeon broyée avec miel et graine de lin.
Cataplasme de farine de lupin et de vinaigre.
Cresson alénois appliqué.
Porreaux appliqués avec du sel,

Pour faire percer les furoncles.

Levain de seigle avec des blancs de porreaux.
Sandaraque appliquée avec graisse blanche.
Cataplasme de pariétaire.
Oignons de lis cuits sous la cendre appliqués.

Pour arrêter la gangrène.

Les choux bouillis appliqués avec du miel.
Feuilles de bouillon-blanc appliquées.

Contre les érysipèles et autres inflammations.

Feuilles de troène appliquées.
Feuilles de mauve cuites en huile.
Liniment de feuilles de lis et de vinaigre.
Pariétaire appliquée.
Liniment de verveine mâle et de vinaigre,
Grande joubarbe appliquée.
Mille-feuille appliquée avec du vinaigre.

Remède contre les écrouelles ou humeurs froides.

Liniment de soufre et de moutarde.
Cresson alénois enduit avec de la saumure.
Feuilles de mélisse appliquées avec sel de cuisine.
Guimauve cuite au vin, ou de l'eau miellée appliquée.

Contre les chancres.

Cataplasme fait avec cendres d'écrevisses de rivière
cuites en eau miellée.
Cataplasme de toutes sortes d'orties.
Cataplasme d'orties puantes avec la graine, fleurs et tige.

Remède contre les coups et chutes.

Choux hachés menu avec gruote appliqués.
Cataplasme de sarriette ou serpolet.
Cataplasme de curage, persicaire ou réveille-matin.

Contre les meurtrissures et coups.

Appliquer du fromage frais.
Raifort appliqué avec du miel.
Liniment de sel et de miel.

SIMPLES SERVANT AUX PLAIES.

Pour souder les plaies.

Feuilles de colza appliquées.
Racines de grande consoude majeure appliquées.
Cataplasme de renouée ou traînasse.
Cendres de laine brûlée appliquées.
Racines de gramen pilées et appliquées.
Cataplasme de quinte-feuille.
Feuilles de bouillon-blanc avec du vinaigre.
Cataplasme de mille-feuilles.
Cataplasme de verveine sauvage.

Pour arrêter le sang d'une plaie.

Encens saupoudré dessus.
Plantain pilé et appliqué.
Cataplasme de sauge.
Soufre appliqué.
Plâtre appliqué.

Pour arrêter le sang du nez.

Antimoine pulvérisé et saupoudré.
Mettre une clef entre les deux épaules.

Contre les inflammations des plaies.

Cataplasme de farine de fève.
Cataplasme de mille-feuilles avec vinaigre.
Cataplasme de fiente fraîche de bouvine venant du
  pâturage.

CHAPITRE 1er

Traitement des fractures et luxations des diverses parties du corps.

Lorsqu'un os est dérangé de sa place, on dit que cet os est démis ou luxé. Comme l'on n'a pas toujours sous la main les secours d'un chirurgien et que souvent il y va de la vie, nous allons exposer les moyens de porter remède aux luxations les plus communes et qui demandent les secours les plus prompts.

Le plus souvent, si l'on n'a pas de secours assez prompt, il arrive que le membre se gonfle et s'enflamme ; alors la réduction est dangereuse et difficile, et si l'on attend que ces symptômes soient dissipés, les muscles sont relâchés et la cavité tellement pleine, que l'os ne peut être retenu en place que difficilement.

Une luxation récente peut être réduite en tirant le membre luxé plus ou moins fort, selon la force des muscles, c'est-à-dire selon la partie et selon l'âge et la vigueur du malade.

Lorsqu'il y a inflammation ou gonflement, il faut faire des cataplasmes de vinaigre et de mie de pain quelque temps avant de faire la réduction, et lorsqu'on l'a faite, il faut appliquer des compresses d'esprit de vin, ou du savon blanc et cendres de sarment et huile d'olive, ou bien de baume santalin. Il faut bien que celui qui fait ces opérations connaisse la manière de faire rentrer la tête des os dans leur cavité, car les villes et les campagnes fourmillent d'ignorants qui, non-seulement entreprenent ces opérations, mais qui les supposent nécessaires lors même qu'il n'y a point de luxation et où il y a à peine une entorse ou une foulure. Je crois donc utile de décrire dans cet ouvrage, pour les personnes intelligentes et raisonnables, afin qu'elles puissent s'instruire, de ne plus se rapporter à des ignorants qui le plus souvent ne font qu'attirer l'inflammation et changent souvent en un mal compliqué ce qui ne doit être qu'un mal simple par les manières qu'ils emploient et les emplâtres qu'ils y mettent.

Luxation de la mâchoire et ses causes.

La mâchoire peut être luxée par le baillement, par des coups ou des chutes ou en mâchant des substances trop dures, etc.

On connaît que la mâchoire est luxée quand les dents de la mâchoire supérieure ne correspondent plus avec celles de la mâchoire inférieure, le menton se trouve tourné de côté et le malade a des difficultés pour parler et avaler.

Pour réduire la mâchoire.

Faites une espèce de mentonnière avec un mouchoir, ensuite tournez le dos à celui du malade et puis tirez en haut de manière à l'enlever de terre ou bien faites asseoir le patient sur une chaise un peu basse et faites

... tenir ferme par quelqu'un en l'appuyant contre sa poitrine, puis enfoncez dans la bouche et aussi avant que vous pourrez les deux pouces enveloppés d'un linge qui ne puisse glisser, et puis tenez les autres doigts extérieurement sur la mâchoire et pressez-la fortement en bas et en arrière; alors vous la ferez rentrer facilement dans la cavité; ce que vous reconnaîtrez à un petit craquement ainsi qu'à sa position naturelle qu'elle aura reprise.

Il faut que la mâchoire reste quelque temps sans bouger, ni manger, ni parler; mais si la réduction a été faite promptement, le malade pourra éviter ce qui est dit.

La luxation du cou.

Le cou peut être luxé également par des coups et des chutes. Il faut que le malade soit traité promptement ou il pourrait en mourir en peu de temps, surtout par la luxation complète du cou, où il n'y a pas de remède, ce qui arrive bien rarement.

Symptômes de la luxation du cou.

Dans ce cas le malade perd aussitôt tout sentiment et tout mouvement; le cou s'enfle, ainsi que la face; le menton pend sur la poitrine; le visage tourne soit à droite soit à gauche.

Pour traiter la luxation du cou.

Il faut étendre aussitôt le malade par terre et sur

le dos. L'opérateur se placera derrière lui en tenant la tête avec ses deux mains et en plaçant ses deux genoux contre les épaules pour le tenir en respect dans cette position; il tirera la tête du malade de toutes ses forces en la tournant légèrement, si le visage est tourné de l'un ou de l'autre côté; il reconnaîtra que la réduction est faite à un bruit que les os font quand ils rentrent dans leur cavité, que le malade commence à respirer et que la tête reste dans sa position naturelle. Cette opération est assez facile à faire. Il faut après que le malade reste quelque temps tranquille, pour que les parties reprennent leur place naturelle. Pour avancer la guérison, l'on fera des compresses comme il est dit plus haut à l'article 1er; dans ce cas le baume santalin agit promptement.

Luxation des côtes.

L'articulation des côtes avec l'épine dorsale étant très-forte, il est rare qu'elles soient luxées ; cependant cela peut arriver et nous allons donner le moyen de les réduire.

Les côtes étant luxées, soit en dedans, soit en dehors, soit en haut, soit en bas, il faut poser le malade à plat-ventre sur une table ; l'opérateur fera alors tous ses efforts pour faire rentrer la tête de l'os dans sa cavité ou bien que le bras du côté malade soit suspendu à une porte ou à une échelle, alors les côtes par ce moyen sont écartées l'une de l'autre et il est facile alors de faire rentrer l'os dans sa cavité.

Manière de réduire les côtes lorsque la tête de l'os est en dedans.

C'est la plus dangereuse et la plus difficile ; l'on ne peut se servir ni des mains, ni d'instruments. Le seul moyen est de placer le patient à plat ventre sur un tonneau ou sur un objet rond, de faire aller les côtes en avant et en arrière en les secouant de temps en temps. Alors par ce moyen les côtes peuvent rentrer à leur place.

Les gens qui ne sont pas bien sûrs de cette opération, ne doivent pas la faire ; mais ils doivent conseiller un chirurgien expérimenté, ou ne tenter l'opération que dans le cas où l'on ne pourrait avoir des hommes de l'art.

Des luxations de l'épaule.

L'os du bras peut être luxé de plusieurs manières, en bas et très-rarement en haut. Le bras par sa disposition est plus exposé que les autres parties du corps.

On reconnaît la luxation de l'épaule par une cavité et l'impossibilité de remuer le bras. Dans ce cas, si la luxation se trouve devant, l'on sent une boule sous l'aisselle, mais lorsque la luxation est en arrière la boule est derrière l'épaule et le bras est pendant sur la poitrine.

Moyen de remettre l'épaule en place.

Placez le malade sur un siége bas, faites-lui tenir

le corps en respect par quelqu'un, afin qu'il ne puisse remuer et qu'un autre tienne le bras un peu plus haut que le coude, puis étendez-le graduellement. Celui qui opère passera une serviette sous le bras du malade et se la nouera derrière le cou et tirera fortement pour soulever la tête de l'os en la dirigeant dans sa place.

Dans un sujet jeune l'on peut réduire une luxation en étendant le bras du malade avec une main et de l'autre presser la tête de l'os en tenant toujours le bras un peu ployé. Après que l'os est rentré, il faut frictionner le bras et l'épaule avec de l'alcool camphré, on appliquer dessus de la cendre de sarment de vigne, de l'huile d'olive et du savon blanc.

Des luxations du poignet et des doigts,

Les os de l'avant-bras ne peuvent être luxés que d'une seule manière ; quand on voit une grosseur sur le côté du bras, et que le malade ne peut mouvoir l'avant-bras, on reconnaît aisément cette luxation.

Il faut trois personnes, une qui tienne le bras au-dessus du coude, une qui le tienne au-dessous en le tenant tiré fortement, tandis que l'opérateur tourne l'os et le fasse rentrer dans son articulation; après il faut plier le bras et le mettre en écharpe attaché par derrière le cou, puis on fait les frictions comme il est indiqué plus haut, à l'alcool camphré, ou à l'eau-de-vie camphrée.

Luxation du poignet et des doigts.

Elle se traite comme celle des coudes, en faisant

des extensions à droite ou à gauche, dessus ou dessous, en poussant la tête des os dans leur cavité.

Luxation des cuisses, genoux, chevilles et orteils.

Il y a deux manières, savoir : luxer en devant ou
en bas. Si la jambe est tournée en dehors, la jambe
de ce côté est plus longue que l'autre et quand
elle est laissée en arrière, elle se trouve remontée et
la jambe est plus courte et le pied est tourné en
dedans.

Moyen de réduire les luxations de la cuisse.

Si la luxation est devant, il faut que le malade
soit couché sur le dos et tenu fortement par quelqu'un,
tandis que d'autres, par le moyen d'un bandage attaché au bas de la cuisse, au-dessous du genou, la
tirent fortement.

L'extension étant faite, l'opérateur doit pousser la
tête de l'os jusqu'à ce qu'il soit rentré dans la cavité.

Lorsque la luxation est en arrière, il faut mettre le
malade sur le ventre ; en faisant l'extension, il faut
pousser la tête de l'os en dedans ; puis faire les frictions indiquées plus haut (eau-de-vie camphrée).

Les luxations du genou, de la cheville et des orteils se réduisent de la même manière que celle des
extrémités supérieures, en faisant l'extension dans
la direction opposée. Dans la plupart des cas, l'extension seule suffit pour remettre les os à leur place.

Ce n'est pas la force qui fait le mieux réussir dans
ces cas, c'est plutôt l'expérience et l'adresse.

Fractures, entorses ou foulures.

Pour ces causes, il y a à peu près dans chaque localité des hommes qui n'ayant pas le titre de chirurgien, sont le plus souvent de très-habiles opérateurs, sans vouloir par là critiquer les hommes de l'art.

Différence des fractures et leur caractère.

Elles se divisent en simples, en composées, en compliquées, en complètes, incomplètes et transversales, en obliques et en longitudinales.

Les simples sont celles où il n'y a qu'un os cassé.

Les composées sont celles où il y a deux ou trois os cassés au même endroit.

Les compliquées sont celles où il y a plaie, carie, abcès, gangrène ou autre accident, où il faut des traitements particuliers.

Les complètes sont celles où l'os est entièrement cassé.

Les incomplètes sont celles où il reste quelques parties d'os dans leur entrée.

Les transversales sont celles qui ont les os cassés en travers et horizontales à leur longueur.

Les obliques sont celles où l'os est divisé selon une direction qui s'écarte plus ou moins ; c'est alors la plus mauvaise.

Les longitudinales sont celles où l'os est fêlé ou fendu.

Les fractures sont toujours accompagnées d'effets

plus ou moins dangereux ; mais ces effets sont différents selon la nature de l'os fracturé, les différentes
directions de la fracture, la situation, la figure, le
nombre et la grosseur des portions fracturées, selon
la partie fracturée, etc.

Traitement des fractures.

Au cas où il y a fièvre, il faut observer la diète,
prendre des tisanes émollientes, des bouillons d'herbes, des pruneaux, des fromages frais, enfin tout ce
qui peut tenir le ventre libre. Si le malade ne peut pas
bouger de place, lui donner des lavements émollients.

Au bout de trois semaines on le changera de place,
ce qui lui fera un grand plaisir et beaucoup de bien ;
il faut avoir bien d'attention lorsqu'on le lèvera de
place.

Pour avoir une guérison parfaite des cassures ou
fractures, il faut bien remettre l'os droit et le tenir
à sa place. Prenez des attelles ou des bandages, po-
sez-les adroitement et faites attention que le membre
soit bien droit et que les éclisses soient aussi longues
que le membre cassé, le meilleur pour cela ce sont
les attelles fabriquées en fil de fer et que l'on peut
plier selon la disposition du membre, en leur donnant la forme que l'on veut.

L'on trouvera chez M. SERVAJEAN, rue de Clermont à Roanne (Loire), tous les appareils dont on
aura besoin pour tous les membres.

OBSERVATION

Il arrive assez souvent que les nerfs ne sont que froissés dessus ou dessous les membres. Dans ce cas, vous faites des frictions très-fortes sur la partie douloureuse, par ce moyen vous rétablissez la circulation du sang et vous enlevez la douleur. Si c'est un poignet, tenez-le bandé avec un lien que vous porterez jusqu'à guérison complète. La plupart des rhabilleurs n'emploient que ce moyen, c'est ce qui a suffi à leur donner une renommée qu'ils ne méritaient pas ; je ne parle pas pour tous, car nous avons, sur tout à Roanne, deux rhabilleurs qui sont des artistes pour ce genre d'opérations.

CHAPITRE II.

—

TRAITEMENT DES MALADIES

de tous les corps d'état.

Les pauvres ouvriers sont sujets à une infinité de maladies qui semblent pour la plupart avoir des caractères différents de celles du commun des hommes, et qui, par conséquent exigent un traitement particulier.

Cette partie du genre humain, qui est la plus à plaindre et qui est pourtant la plus intéressante, et qui est livrée aux travaux les plus pénibles, mérite une consolation particulière, et exige que l'on fasse une sérieuse attention aux maux qui l'affligent.

La plupart des pauvres ouvriers qui tirent leur subsistances des différents travaux auxquels ils se livrent, y trouvent souvent les maux les plus funestes.

Comme les pauvres artisans sont en général fort à l'étroit du côté de la fortune, nous aurons l'attention de ne prescrire dans leurs maux que des remèdes dont l'acquisition soit facile et peu coûteuse et qui pour la plupart ne les dérangeront point dans les travaux ordinaires, autant qu'il sera possible de le faire.

Il n'est point d'artisan qui ne soit sujet à des maladies particulières, qui dépendent presque toutes du genre de vie et de la nature de la profession qu'ils exercent.

Nous tâcherons d'approprier le traitement à chaque espèce d'hommes et de maladies.

Maladies des boulangers.

Les boulangers, qui remplissent une des professions les plus utiles à la vie, sont sujets à de grands inconvénients ; ils passent d'abord la nuit à faire leur pain ; ce dérangement dans leur vie les expose aux maux qui suivent le défaut de transpiration. L'habitude continuelle où ils sont de s'exposer à la chaleur de leur four et de respirer ensuite un air froid, leur occasionne des fluxions de poitrine, des pleurésies et des rhumes, etc. (Voyez *Maladies de poitrine et leur traitement.*)

La quantité prodigieuse de farine qu'ils avalent ne peut manquer de gêner leur respiration et de produire beaucoup d'affections des poumons.

Leurs yeux exposés à chaque instant à recevoir des impressions malfaisantes, des flammes, du feu et de la poussière qui voltige, les rend chassieux et enflammés.

Ils doivent donc éviter les variations subites de chaud et de froid auxquelles ils sont exposés. La nuit, lorsqu'ils sont nus, ils ne doivent point s'exposer aux portes et aux fenêtres pour ne pas arrêter la transpiration, ce qui est d'autant plus dangereux,

plus échauffés par la chaleur du lieu où
ils feraient bien aussi de se couvrir la tête
d'un mouchoir pour éviter l'ardeur de la flam-
me, l'impression de la poudre farineuse qui est
dans l'air. Ils auront en même temps l'attention de se laver le visage avec de l'eau, de se
laver avec de l'eau et du vinaigre, et de se
laver les yeux avec moitié eau rose et moitié eau
plantain, ou de l'eau salée.

La grande chaleur dans laquelle les boulangers
sont obligés de vivre dispose leur sang à la dissolution, les rend sujets au scorbut, à une espèce de
fièvre, de langueur et de consomption. Ils évi-
teraient ces malaises, si, après avoir fait ce qui
regarde leur ministère, ils prenaient des précautions
que nous venons de dire, si d'ailleurs ils avaient soin
de respirer un air pur et serein une demi-heure avant
que de se coucher, s'ils évitaient pendant la nuit de boire
de la bière ou de l'eau-de-vie, et s'ils faisaient leur
ordinaire boisson d'un peu de vin avec beaucoup
d'eau.

Leurs maladies se traitent à peu près comme
les autres, excepté qu'on doit être plus réservé sur
les saignées et les boissons, parce qu'ils sont trop
faibles pour les bien soutenir.

Une maladie à laquelle les boulangers sont exposés
souvent, c'est l'asphyxie par la charbonnaille. Dans
le cas où un homme serait asphyxié par le gaz
du charbon, on lui fera le traitement suivant.
Le premier soin qu'on doit prendre, est de les
transporter à un air pur et leur faire respirer de la
fumée de tabac, de leur donner sur-le-champ un bon

verre d'eau-de-vie, s'ils peuvent l'avaler et en même temps leur administrer un lavement de tabac.

On leur fera des frictions sur tout le corps avec une flanelle trempée dans de l'esprit de vin; on excitera la circulation du sang, en leur frappant dans les mains et sur la plante des pieds, et quand elle sera rétablie, on leur donnera un bon verre de vin avec un peu de clous de girofle et de muscade, ensuite leur donner des boissons à volonté et des lavements.

Maladies des bateliers, des pêcheurs, des jardiniers et de tous ceux qui travaillent sur l'eau.

Toutes ces espèces de gens sont, comme on le voit, exposées à vivre dans un air humide et froid qui les morfond continuellement. Joint à ce qu'ils sont obligés souvent d'avoir les mains, les pieds et quelquefois tout le corps dans l'eau, de là la transpiration se supprime, la circulation du sang s'arrête dans les différentes parties du corps, ce qui produit des démangeaisons, des dartres, des érysipèles, des pleurésies, des catarrhes, des rhumatismes, des toux, des maux de côté, qui sont les maladies les plus communes dont sont attaqués ceux qui habitent les lieux humides et froids. C'est à la transpiration arrêtée qu'on doit attribuer la cause immédiate de ces maladies et c'est le froid qui en est la cause éloignée.

Les premières précautions que doivent prendre ces sortes d'ouvriers, c'est de se tenir suffisamment vêtus, autant que leurs facultés le permettent, de se pour-

... de bottes ou bottines pour marcher dans l'eau, en
... habitude, ils doivent avoir toujours dans leurs
... un mélange d'eau et d'eau-de-vie; c'est-à-di-
... deux tiers d'eau-de-vie et un tiers d'eau, et aus-
... sentent saisis de quelque froid, ils doivent
... et en boire un grand coup; par ce
... ils empêcheront la transpiration de se suppri-
... ils donneront de la fluidité à leur sang qui le
... et ils éviteront bien des attaques de
... catarrhe et de fluxion.
... à propos qu'ils fument du tabac, pour changer
... malfaisante de l'atmosphère qui les envi-
... pour remplir leurs poumons d'une vapeur
chaude et calmante, qui les préserve d'une irritation
... et le sang du ralentissement où il
... par l'inspiration d'un air froid et humide,
... de la manœuvre ou le travail qu'ils
... pêche de fumer, ils pourront y suppléer par
... à priser ou la chique.
... encore qu'ils observent, c'est qu'ils
... pas boire froid le moins possible, surtout
... pourront, dans ce cas, boire du vin ou
... A l'égard des rhumes, fluxions de
... catarrhes, toux et autres maux qui survien-
... sortes d'ouvriers, ils n'exigent pas un
... difficile. Ayez recours au traitement indi-
... des matières.

Maladies des blanchisseuses.

... lavandières, les lessiveuses, les blanchisseuses,

comme on le sait, ont presque toujours les pieds, les mains et les jambes dans l'eau froide, dans des rivières souvent bourbeuses et malsaines.

Il n'en faut pas davantage pour supprimer la transpiration, pour arrêter les règles et exposer ces femmes aux suppressions, aux pâles couleurs, à la cachexie et aux enflures des jambes.

Ce qu'il y a de plus fâcheux, c'est que le séjour continuel qu'elles font dans l'eau fait une impression si vive sur les solides, qu'il en détruit la texture, les rend paresseux et incapables de ressort ; c'est pourquoi ces sortes de femmes sont sujettes aux œdèmes, à la leucophlegmasie et à l'hydropisie.

Les femmes qui font la lessive ne sont point exemptes des maux que contractent les blanchisseuses qui lavent le gros linge à la rivière ; elles sont de plus sujettes à d'autres incommodités. La plupart ont des maux de tête continuels, occasionnés par la vapeur de la lessive bouillante, dans laquelle elles plongent continuellement les mains et qu'elles ont toujours sous les yeux et sous le nez, vapeurs qui deviennent très-dangereuses lorsqu'elles y mêlent ou substituent la chaux ou la potasse à la cendre ; aussi sont-elles exposées aux oppressions, à l'asthme et aux étouffements.

Les blanchisseuses de menu linge ont pour leur part à essuyer des gerçures sur les mains, les poignets ou les bras, lesquelles sont plus ou moins dartreuses, érésypélateuses et inflammatoires. De là naissent de fâcheuses fièvres et des douleurs si vives dans les parties malades, que ces femmes sont obligées quelquefois d'abandonner le blanchissage.

Les lessiveurs et lessiveuses éviteront leurs maladies en s'exposant le moins qu'ils pourront à la vapeur de leur lessive, en se garantissant le nez et la bouche par le moyen d'un entonnoir de papier et en ne mettant point de chaux dans leur lessive et en se lavant souvent le visage et les yeux avec de l'eau fraîche de rivière ou coupée avec de l'eau-de-vie ou du sel.

Pour celles qui ont les mains gercées, il ne faut jamais appliquer rien de gras dessus, soit pommade, huile d'amande douce, ou autre corps gras. L'eau d'orge mondé suffit toute seule pour laver les gerçures et les boutons enflammés. Quand les douleurs sont vives, on peut les étuver avec du lait ou d'eau d'orge, ou les enduire de crème bien fraîche. Il faut aussi, comme régime, éviter de manger les ragoûts épicés et le salé, ainsi que l'usage de la viande à souper et le vin.

Dans ce cas, l'on emploiera les remèdes indiqués pour les engelures et gerçures.

Lorsque ces personnes seront bien guéries, elles ne reprendront le blanchissage qu'en ayant soin de se laver souvent les mains avec de la bonne huile d'olives ou du beurre frais, avant de les mettre dans l'eau.

Quand les blanchisseuses repassent leurs linges, il s'élève une vapeur qui tient du cuivre ou du fer, ce qui peut quelquefois irriter le système nerveux et l'agacer. Il faut qu'elles évitent de respirer cet air le plus qu'elles pourront, et qu'elles se frottent le nez avec du vinaigre, le plus souvent possible. Le danger devient encore plus grand quand elles se servent de charbon, au lieu de braise, et qu'elles travaillent dans un endroit étroit et renfermé, le mouvement et l'action de leurs bras fatiguant leur poitrine. Ainsi elles doivent éviter de se servir de charbon, ou du moins ouvrir souvent les fenêtres et les portes, pour renouveler l'air et le rendre plus sain.

Maladies des bouchers.

La puanteur qui règne dans les boucheries doit nécessairement altérer la qualité de l'air et le disposer à la pourriture et à la corruption. Le sang des animaux que l'on égorge se pourrit en très-peu de temps et répandant dans l'air des vapeurs cadavéreuses, produit des gangrènes et des maladies mauvaises.

C'est pourquoi ces ouvriers sont sujets aux maux de cœur, aux vomissements, aux pertes d'appétit, aux maux de tête et aux oppressions.

Ils doivent faire attention de tenir bien propre l'endroit où ils tuent, de jeter beaucoup d'eau, de bien laver et de tenir les portes et les fenêtres ouvertes, d'y laisser circuler l'air au-dehors, et de ne point rester dans leurs boucheries quand ils ont fini leur ouvrage, de respirer souvent du vinaigre des quatre-voleurs, de se laver les mains et le visage avec de l'eau fraîche, et prendre souvent l'air dehors.

Voici la boisson dont les bouchers doivent faire usage dans les dégoûts et les maux de cœur auxquels ils sont exposés.

Prenez racine d'impératoire,   30 grammes.
Galanga ratissé menu,   30 grammes.

Myrrhe,	2 grammes
Safran,	1 gramme
Quinquina,	4 grammes
Encens mâle,	2 grammes
Cannelle concassée,	4 grammes

Faire infuser le tout dans une chopine de vin blanc que l'on fera bouillir ou infuser sur des cendres chaudes ; l'on passe la liqueur pour s'en servir au besoin. 1/2 verre le matin et le soir. Comme les bouchers se trouvent continuellement dans la vapeur du sang des animaux nouvellement tués, ils reçoivent par les pores absorbants des sucs trop nourrissants qui augmentent la plénitude de leur sang et les tient presque toujours dans un état de pléthore habituel ; aussi voit-on presque toujours que ces gens sont forts et robustes, qu'ils ont de gros membres et un embonpoint considérable ; ils sont aussi sujets à l'apoplexie, aux coups de sang, aux hémorrhagies et aux étouffements.

Ils éviteront ces inconvénients en se faisant saigner de temps à autre, en buvant beaucoup de petit-lait ou de tisane de chiendent, en prenant des lavements et en se purgeant deux ou trois par an avec la purgation noire.

Maladies des brasseurs.

Vous saurez que les liqueurs qui fermentent, comme le vin, la bière, le cidre, détruisent en partie l'élasticité de l'air, et répandent une odeur très-malfaisante ; l'orge et le houblon, lorsqu'ils sont préparés pour faire la bière, se trouvent en état, par leur vapeur, de nuire extrêmement aux personnes qui entreraient impru-demment dans les celliers.

Ce qu'on peut conseiller de meilleur à des sortes d'ouvriers, c'est d'ouvrir de temps en temps les portes des celliers et de les pratiquer de façon qu'il puisse y avoir des courants d'air. Pour éviter ces accidents, les brasseurs auront soin, de plus, de se frotter les narines avec du vinaigre des quatre voleurs, du cas-toreum ou de l'esprit de sel ammoniac, avant de des-cendre dans leur cellier.

Les autres maladies auxquelles sont sujets les bras-seurs sont : des ivresses, des maux de cœur, les ai-greurs, occasionnées par l'usage qu'ils font de la bière nouvelle. Pour éviter ces maux, ils doivent n'en boire que sobrement ou coupée avec de l'eau ; faire usage de temps en temps du café et, surtout dans l'accès de leur ivresse, car cette liqueur fouette le sang, l'anime et tire le corps de l'assoupissement.

Maladies des cabaretiers.

Les vapeurs malignes qui sortent des liqueurs qui fermentent sont fort à craindre ; celles qui ont déjà fermenté sont aussi quelquefois très-nuisibles ; c'est pour cela que les cabaretiers, quand ils descendent dans leur cave, doivent avoir les mêmes précautions que les brasseurs, et doivent faire construire des en-droits vastes et aérés, pour y placer leur vin ; car, quand ils restent longtemps dans leur cave, ils risquent de tomber en ivresse, tant l'odeur est vive et forte.

[...] surtout l'odeur du vin nouveau qui est la plus [...] c'est celle qui porte le plus de préjudice à leur santé.

On remédie à cet état en prenant l'air, en prenant [...] en [...] du café noir, en faisant [...] chose [...] sur tout le corps avec une flanelle et en prenant [...] des infusions de bourrache ou de sureau [...] en se couchant, pour se faire transpirer et pour [...]

Les autres maladies des cafetiers et cabaretiers viennent de l'altération qu'ils donnent à leur vin quand ils font de la camelote avec la litharge, le [...] ou avec les trois-six et les eaux-de-vie, ce qui [...] la colique des peintres. [...] sont-elles exposés aux mêmes [...] Comment [...]

Maladies des fondeurs en suif et fabricants de
chandelles.

Ce métier, quoiqu'utile à la vie, est sujet à bien des [...], eu égard à la puanteur et à l'infection qui [...] accompagnent. La fonte des graisses ou la préparation des suifs exhalent une odeur qui porte au cœur [...] Les ouvriers qui travaillent journellement les chandelles sont les premiers à en souffrir, parce qu'ils [...] respirer et à avaler ces vapeurs grasses, et [...] relèvent des suifs qui bouillent dans les [...] de cuivre; c'est pourquoi ces ouvriers sont [...] aux maux de cœur, aux vomissements, aux [...], aux maux de tête et aux oppressions. [...] que l'on a trouvé contre les [...] [...] sont les vomitifs préparés, surtout [...]

mel scillitique, sans pourtant donner l'exclusion à l'émétique dont aussi on peut faire usage à la dose de deux grains en lavage.

On fera prendre ensuite le suc de cerfeuil, de chicorée sauvage et de mélisse par cueillerée ; ou l'on fera avaler au malade un demi-gros de thériaque avec le suc ou le jus d'un citron. Les ouvriers auront soin de se frotter le nez et les tempes plusieurs fois par jour avec du vinaigre des quatre voleurs et de travailler leur suif au grand air.

Maladies des charrons, charpentiers et menuisiers.

Ces trois professions sont analogues ensemble, aussi sont-elles exposées aux mêmes maux. Comme ces ouvriers sont dans un travail continuel et qu'ils font un grand usage du rabot et de la scie, qui sont des instruments très-pénibles, ils sont ordinairement maigres et secs, sujets aux tremblements, aux clous ou panaris ; la vapeur des bois qu'ils travaillent, qui sont souvent colorés, portent dans leurs poumons une difficulté de respirer et une gêne dans la circulation. Comme ils sont presque toujours debout, ils sont exposés aux maux de jambes, aux enflures des pieds et des parties inférieures ; les efforts considérables qu'ils font quelquefois leur donnent des varices, et des descentes.

Ces ouvriers doivent prendre à peu près les mêmes précautions que nous avons indiquées partout, c'est-à-dire de respirer autant qu'ils peuvent l'air libre, de ne point faire d'effort violent, d'éviter l'usage de l'eau

...na et des liqueurs fortes et spiritueuses. Leurs maladies, au reste, se traitent à l'ordinaire.

Maladies des chaudronniers.

Un métier de la classe de ceux qu'on nomme sédentaires, c'est celui des chaudronniers, qui, étant toujours dans leur boutique, battent continuellement le cuivre avec un marteau et font un bruit si fort qu'ils s'étourdissent eux-mêmes et deviennent sourds; ce bruit continuel et trop violent fatigue la membrane du tympan, force le ton de ses fibres et détruit son ressort. Il est assez difficile de remédier à cette maladie, parce qu'elle se forme insensiblement et qu'elle ne se déclare que dans un âge avancé.

Un autre inconvénient plus funeste auquel ces ouvriers sont sujets, c'est la vapeur du cuivre qu'ils respirent qui s'insinuant par les pores, par la respiration ou par la bouche, pénètre jusque dans les poumons et l'estomac, ce qui leur donne des asthmes, des étouffements et des toux sèches. L'huile d'amande douce prise par cuillerée plusieurs fois par jour, l'orgeat, le lait d'amande en boisson, le lait, le petit-lait soulagent ces malades; mais pour peu que leur corps ou leur tempérament soient enclins à la pulmonie ou maladie des poumons, il faut absolument qu'ils quittent le métier.

On a observé que ces sortes d'ouvriers étaient sujets, dans leurs maladies aiguës, à avoir des tintements d'oreilles et des bruits et même des surdités. Mais comme ces maux prennent leur origine dans la nature même de leur métier, on doit moins s'en effrayer.

Maladies des chaufourniers ou fabricants de chaux.

La chaux peut occasionner de grands accidents à ceux qui la travaillent ; sa vertu desséchante va à un tel point sur les parties nerveuses, qu'elle donne des tremblements continuels à ces pauvres malheureux. Le poumon se trouve chargé de cette matière corrosive, l'asthme, la phthisie surviennent.

Ces ouvriers ne peuvent rien faire de mieux que de s'humecter la poitrine avec de la tisane de guimauve, ou de l'eau de fleurs de guimauve avec le sirop de violette ; ils peuvent aussi faire usage le matin d'un verre de lait de vache noyé dans beaucoup d'eau. Le beurre frais le matin étendu sur du pain leur est encore très-utile. Il faut que ces ouvriers prennent soin de ne point s'exposer à l'air froid en sortant de leur four, de ne point trop respirer la vapeur de la chaux et de prendre l'air de temps en temps.

Maladies des écrivains et copistes.

Les copistes de manuscrits et les écrivains qui passent leur vie à déchiffrer de vieilles écritures et qui lisent habituellement d'anciens manuscrits sont exposés à perdre la vue par la violente application, en se trouvent jour et nuit les fibres et les membranes des yeux ; ils sont aussi exposés aux cataractes. Ces sortes de maladies sont presque incurables ; ils peuvent seulement faire attention de ne point trop se fatiguer de faire usage de bonne heure de lunettes qui conservent, de se frotter les yeux soir et matin avec de l'eau d'euphraise, ou avec de l'eau et quelques gouttes d'eau-de-vie. Ces sortes de personnes doivent surtout éviter de travailler à la lumière ; ou s'ils sont obligés de le faire, il faut qu'ils se servent d'un défensif de taffetas vert, qui brise les rayons de la lumière et les empêche de porter une impression directe sur les yeux.

Les copistes sont encore exposés à une autre maladie, c'est la paralysie du bras et les tremblements dans les mains ; la grande habitude dans laquelle ils se trouvent d'exercer leurs mains et leurs doigts relâche beaucoup les solides, détruit leur ressort et produit la paralysie. Il suffit pour eux de se laver soir et matin avec du vin rouge dans lequel on aura fait bouillir des roses de Provins ou de se frotter avec de l'eau-de-vie de lavande soir et matin. Au reste cette maladie vient de fatigue, on y remédie en prenant du repos et en n'exerçant plus les doigts, ils peuvent aussi avoir recours à la pommade suivante :

Prenez une chopine de vin ;

Une livre de beurre frais non salé.

Faites les bouillir pendant une demi-heure avec une poignée de sauge, de romarin et d'hysope bien hachés, couvrez bien le vaisseau, passez ensuite et exprimez fortement le tout par un linge et mêlez-y un verre d'eau-de-vie. Ce mélange est fort utile dans cette espèce de paralysie ; on en frotte la partie deux ou trois fois par jour.

Maladies des cordonniers.

La nécessité dans laquelle sont les cordonniers, surtout pour femmes, de jaunir ou rougir les talons de leurs souliers les rend susceptibles des maux auxquels sont exposés les peintres et les doreurs. Ils ont des coliques, des paralysies, des maux de cœur, maux d'estomac, qui se traitent comme la colique des peintres. La mauvaise odeur des cuirs et des peaux produit un air malsain qu'ils respirent tous les jours et qui leur donne des étouffements, des asthmes et des difficultés de respirer. Pour y remédier, il faut qu'ils laissent les portes ouvertes plusieurs fois par jour, qu'ils ouvrent tous les châssis ou fenêtres de leur boutique, afin de faire changer l'air. L'habitude dans laquelle sont ces ouvriers de travailler et de se courber étant toujours assis, les expose aux maux de reins, aux hémorrhoïdes ; ils ont de plus dans les mains des oignons, des calus et souvent des panaris. Il faut qu'ils lavent leurs mains soir et matin dans l'eau tiède, qu'ils se frottent les reins avec de l'huile camphrée tous les soirs en se couchant, et qu'ils se promènent pendant une heure avant de se coucher.

Maladies des corroyeurs.

Cette profession est si sale et si puante, qu'il est impossible que ceux qui la cultivent ne soient exposés à beaucoup d'incommodités ; l'odeur qui s'exhale des cuirs et des matières putrides des animaux s'insinuant dans le corps par la respiration, altère la qualité

du sang, le dispose à la putréfaction et le rend
presque propre à tourner en dissolution. Aussi ces
sortes de gens sont-ils sujets aux gangrènes, aux taches scorbutiques, aux démangeaisons de la peau, à
la dissolution du sang et à tous les maux qui viennent
de la putréfaction des humeurs.

Ces ouvriers devront respirer un air pur et serein
le plus qu'ils pourront ; les fêtes et dimanches ils
devront se promener hors de la ville et tâcher de réparer les effets du mauvais air auquel ils sont habitués.
Ils auront soin aussi de tenir leur boutique et atelier
bien propre en le lavant souvent, en le balayant deux
fois par jour, en laissant toutes les portes ouvertes,
s'il ne fait pas trop froid, pour donner un libre conduit à l'air ; ils respireront du vinaigre plusieurs fois
par jour, ou du suc de citron, et comme leurs humeurs
sont disposées à tourner en putréfaction, il faut qu'ils
évitent de se nourrir de viandes salées et trop épicées, qu'ils assaisonnent leur nourriture avec du vinaigre, et qu'ils prennent pour boisson une chopine
d'eau dans laquelle ils verseront la moitié d'un verre
d'eau-de-vie.

Maladies des couteliers.

Les couteliers ont des maladies qui dépendent de
la profession qu'ils exercent, les uns étant courbés
et étendus au-dessus de la pierre à repasser, les
autres tournant une roue avec rapidité ; ce qui donne
aux uns des douleurs dans les bras et dans les jambes,
les expose aux tremblements et aux paralysies, et

aux autres des maux d'estomac, des difficultés de respirer, des maux de reins et de dos, joint à ce qu'ils respirent un air chaud auprès de leur forge et qu'ils sont renfermés dans un lieu où l'air pour l'ordinaire n'a pas assez d'issue.

En général, on doit leur conseiller d'éviter de rester trop longtemps dans la même posture, de varier leurs travaux, tantôt tourner la roue, tantôt raffiner le fer, et cesser leur ouvrage quand ils sentent quelque disposition à leur maladie.

Maladies des doreurs.

Les doreurs manient continuellement le mercure, qui entre dans leurs couleurs, et qui fait sur eux des impressions si vives, qu'ils sont sujets à des coliques violentes, à des tremblements dans les membres, à des paralysies, à des maux de tête, à des irritations de nerfs et à des phthisies pulmonaires.

On recommande à ces ouvriers, beaucoup de boisson, comme l'eau de guimauve, le lait coupé, le matin, l'huile d'amande douce, les crêmes de riz prises en guise de soupe à dîner, les potages à la Farine Mexicaine 3 fois par jour, au début des repas. Il faut qu'ils évitent le vin, les liqueurs spiritueuses, les aliments échauffants, surtout la charcuterie, et tout ce qui peut animer leur sang. Quand, après ces précautions, ils ne peuvent se garantir des mauvais effets de leur profession, il faut qu'ils la quittent.

Maladies des distillateurs.

Ceux qui distillent les eaux-de-vie et autres li-

gueurs sont continuellement enfermés dans un air de
parties vineuses et assoupissantes, qui les rend comme
stupides, languissants ou engourdis et sans appétit. Les
nerfs irrités par les impressions de ces parties vola-
tiles dérangent et troublent toute l'économie animale.

Les chimistes et les pharmaciens qui sont sujets à
distiller des plantes qui ont une odeur forte, sont exposés à en avoir des atteintes cruelles ; tels sont
ceux qui distillent l'eau forte, qui leur produit des toux,
des crachements de sang continuels. A l'égard des
autres qui ne distillent que des plantes dans de l'eau-
de-vie, ils risquent beaucoup moins ; cependant ils
sont exposés à des ivresses, à des étourdissements,
des éblouissements qui leur durent quelquefois des
mois entiers. Ce qu'on peut leur conseiller de mieux,
c'est, pendant qu'ils travaillent à distiller les eaux-de-
vie, de se priver de boire du vin; dans le temps qu'ils
ont à entonner le vin ou l'eau-de-vie, de détourner
leur visage et d'avoir soin de se laver de temps en
temps avec l'eau froide ; enfin ils feront bien de
sortir quelquefois des lieux où se font leurs opérations,
afin de changer l'impression de ce mauvais air ; ils
respireront de l'esprit de sel ammoniaque, ils se frot-
teront les narines et les mains de vinaigre, et ils
boiront de temps en temps un peu d'oxicrat.

Les chimistes sont sujets de plus aux coliques, aux asthmes, aux pissements de sang, aux convulsions ; ils deviennent tremblants, chassieux, asthmatiques et sans dents, tout ce mal étant causé
par la force de l'impression des vapeurs ou les fumées métalliques. L'usage de l'huile d'amande douce

prise soir et matin, le lait de vache ou d'ânesse continué pendant longtemps, les bouillons de veau et les choux rouges sont très-efficaces dans ces maladies.

Maladies des fondeurs.

Les exhalaisons et les fumées qui s'élèvent des matières que travaillent les fondeurs, empoisonnent leur maison et la remplissent d'une vapeur très-nuisible ; ces parties métalliques passant par la respiration, coagulent le sang, en arrêtent le mouvement, produisent des coliques, des lassitudes, des maux de tête et des irritations nerveuses. Tels sont les fondeurs de cloches, de canons, de caractères et de toutes pièces en fonte. Ils sont aussi sujets à l'apoplexie et sont souvent comme poussifs ou asthmatiques.

Les remèdes, en général, consistent à respirer un air pur, à éviter autant qu'il est possible ces vapeurs empoisonnées, à laisser les fonderies toujours ouvertes, à leur donner de temps en temps de l'huile d'amandes douces, l'eau de guimauve, les adoucissants, les bouillons au mou de veau et les choux. Pour les coliques occasionnées par la présence des parties métalliques qu'ils respirent, on la traite comme la colique des peintres.

Maladies des graveurs.

Les graveurs qui travaillent au burin ou à l'eau-forte, ont aussi leurs maladies. Ceux qui s'exercent sur le cuivre respirent continuellement cette vapeur ; ce qui leur donne des picotements, des irritations de poitrine, des toux, des crachements de sang, des difficultés de respirer. Aussi sont-ils ordinairement maigres et décharnés. La vie sédentaire qu'ils mènent les expose aux maux d'estomac, au dégoût ou défaut d'appétit, aux boutons, aux dartres et à toutes les maladies qui viennent de la mauvaise digestion et de l'âcreté du sang.

Ils remédieront à ces différents malaises, en prenant de l'exercice tant qu'ils le pourront et en tâchant de ne point respirer les vapeurs du cuivre ni de l'eau forte, en faisant usage du lait coupé ou de l'eau de guimauve, comme il est dit plus haut.

Maladies des imprimeurs.

Il est encore une autre profession dans laquelle il y a des ouvriers assis habituellement, pendant que d'autres sont debout. Ce sont les imprimeurs, dont les uns étant à la composition et les autres à la presse, sont presque toujours dans la même position.

Ceux qui sont à la casse deviennent exposés à des maux d'yeux, sutout à des cataractes. On voit la cause de ces infirmités dans la nécessité où sont les compositeurs, à l'imprimerie, d'avoir toujours les yeux fixés sur les caractères noirs qu'ils ont à distribuer ou à composer. Cette couleur noire apesantit la vue, et trouble l'imagination dans ces ouvriers, de telle manière que ces caractères leur restent présents, et sous les yeux, lorsqu'ils dorment. L'effort que souffre la prunelle de l'œil pendant que la vue est si long-temps fixée, occasionne une étrange altération dans

les fibres dont sont composées les membranes des
yeux.

Les ouvriers qui sont à la presse finissent ordinairement par des tremblements dans les membres, des
efforts, des descentes, des hydropisies et des ulcères
aux jambes. Quoi qu'il en soit, les maladies de ces
deux sortes d'ouvriers ne viennent que des solides,
aussi sont-elles difficiles à guérir. Il serait à souhaiter,
pour leur santé, qu'ils travaillassent alternativement
à la presse et à la casse ; ils remédieraient à une
partie des maux auxquels ils sont exposés.

Les compositeurs peuvent se servir de lunettes ou
de conserves, pour se préserver les yeux ; quand ils
se sentent la vue fatiguée, ils doivent rester un instant les yeux en l'air pour les détourner de dessus
le même objet. Ils feront bien de se frotter les yeux
matin et soir, avec de l'eau d'euphraise, ou avec de
l'eau et quelques gouttes d'eau-de-vie.

Les pressiers doivent se frotter soir et matin les
bras avec de l'huile d'olive, éviter les débauches de
vin, parce qu'elles leur sont très-funestes, et ne point
s'excéder de fatigue en travaillant forcément un jour
pour réparer le temps qu'ils ont perdu.

Maladies des marbriers, des statuaires et tailleurs de pierres.

Les ouvriers qui ont à tailler les pierres ou le marbre doivent se garder d'une poudre fine et impalpa-
ble qui se détache de ces sortes de matériaux, de
manière que, sans qu'ils y pensent, il s'en forme des es-

pèces de graviers dans les poumons, dans l'estomac et
ailleurs ; de là naissent des concrétions pierreuses qui
bouchent et obstruent les canaux du sang, et gênent
la circulation, ce qui donne des malaises, des difficultés de respirer, des crachements de sang et autres
maux de cette nature. On ne saurait trop recommander à ces ouvriers de boire assidûment de l'eau chaude pendant leur travail, et même de se mettre dans
l'habitude de prendre deux grammes de casse cuite
avant leur repas, ou bien d'avaler de temps en temps
de l'huile d'amande douce, pour empêcher que cette
poudre ne s'amoncelle dans l'estomac et pour l'entraîner par les selles.

Les statuaires, qui emploient le plâtre à faire leurs
statues, ont quelque chose de semblable à appréhender,
car il s'élève continuellement, du plâtre qu'ils mettent en œuvre, une poudre fine qu'ils respirent, laquelle endommage leurs poumons. Ainsi ils ont besoin
des mêmes précautions que les marbriers et les tailleurs de pierres.

Maladies des meuniers.

Les maladies des meuniers ressemblent bien plus
à celles des boulangers, depuis que l'on a inventé les
moulins à vapeur et hydrauliques ; ils sont continuellement parmi la farine qu'ils respirent et qui charge
leurs poumons. Étant exposés de plus à porter de
pesants sacs de blé, ils sont toujours à la veille d'a-
voir des hernies ou descentes. Pour y remédier, ils
feront très-bien de porter continuellement des cein-

res, ou des sangles très-larges, qui les serrent de bas
en haut, leur affermiront les entrailles dans leur situation naturelle.

Si avec ces précautions, il leur survient des hernies ou descentes, il leur est de la dernière importance de ne jamais aller sans bandage, pour ne point
s'exposer à être surpris par de fortes coliques, ou
étranglement des boyaux, qui ne manquent pas
de leur arriver à cause des efforts fréquents qu'ils
font en portant des sacs de blé. Une autre remarque,
c'est que souvent ils deviennent sourds, parce qu'ils
ont à entendre jour et nuit le bruit des eaux et des
meules de leurs moulins ; on leur conseille de tenir
du coton dans leurs oreilles autant qu'ils le pourront.

Il est encore une observation assez singulière au
sujet des meuniers et des boulangers, c'est que les
uns et les autres sont sujets à avoir des poux, la poussière de farine dont ils sont couverts en est la cause,
et le peu de propreté de ces ouvriers y contribue.

Maladies des peintres et broyeurs de couleurs.

La plupart des peintres sont obligés de faire eux-
même la préparation et le mélange de leurs couleurs,
et comme il y entre souvent du mercure, de la litharge, de la céruse, de l'orpiment et d'autres préparations métalliques aussi dangereuses, il n'est pas
étonnant qu'ils soient exposés à des maux de cœur
continuels, à des douleurs d'estomac et à des coliques
violentes.

Les parties métalliques qu'ils broyent ou qu'ils

dent s'infiltrent à travers les vaisseaux absorbants le moyen de la respiration, et causent
où elles s'attachent des douleurs très-vives,
élancements à la poitrine, des toux, des crachements de sang. Mais ce qu'il y a de particulier, c'est
que le siège principal est presque toujours dans le
ventre, aussi voit-on les peintres, les broyeurs de
couleurs et généralement tous ceux qui emploient
des métaux avec les couleurs, avoir un visage pâle
et défiguré, le corps sec et décharné, le dos presque
toujours courbé : c'est l'habitude que donnent les inflammations du ventre et qui sont causées par les
douleur que l'ou y ressent.

Voici le traitement qu'on doit suivre : on donnera
un premier lavement composé de feuilles de pariétaire,
de mauve, de guimauve, avec une quantité suffisante
d'huile d'olive, pour laver les entrailles et entraîner
les excréments qui pourraient y être engagés, après
quoi on donnera les lavements suivants :

Prenez une pomme de coloquinte que vous ferez
bouillir avec une chopine d'eau, ajoutez-y ensuite
De diaphœnix, une once;
De cristal minéral, deux gros;
mêlez pour un lavement. On répète ce lavement
quatre ou cinq jours de suite, jusqu'à ce que les
douleurs soient un peu calmées. Après on fera prendre
au malade quatre grains d'émétique.

Chaque soir où l'on prescrira des lavements purgatifs ou de l'émétique, on donnera au malade un
demi-gros de thériaque, pour calmer les efforts des

muscles et des viscères. On répète l'usage des lavements et du vomitif jusqu'à ce que les douleurs soient passées.

Si on néglige de traiter ces coliques, comme je le dis, l'on a à craindre par la suite que cela amène une paralysie.

Maladie des plombiers, des potiers d'étain de terre et ferblantiers.

Ce sont à peu près les mêmes vapeurs, les mêmes exhalaisons ou fumées métalliques, mercurielles, vitrioliques ou nitreuses qui s'élevant des matières que travaillent ces ouvriers, leur occasionnent leurs maux. La chaleur du feu continuel où ils se trouvent jointe aux parties malfaisantes qui se détachent des métaux, leur donne les coliques que j'ai décrites à l'article *Maladies des peintres* et les font tomber dans des paralysies qui les tiennent estropiés pour le reste de leur vie ; ils deviennent poussifs et cachectiques.

Une autre maladie qui attaque les potiers de terre et les ferblantiers, ce sont des vertiges qui frappent assez souvent ceux qui travaillent à la roue. Ces espèces d'étourdissements sont ordinairement suivis d'affections épileptiques et quelquefois d'apoplexie. Les coliques et les tranchées de ces ouvriers se traitent comme la colique des peintres. A l'égard des vertiges, comme ils sont également causés par les parties métalliques, il faut avoir recours aux lavements, aux purgatifs et aux vomitifs, entretenir un écoulement par le ventre, pour dégager ces matières qui se sont portées dans leur cerveau.

Maladies des tailleurs d'habits.

L'habitude dans laquelle sont ces sortes d'ouvriers d'avoir toujours le dos courbé les rend ordinairement bossus. Ce sont des afflictions qui dépendent de la nature des solides, des os, des nerfs et du sang. Comme cette indisposition est venue par degré et qu'elle ne porte point de préjudice à la machine, il est inutile d'y remédier : on peut cependant, quand le mal est grave, faire faire des frictions avec l'huile d'amandes douces, l'huile de laurier, ou le baume suivant :

De la graisse humaine, 4 onces.

Des graisses d'oies, 3 onces.

De l'huile de laurier, 2 onces.

Des feuilles de sauge,
    marjolaine,
    sureau,
    yèble,
    calament, } de chaque une poignée;
    origan,
    lavande,

Faire cuire le tout jusqu'à la cuisson des herbes, c'est-à-dire 20 à 30 minutes, couler et exprimer ou presser les plantes, et faire fondre avec du baume du Pérou, une once.

De l'huile de pétrole, }
De l'huile de lavande, } 6 grammes chaque.
on en fait un baume avec lequel l'on frotte l'épine dorsale 2 fois par jour.

Les tailleurs sont sujets encore à avoir les jambes

tordues par l'habitude qu'ils contractent de les avoir toujours croisées; la circulation se trouvant gênée et arrêtée par cette posture, il en résulte des maux de jambes, des douleurs vagues dans les membres, des taches noirâtres et scorbutiques, et des duretés et caries d'os.

Pour éviter ces inconvénients, il faut qu'ils exercent souvent leurs jambes, qu'ils y fassent des frictions avec une flanelle ; et quand ils sentiront des engourdissements dans leurs membres, il faut qu'ils se remuent et qu'ils agitent leur corps pour éviter que le sang ne s'accumule dans cette partie du corps.

Maladies des tanneurs.

Les tanneurs sont toujours sur les peaux de bêtes mortes, sur la chaux et d'autres ingrédients qu'ils emploient pour fabriquer le cuir. Leur manœuvre est à peu près la même que celle des corroyeurs ; ils foulent aux pieds ces cuirs qu'ils ont fait macérer dans de l'eau remplie de chaux et de galle, ils les frottent et les enduisent d'huile ou de suif. Il n'est pas étonnant après cela qu'ils soient sujets à avoir le visage bouffi, et qu'ils deviennent quelquefois asthmes ou poussifs et qu'ils contractent des maladies cutanées ou maladies de peau, des dartres et des démangeaisons ; souvent les cheveux et la barbe leur tombent, parce que, soit en touchant les cuirs, soit par les odeurs qui sortent de ces travaux il se produit une infection épouvantable.

Ces ouvriers doivent prendre les mêmes précautions que les corroyeurs, laver souvent leur atelier en y jetant de l'eau plusieurs fois par jour, ouvrir les portes pour laisser toujours un libre courant d'air et respirer plusieurs fois par jour du vinaigre ou de l'eau sédative.

Les autres maladies auxquelles sont sujets les tanneurs sont celles qui sont produites par la suppression de transpiration, parce qu'ils ont continuellement les mains et les pieds dans l'eau ; ils sont exposés aux boutons âcres et démangeaisons. (Voyez pour traitement des maladies de peau avec la pommade celtique, pharmacie Lafay, rue Mulsant, ou rue des Planches, à Roanne, (Loire), seuls dépositaires).

Maladies des teinturiers.

Tous les métiers où les ouvriers sont exposés à manier l'eau pour leurs travaux sont sujets aux maladies causées par la suppression des transpirations.

Les teinturiers sont encore sujets à respirer des odeurs fortes, surtout celles qui s'exhalent des mordants qu'ils emploient ; il faut qu'ils évitent de mettre le nez sur ces odeurs et qu'ils respirent plusieurs fois par jour de l'eau thériacale ou du vinaigre des quatre voleurs et qu'ils prennent l'air le plus qu'ils pourront. Ils devront aussi respirer de l'eau sédative ou porter la cigarette de camphre. Ils sont aussi sujets aux coliques.

LES 4 AGES DE LA VIE

L'ENFANCE.

Régime de vie.

L'enfance se présente la première. Elle commence à notre naissance, toujours laborieuse et pleine de périls, et va jusqu'à 14 ans pour les filles et 16 à 17 ans pour les garçons. Les tempéraments sont divers, les premières années ils sont chauds et humides; néanmoins, l'humidité dépasse la chaleur. On peut dire que l'homme est inférieur à tous les animaux, étant dépourvu de force et de vigueur et des aides nécessaires à sa conservation, ce qui n'a nullement besoin de démonstration, l'expérience nous le fait suffisamment voir. A cet âge, la nourriture ne reçoit pas grand changement, la mamelle des mères suffit alors. Je dois les avertir de ne pas allaiter leurs enfants les premiers jours de leurs couches, car le lait est plein d'impuretés et biens souvent est la cause de plusieurs maladies qui arrivent aux enfants, cause des tranchées et flux de ventre, épilepsie, furoncles et autres indispositions. Il est bien préférable de les faire allaiter à une autre nourrice les 3 à 4 premiers jours, ou bien de leur donner du bon lait de vache, coupé avec des infusions de tilleul ou fleurs de mauve et violettes, et qu'elles se fassent tirer leur premier lait par quelques personnes propres.

La mère doit faire tout son possible pour nourrir ses enfants, afin de leur être entièrement mère, car celles qui ne les élèvent pas ne sont qu'à moitié mères de leurs enfants.

Les femmes qui nourrissent doivent se nourrir de bons aliments, de la bonne viande et du vin, éviter les travaux pénibles où elles peuvent s'échauffer le sang, et éviter de manger de la verdure, ce qui donne de grosses coliques aux enfants.

Les femmes qui nourrissent doivent éviter sérieusement les abords de leurs maris ; il pourrait en résulter des conséquences très-fâcheuses.

Je recommande d'une manière sérieuse d'éviter de faire coucher les enfants avec les grandes personnes, car non seulement elles leur communiquent des humeurs, mais elles peuvent aussi les étouffer.

Au lait des mères et nourrices on peut joindre quelque autre légère nourriture, comme de la bouillie qui doit être faite avec de la farine première et du lait de vache ou de chèvre. On pourra leur donner quelques gouttes de bouillon de viande de veau, de mouton ou de volaille, cela leur nettoie l'estomac et les nourrit.

Il faut les tenir bien propres, les laver et leur enduire le corps avec du beurre frais ou du vin chaud sucré, les promener et les amuser pour les tenir joyeux.

Lorsqu'ils seront un peu plus grands, on commencera à leur donner de la chair fraîche, bouillie et rôtie, avec du pain. On leur donnera de préférence comme fruit, des fraises, des pommes et des poires bien mûres, et des pruneaux cuits avec un peu de vin.

DE L'ADOLESCENCE.

Le second âge est celui de la puberté ou adolescence, qui commence à quatorze ans et qui va jusqu'à vingt-cinq ans, qui comprend onze années et qui conduit l'homme à son parfait accroissement, du moins en hauteur.

Le tempérament, à cet âge, est encore chaud et humide, mais proportionné de manière que l'un ne dépasse pas l'autre, ce qui fait que l'on est robuste, vigoureux et propre à tout entreprendre.

Le régime qu'on doit observer doit être tempéré. On usera de viande solide et qui soit de bonne nourriture, attendu qu'il ne suffit pas d'alimenter le corps, mais aussi qu'il lui faut fournir la matière propre à son accroissement. Peu de choses sont défendues de celles qui sont destinées à notre nourriture ordinaire. On est certain qu'alors les facultés naturelles sont à leur plus grande vigueur.

Il est bien bon d'avertir les jeunes gens de ne pas trop se fier à leurs forces et de ne point trop faire d'excès, car il est un temps où l'on se ressent des excès que l'on a faits étant jeune, ce qui prouve qu'il faut se garder avec soin des débauches du corps et d'esprit, surtout ce qui est le plus terrible de tous les vices, la masturbation, qui nous cause les plus grandes affections et nous rend pires que les animaux.

Leur boisson sera de la tisane ou bien de la bonne eau de fontaine et bien peu de vin. Les parents sont bien à blâmer qui, pour donner de la force aux enfants, leur donnent à profusion du vin pur et qui les enivrent ; ils les habituent à l'ivrognerie, leur rendent l'esprit lourd, leur altèrent les facultés intellectuelles et les rendent bêtes.

Sur toutes choses, il faut prendre soin de leur former l'esprit à la piété et aux bonnes mœurs, ce qu'on obtiendra par les bons exemples des pères et mères et des domestiques, et par le soin que l'on prendra à les façonner à la discipline honnête et à éloigner de la famille les personnes scandaleuses et abandonnées au vice.

(Pour traitement des maladies, voyez *Maladies des enfants*.).

La Masturbation.

A ce vice, aussi bien qu'à l'excès des femmes, ils affaiblissent tellement leurs membres, qu'à peine peuvent-ils rappeler leur première vigueur et passent à une vieillesse prématurée, lorsqu'ils devraient arriver à la fleur de l'âge. En se procurant plusieurs indispositions qui les minent et les consument avant le temps, de ces excès il en résultera les gouttes, la gravelle, tremblement de corps et faiblesse des membres, indigestions et crudité d'estomac. Nous en passons plusieurs autres qui ne sont pas assez propres pour les écrire.

Pour y remédier, il faut qu'ils cessent ces habitudes déréglées et s'habituent à des occupations manuelles ou à l'étude des choses utiles et morales.

(Comme traitement, voyez *Traitement des maladies*).

DE LA JEUNESSE.

Le troisième âge est celui que l'on appelle jeunesse, qui commence à 25 ans et va jusqu'à 36 ans et comprend 11 années. Son tempérament est chaud et sec. On doit user d'un régime de vie tendant à rafraîchir et humecter ; ainsi l'air frais lui est bon, comme aussi les viandes rafraîchissantes ; celles qui donnent beaucoup de chaleur lui sont nuisibles ; ils doivent s'abstenir des viandes salées et trop épicées, et de tout herbage chaud et vaporeux.

Cet âge est le plus accompli de tous, car alors l'homme est à sa perfection et capable de toutes choses propres à conduire et exercer les charges publiques et particulières. L'amour ne lui est pas nuisible, mais il doit en user avec modération ; il contribue à la perfection du corps, il est très-propre à la génération et donne une postérité vigoureuse et saine.

DE L'AGE VIRIL.

Le quatrième âge est le viril, qui commence à 36 ans et dure jusqu'à 49 ans, et comprend 14 ans ; c'est l'âge de la sagesse. Son tempérament est froid, sec, abonde en humeur mélancolique.

A ce temps, la force du corps commence à diminuer, mais celle de l'esprit se renforce, l'expérience commence à se joindre à la prudence et rend l'homme accompli en tous points.

Le régime de vie doit être plus tempéré et moins rafraîchissant qu'à la jeunesse, parce que la passion amoureuse commence à diminuer et la chaleur naturelle à s'éteindre, en sorte qu'on est moins sensible aux injures de l'air et moins propre aux actions laborieuses. On pourra, à ce moment, user des viandes et autre nourriture chaude et fortifiante, un peu épicée, et se garder de toute espèce d'excès. Là, le vin est très-nécessaire ; il répare les forces du corps, qui commencent à diminuer ; on doit dormir davantage, le repos est un réparateur. Alors l'on peut commencer à faire banqueroute au grand travail et aux embrassades amoureuses, se conserver le ventre libre et éloigner de soi les passions violentes de l'âme.

DE LA VIEILLESSE.

Nous voici arrivés au dernier âge, qui commence à 50 ans et qui va jusqu'à la fin de la vie. Son tempérament est froid et sec, a besoin de réparer par la chaleur et l'humidité la continuelle dissipation qui se fait de la chaleur naturelle et de l'humidité radicale.

La nourriture doit être alors fortifiante et de bon suc, surtout en viande et vin vieux ; des aliments faciles à digérer, car les vieillards n'ont plus assez de chaleur pour digérer les aliments grossiers, et de mauvaise qualité et qui leur engendrent des humeurs vicieuses et pituiteuses, auquel cet âge est particu-

...sujet, ce qui fait dire que le tempérament ...illards est froid et humide comme l'hiver.

...doivent se nourrir de substances toniques et ...antes, comme toutes les viandes de ruminants, ...on, le bœuf et les volailles, du gibier de mon- ...et légèrement assaisonné.

...à cet âge, se garder de toute espèce d'excès ; ...bu et le sommeil sont très-bons, non seulement ...it, mais aussi le jour ; ils faut qu'ils abandonnent ...les travaux durs et trop fatigants ; ils doivent ...tenter d'un exercice médiocre. Ils ne doivent ...voir aucun commerce avec la femme, car il n'y ...qui puisse les abattre plus vite que cette pas- ...dans la vieillesse.

...doivent attendre avec patience la fin de leurs ...de cette vie. Telle est notre existence sur la ...te, depuis que nous venons au monde jusqu'à la ...nière heure, nous sommes sujets à toutes sortes ...ccidents : les maladies, les ennuis domestiques, ...déceptions de fortune et les souffrances des sai- ...et des climats.

...our traitement, voyez *Maladies des vieillards*).

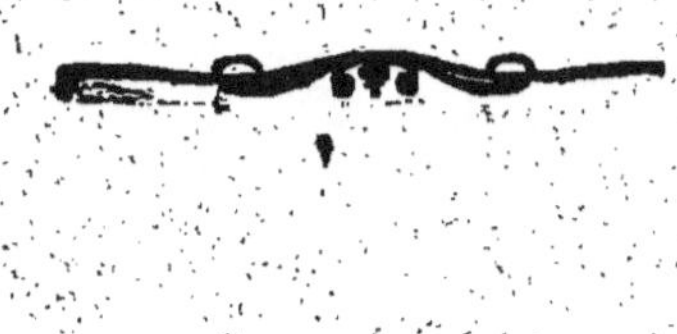

TRAITEMENT
Pour les maladies des enfants.

L'homme est à plaindre dans l'enfance: Il naît plus faible qu'aucun autre animal et il a besoin plus longtemps des secours et des soins de ses père et mère, et souvent ces soins ne lui sont-ils pas accordés. Quand on veut bien les lui accorder et quand on veut bien lui en faire part, il souffre souvent davantage que s'il était abandonné.

Aussi les soins mal entendus des pères et mères, des nourrices, des sages-femmes, deviennent-ils les sources les plus fécondes des maladies des enfants

Principales maladies des enfants.

Si l'on fait bien attention, l'on voit que les maladies des enfants ont leur siége dans les intestins. Cela ne doit pas paraître étonnant, la plupart sont empoisonnés par les aliments et les drogues indigestes dont on les gorge aussitôt qu'ils voient le jour.

Tout ce que l'estomac ne peut digérer doit être regardé comme poison, à moins qu'il ne soit rejeté par les vomissements ou par les selles ; il occasionne des maux de cœur, des coliques, des spasmes dans les intestins, ou, comme disent les bonnes femmes, des convulsions internes, enfin des convulsions ordinaires et la mort.

Dans les vomissements, le remède le plus sûr est un doux vomitif. Prenez d'ipécacuanha en poudre, 5 ou 6 grains, ajoutez un peu de sucre, en donnez une cuillerée à café tous les quarts-d'heure, jusqu'à ce que l'enfant vomisse.

Autre remède contre les maladies des enfants.

Prenez de tartre stibié, un grain, d'eau commune, trois onces ; faites dissoudre de l'émétique dans cette quantité d'eau, ajoutez un peu de sirop, et en donnez tous les quarts-d'heure une cuillerée à café.

Ou ce qui est plus simple, donnez, à la place du tartre stibié, six ou sept gouttes de vin émétique dans une cuillerée à café d'eau de gruau légère.

L'on peut leur donner, avec succès certain, un peu de manne, ou quelques grains de magnésie blanche dans de l'eau bouillante, ou dans les aliments. Ces remèdes, administrés avec soin, produiront bon effet.

Il faut toujours se rendre compte que si les enfants sont indisposés, ils ont presque toujours le ventre tendu et dur ; alors il faut leur faire des frictions avec la main que l'on fera chauffer, sur les membres et le ventre.

L'on doit éviter, au moins les deux ou trois premiers jours, d'emmailloter, pour faciliter l'enfant à jeter le méconium, qui est une matière noirâtre ou verdâtre, et pour faciliter, on lui donnera à sucer de l'eau miellée ou du sirop de chicorée composé ; le plus souvent, le premier lait de la mère suffit pour le purger. L'enfant-nouveau-né doit faire trois ou quatre selles par jour, les deux ou trois premiers jours.

Constipation chez les enfants ; remède.

La nourrice prendra des tisanes de gramen ou chiendent, où l'on fera infuser une poignée de bourrache verte, 3 à 4 tasses par jour.

Si l'enfant est sevré, on lui donnera de la tisane d'avoine grêlée avec du miel.

L'on aura soin de lui frotter le ventre doucement avec la main chauffée devant le feu.

Au cas que la constipation ne disparaîtrait pas, on lui donnerait une eau légère de rhubarbe.

Remède contre la chute de l'anus.

Cette maladie est causée par les efforts que font les enfants pour aller à la selle, étant constipés, ce qui occasionne la chute du rectum ; les cours du ventre sont encore une des causes les plus fréquentes

Remède : Il faut parfumer le fondement, enduire avec une éponge fine ou un linge bien fin, trempé dans du bon vin chaud, ou bien poudrer avec de la suie bien fine, ou la résine bien fine, passée au tamis ; ou bien faire des fumigations de mastic, que l'on trouvé chez tous les pharmaciens, ainsi que toutes les substances indiquées dans ce volume.

Traitement des aphtes ou grenuselle chez les enfants.

L'aphte ou grenuselle est une maladie de la bouche et qui s'étend quelquefois jusqu'à la gorge; ce sont des petits boutons blancs, noirs, jaunes ou violacés; les blancs sont les moins dangereux.

Pour les guérir, on leur donnera de légers vomitifs d'ipecacuanha, et pour purgatif doux

Prenez de rhubarbe,   5 grains.

de magnésie blanche, 30 grains.

Broyez et mêlez le tout ensemble, faites six portions égales. On en donnera une prise toutes les quatre ou cinq heures, jusqu'à ce qu'il opère. L'on pourra la mêler dans les aliments ou dans du sirop de chicorée ou de rose.

Si l'enfant a des coliques, on lui donnera du calomelas.

On lavera souvent la bouche de l'enfant avec la composition suivante :

Prenez du miel de Narbonne,   30 grammes.

du borax,   60 grains.

d'alun calciné,   30 grains.

d'eau de rose,   2 gros.

Autre remède facile à faire.

Faites une dissolution de vitriol blanc, 12 grains, tisane d'orge, 8 onces.

Frottez la bouche de l'enfant avec le doigt ; il ne faut pas que l'enfant avale de cette mixture. Dans le cas de ces maladies, il faut toujours changer de lait ou de nourrice, ou les sevrer.

Traitement contre les coliques des enfants.

Lorsque les enfants ont la colique, il faut leur frotter le ventre avec la main et de l'eau-de-vie chauffée devant le feu, et on lui donnera une légère prise de magnésie blanche, pour le relâcher. Il faut bien éviter de leur donner du lait aigre. S'ils sont nourris au biberon et s'ils sont nourris par la mère ou une nourrice, il ne faut pas qu'elle mange des légumes verts, surtout des choux et salades.

Remèdes contre les embisures ou gerçures des enfants.

Pour les prévenir, il faut tenir les enfants bien propres, les tenir lavés souvent avec de l'eau de rivière fraîche, les changer souvent de linges.

Dans le cas ou il y aurait des embisures ou gerçures, on saupoudrera les parties malades avec des poudres siccatives telles que la corne de cerf brûlée, la tutie, la craie, la poussière de bois, la cendre de chiffons brûlés ou de l'amidon.

Dans le cas où il y aurait inflammation, il faut ajouter un peu de son camphré à ces poudres, ou bien bassiner ces parties avec de l'eau végétale minérale de Goulard. Le remède le plus prompt est de laver ces parties enflammées avec de l'eau où l'on aura fait dissoudre un peu de vitriol blanc.

Maladie du nez chez les enfants.

Lorsque les enfants ont les narines bouchées par le mucus, qui est une matière épaisse qui leur bouche la respiration et les empêche de téter et d'avaler, prenez une once d'eau de marjolaine et les lavez avec. Il faut faire dissoudre 2 ou 3 grains de vitriol blanc dans cette eau.

Remède plus simple: prenez d'huile d'amande douce ou du beurre frais, frottez le nez de l'enfant lorsqu'il est au lit; ce moyen dissout le mucus et rend la respiration.

Rhume de cerveau chez les enfants.

Cette maladie empêche les enfants de dormir et les incommode bien, surtout lorsqu'ils tettent; cette maladie est causée parce qu'on les tient trop au chaud ou trop au courant d'air. Il faut pour les guérir les parfumer avec la vapeur de l'eau chaude et leur frotter le nez avec du beurre frais ou de l'huile d'œuf.

Vomissements des enfants.

La cause vient le plus souvent d'avoir trop mangé ou que la nourriture irrite les nerfs, ou bien par la sensibilité des organes, surtout les premières années ; les vomissements sont rarement dangereux.

Le vomissement est causé encore par les refroidissements et dans le commencement des fluxions de poitrine qu'il faut bien veiller surtout.

Il peut encore être causé par la vapeur du charbon,

par les vers, par la coqueluche, par des descentes,
par des obstructions dans les intestins, par la peur
et la crainte.

*Remèdes contre les vomissements causés par des
aliments.*

Des infusions légers de fleurs de camomille ou quelques grains d'ipécacuanha.

*Contre les vomissements causés par des aliments
irritants.*

Donner de la crême de tartre dans un peu d'eau,
aromatisée de suc de citron, ou leur faire boire de
tisane de rhubarbe.

Contre les vomissements d'irritation des nerfs.

Leur faire prendre une légère infusion de quinquina
avec rhubarbe et écorces d'orange, éviter de leur faire
peur ou de leur inspirer de la crainte. Il faut surtout
bien veiller au lait de vache que l'on donne aux
enfants que la mère ne nourrit pas ; il faut que la bête
ne soit pas pleine ni qu'elle ne travaille pas, car le
travail échauffe le lait et peut occasionner des vomissements, des dévoiements ou des constipations, ou
amener des boutons et autres maladies de peau.

Contre les vomissements causés par la constipation.

Lorsque l'enfant a des vomissements et qu'il se
plaint de coliques et que son ventre est dur et balon-

né, l'on aura soin de lui faire des frictions avec un linge chaud ou avec la main bien chauffée devant le feu.

On lui fera prendre des lavements émollients avec de la mauve ou de l'huile de ricin ou de laudanum selon la formule pharmaceutique, ou de l'huile d'olive seule. On lui fera prendre de légères infusions de manne et de séné.

Contre les vomissements causés par le froid, les descentes et la coqueluche.

Quelques parents ont l'habitude de laisser découverts les petits enfants après les avoir démaillottés; ils sont subitement saisis de froid et alors ils prennent le hoquet, et si on leur donne à téter dans ce moment il est sûr qu'ils vomiront.

La constipation est douloureuse chez les enfants et amène bien souvent d'autres maladies.

Si la constipation est causée par un lait trop épais et trop ancien, l'on aura soin de le couper avec de la tisane de gramen ou de chiendent, avec un peu d'orge ou de tisane légère de rhubarbe. L'odeur du charbon incommode beaucoup les petits enfants, surtout dans les appartements fermés; il faut alors arroser l'appartement avec de l'alcali volatil fluor ; l'enfant peut en mourir, si l'on néglige ce qui est prescrit.

Dans les vomissements opiniâtres, avec ce remède interne l'on pourra appliquer sur le creux de l'estomac du serpolet ou de la toute-bonne ou de la sauge cuite au vin et bien chaude.

Contre la diarrhée ou cours de ventre.

Les diarrhées chez les enfants ne sont pas mauvaises toutes les fois qu'elles sont aigres, glaireuses, vertes ou caillées.

Les causes de la diarrhée sont de leur laisser prendre froid aux pieds et à l'estomac, ou si l'on laisse dans l'appartement du linge mouillé ou si on les couche dans un lieu humide, si on les laisse au serein ou si on leur donne des aliments trop nourrissants ou trop durs avant qu'ils aient des dents. Pour couper les diarrhées, il faut leur faire prendre de légères infusions de salicaire, d'aigremoine et de la corne de cerf sucrée avec du sirop de gomme ou bien une légère purgation de manne et de magnésie blanche.

Contre les vers des enfants.

Faites-lui prendre à jeun un biscuit de vers, ou bien faites-lui des tisanes de polypode ou racine de fougère mâle.

Autre recette merveilleuse.

Prenez de l'huile de la lampe avec le bout du doigt le soir, lorsqu'elle a brûlé la veillée, ou bien faites-la brûler plusieurs fois avec un fer rougi au feu.

Touchez avec le doigt les narines, la gorge, les tempes et le nombril de l'enfant ; il sera calmé aussitôt, et ses premières urines seront blanches comme de la craie, c'est que les vers seront fondus.

Bien des parents croient que, lorsque leurs enfant[s] vomissent et qu'ils pâlissent fréquemment, grognen[t] et ne mangent pas, dorment peu et se réveillent e[n] sursaut et avec la fièvre, c'est qu'ils ont les vers [;] c'est plutôt une fluxion de poitrine. Je recommand[e] aux pères et mères de ne pas perdre du temps, [il] faut alors les faire transpirer, leur faire boire d[e] la tisane de sureau ou de bourrache à volonté, car il[s] boivent beaucoup, et leur appliquer un topique d[e] 25 centimes sur la poitrine, leur envelopper le[s] jambes avec de la bourre de coton saupoudrée de se[l] ammoniac et de poudre de chaux, ou du papie[r] moutarde que l'on promène sur les jambes, et surtou[t] les tenir bien chauds. Par ce moyen, beaucoup d'en[-] fants seront sauvés d'une mort presque certaine. L[e] plus souvent, les parents ne peuvent croire que [les] enfants soient sujets à ces maladies; eh bien, je pui[s] assurer que la bonne moitié de ces petits êtres es[t] victime de cette cruelle maladie.

Contre la gale de tête des enfants.

Prenez un quart de beurre frais, faites-le bien rous[-] sir dans une poêle, prenez trois jaunes d'œufs durci[s,] faites-en une pommade et frottez-en la tête de l'en[-] fant soir et matin.

Remède pour la coqueluche des enfants.

Sirop de petites raves que vous coupez par tranche[s] avec un lit de raves et un lit de sucre, le sirop se fait promptemunt et peut servir de suite : 3 à 4 cuil[-] lerées par jour.

Autre remède excellent.

...prendre 2 à 3 fois par jour des infusions de
...illes de noisettes ou d'amandes douces.
...crer avec le sirop Desessard, une petite cuillerée
...é par tasse.
...s le premier jour la coqueluche diminuera sensi-
...ment; c'est le plus sûr et le meilleur de tous les
...mèdes que l'on puisse faire.

...uguet, apthes ou ulcères de la bouche des petits enfants.

Ce mal arrive aux enfants à cause du lait qui est
...op âcre, séreux ou bien par la disposition qu'ils ont
...cette maladie ou par la délicatesse de leur bouche.
...On y remédiera en changeant de lait, si c'est du
...t de vache, ou si c'est une nourrice, en changeant
...e nourrice.
...On lavera la bouche avec les remèdes suivants :
...Prenez de l'orge en grains une bonne poignée,
...tes-le bouillir dans de l'eau jusqu'à ce qu'il sera cre-
...é, prenez de cette décoction 4 onces, miel rosat une
...nce, mêlez bien ensemble, ajoutez-y 4 à 5 gouttes
...esprit de vitriol; leur lavez la bouche avec, plusieurs
...ois dans le jour. Le sirop de grenade et de prunelle
...t bien bon, si on leur en tient souvent dans la
...ouche.
...Si le mal résiste aux remèdes ci-dessus, on leur tou-
...ra la langue et le palais avec un linge trempé dans
...l'eau albumineuse.

Autre remède très-bon.

Prenez deux grammes de sucre de plomb et le fai[...]
fondre dans deux onces d'eau de rose ou de planta[...]
trempez-y un linge avec lequel vous toucherez [...]
parties ulcérées 3 à 4 fois par jour.

Remèdes pour les enfants qui pissent au lit, ain[...] que les adultes.

Prenez une demi-once de semence ou graines d'co[...]
tie, une demi-once de mastic en larmes, deux onc[...]
de farine de seigle. Pilez ces matières chacune à pa[...]
après, mêlez ensemble et incorporez-les avec de [...]
farine pour en faire avec un peu d'eau une pâte; v[...]
ferez 7 ou 8 petits gâteaux que vous ferez cuire d[...]
cement au foyer; le malade en prendra tous les so[...]
un en allant se coucher, 7 ou 8 jours de suite.

La fiente de rats ou de souris donnée en poudre [...]
poids d'un écu d'or dans du bouillon, 3 matins de sui[...]
est excellente contre cette maladie.

Les pères et mères ont grandement tort de batt[...]
leurs enfants lorsqu'ils pissent au lit, car ils so[...]
plus à plaindre qu'à blâmer. C'est une maladie d[...]
faiblesse de reins; cherchez plutôt à les guérir qu[...]
les maltraiter, en leur donnant de la nourriture fort[...]
fiante et des frictions de vin aromatique tous les soi[...]
sur les reins.

Carreau. Traitement.

Gonflement et dureté du ventre, causés par l'engo[...]
gement du mesentère et des autres viscères, c'e[...]

... une maladie très-grave ; on a remarqué que ... étaient plus sujettes que les garçons. Les ... sont la mauvaise nourriture, ou les vers, les ... le scorbut, la vérole, etc.

Remède et régime.

Il faut commencer par faire changer le régime ; on ... à l'enfant du bon lait pour toute nourriture. On lui interdira les bouillons gras et la viande, on ... prendre pour boisson, à volonté, du petit-lait ... avec des infusions de cresson et d'oseille ; on ... faire bien des promenades et exercices. ... aura soin de le purger de temps en temps ... de la rhubarbe. ... appliquera sur le ventre des emplâtres de Vigo ; l'emplâtre de ciguë.

TRAITEMENT CONTRE LES VERS DES ENFANTS.

Contre les vers ronds ou lombrics.

... une gousse d'ail, coupez-la par petits mor... mettez-les tremper dans un verre de lait du ... au matin, et faites-le prendre le matin, à jeûn, ... enfant.

Un bon remède et très-facile.

... avec le bout du doigt de l'huile de la lampe, ... lorsqu'elle a brûlé la veillée, touchez les na-

rines, les tempes, le nombril, la gorge de l'enfant,
et vous êtes assurés que cela le calmera de suite.

Remède contre le ver solitaire ou tænia.

L'on reconnaît la présence du ver solitaire ou
tœnia, lorsque les enfants ont les yeux noirs et chassieux, qu'ils prennent des crises, mangent beaucoup
un jour, et peu l'autre ; ils ont quelquefois le ventre
tendu et dur, ils urinent irrégulièrement ; ils perdent l'appétit par moment et sont trop altérés.

Remède : on leur donnera premièrement une purgation de rhubarbe ou de magnésie, dans un 1/2 verre
d'eau sucrée, tous les 3 à 4 jours, en 3 fois 9 à 12
jours.

Tisane à volonté.

Racine de polypode, écorce de racine de grenadier
et cardamome, sucrée avec du sirop de camomille infusé. Boire 2 tasses par jour.

Traitement de la rougeole.

On donnera à l'enfant des tisanes de racines de
scorsonère, sucrée avec du sirop d'écorces d'oranges
amères, ou de la conserve de roses.

On aura soin de le tenir bien chaud. C'est un remède simple et très-sûr, et qui fait sortir les boutons
immédiatement.

Remède pour les enfants rachitiques.

La meilleure nourriture pour les petits enfants, ce

qui doit composer une partie de leur nourriture, c'est la *farine podiatique* ou potage Nourrisson ; elle supplée à un allaitement insuffisant et peut remplacer complètement le sein de la femme ; elle remplace avantageusement jusqu'à l'âge de 8 mois, et à 2 ans il doit constituer les trois quarts de son alimentation.

Elle empêche les indigestions, vomissements, diarrhées, rachitisme, etc. Par son usage les enfants augmentent rapidement. Je l'ai éprouvé bien des fois avec un plein succès.

L'indispensable *Sirop Podiatique* pour les petits enfants, premier âge. On l'emploiera avec succès pour calmer les coliques ;

Régulariser le sommeil dans les premiers mois de la vie ;

Guérir les rhumes, toux, bronchites, faciliter l'évolution des fièvres éruptives, de rougeole, scarlatine et variole ;

Arrêter la diarrhée et vomissements à l'époque de la dentition et du sevrage.

On leur en fait prendre tous les jours.

Se trouve pharmacie GERBAY, à Roanne (Loire), et dans toutes les principales pharmacies.

Le rachitisme ou chastre provient souvent de la mauvaise santé des parents, surtout des mères qui travaillent trop et se nourrissent d'aliments peu nourrisants, ou bien des pères qui sont vieux, ou qui ont été infectés de maladies vénériennes ou d'autres maladies chroniques ; mais la maladie vénérienne est assurément la cause la plus fréquente, où les mères atteintes de flueurs blanches ou autres affections des membres et canaux génitaux.

(Pour ces maladies, voyez *Traitement des femmes*).

Traitement du rachitisme.

Cette maladie peut aussi bien se guérir par le régime que par les remèdes.

On fera prendre du lait d'ânesse, des consommés de viande de Leibig, quelques petites cuillerées à café d'huile de foie de morue, la blanche qui est moins mauvaise ; on donnera de temps en temps des purgations de rhubarbe.

Donner 2 à 3 cuillerées par jour du vin de quinquina Bernard.

On fera prendre des bains d'eau morte tous les 3 à 4 jours, avec du sel et du son de froment.

Dentition des enfants.

Symptômes : Les enfants salivent beaucoup dans le temps où les dents veulent pousser et ont ordinairement le dévoiement.

Lorsque la dentition est difficile, surtout quand les dents canines commencent à se montrer, on voit les enfants tressaillir pendant le sommeil, leurs gencives se tuméfient ; ils ont des inquiétudes, des insomnies, des tranchées ; leur digestion ou excréments sont verts, ils ont la fièvre, ils respirent difficilement et ils ont des convulsions.

Au cas que l'enfant soit constipé, on lui fera prend

... des purgations douces, telles que la manne, la rhubarbe, avec des infusions de tilleul ou de la magnésie blanche.

Dans le cas où l'enfant aurait des convulsions, on lui appliquera un vécicatoire entre les deux épaules, ou un emplâtre de poix de Bourgogne ; le garder le temps de la dentition, il arrête la toux en même temps.

Autre remède pour les enfants.

Frictionner les gencives avec du sirop du docteur Labarre.

Faire porter aux enfants un collier Wiatka; ce collier les préserve aussi de la coqueluche ou du croup.

Un très-bon remède, c'est de leur frotter les dents trois ou quatre fois par jour avec du bon miel en se servant du bout du doigt.

On peut bien diminuer les douleurs de la dentition en donnant à l'enfant de petites doses de sirop diacode, 8 ou 10 gouttes toutes les heures; on peut augmenter la dose jusqu'à ce que l'on voie l'effet.

Remède contre le croup.

La cause du croup est l'humidité des maisons, des habits, des pieds, soit que les enfants endurent le froid, soit qu'ils aient de la chaussure trop mince, enfin tout ce qui peut supprimer la transpiration.

Les symptômes sont : Un pouls fréquent, une respiration prompte et pénible, accompagnée d'un sifflement très-fort; la voix est graire et glapissante, l'enfant devient rouge ou quelquefois livide.

Traitement du croup.

Aussitôt que l'on aperçoit ces symptômes il faut mettre les pieds de l'enfant dans de l'eau chaude, lui donner un lavement de mauve et de son ; on lui fera respirer de la vapeur ou fumée du vinaigre et de l'eau chaude ou lui appliquer autant que possible un topique entre les deux épaules.

On donnera de temps en temps une cuillerée de julep composé comme il suit :

Prenez trois onces eau de pouliot, sirop de guimauve, sirop de balsamique, le tout mêlé et toutes les demi-heure 2 cuillerées à bouche.

Au cas où le malade ne donnera que peu d'espoir, on lui fera fondre du sel dans la bouche, on a vu quelquefois par ce moyen faire sortir la peau qui bouche la gorge en crachant, car le sel provoque et brûle ladite peau; d'autres ont crevé la gonfle avec les doigts ou le bout d'une cuillère à bouche.

MALADIES DES FEMMES

ET DES

Jeunes Filles

———

La femme est sujette à des maladies qui n'ont aucun rapport avec les maladies des hommes, par la disposition des organes et du sang qui diffère grandement.

Nous allons en donner les preuves par la suite.

Ainsi les maladies les plus fréquentes sont l'hystérie, les pertes blanches, pâles couleurs, suppression des règles, battement de cœur, oppressions, bouffées de chaleur, meaux de cœur, irritation nerveuse, chute de matrice. Ces maladies prennent leur siége généralement dans les canaux génitaux, par l'excès que l'on fait de l'action de l'homme et de la femme, ou de chute, ou de couche, ou d'accidents divers. Généralement les sages-femmes se pressent trop à délivrer leurs malades, ne donnent pas assez de repos avant de faire la dernière opération et ne donnent pas le temps à la nature d'opérer.

Il faut cependant qu'elles se pénètrent bien que leur vocation est un ministère avant tout, car elles ont entre leurs mains la vie et la santé des femmes et les enfants ; il faut donc qu'elles aient soin, surtout avec les femmes nerveuses et sanguines, de leur bander le ventre pendant quinze jours ou trois semaines au moins, en leur recommandant de ne point le négliger. Nous avons, sans trop dire, la moitié des pauvres femmes qui contractent des maladies de couches et à qui la vie n'est, pour la plupart, par la suite, qu'un véritable martyre.

Voici les maladies principales : maux de seins, maux de tête, les pieds presque toujours froids, perte d'appétit, perte de sommeil, pertes blanches, noires, des envies de pleurer pour la moindre des choses qui les contrarient, pas de force ; elles sont sans patience et se mettent dans des colères atroces, puis, après un abattement complet, elles ont par moment comme un poids au bas du ventre : tous ces malaises ne sont pas continuels, mais elles sont toujours possédées des uns ou des autres.

Lorsque la maladie arrive à une certaine période, de là les pertes blanches en quantité, des battements de cœur plus fréquents et peu à peu la mort survient.

Eh bien, je viens donc à force, de pratique et de raisonnements, d'obtenir des moyens sûrs et prompts pour faire cesser cette maladie : mes traitements sont sûrs, tellement sûrs, que je pourrais vous donner des attestations d'un grand nombre de personnes qui ont été très-surprises d'être si vite guéries.

Traitement en général.

Le soir, en se couchant, jusqu'à parfaite guérison des orties ou des feuilles de matricaire, les deux ou très-bons, à défaut de l'un prendre l'autre, les hacher ou les piler; puis les passer à la casserole avec du beurre frais, sans les faire cuire, car vous enlèveriez leurs principes. Vous ajouterez un filet de vinaigre avant de les mettre sur le bas du ventre, c'est-à-dire au-dessous du nombril, il faudra les mettre entre deux linges et les garder deux à trois heures.

L'on fera pour traitement :

Tisane de matricaire.................. 5 grammes.
Armoise.............................. 5 grammes.
Gui du buisson .... 4 grammes.
Epine-vinette........................ 5 grammes.
Fleurs d'orties blanches............. 5 grammes.

Ce qu'il faut pour un litre d'eau; mélez toutes ces plantes et en prendre tous les matins et soirs une infusion, 12 et 15 jours de suite, chaque fois fraîche, sucrée avec du sirop d'écorces d'oranges amères bromurées. Etant levé, se tenir le ventre attaché avec un linge. Une demi-heure avant et après l'infusion, une cuillerée à bouche de sirop ferrugineux.

Faire des frictions avec du baume universel une fois par jour, se reposer, s'il est possible.

Boire cette tisane 8 à 15 jours jusqu'à guérison.

Régime.

Couper le vin pour les repas avec de la décoction de graines de genevrier.

Déjeûner les matins au cacao, manger de la viande peu cuite, principalement des ruminants, des bouillons de volailles, de mouton, ou des bouillons d'herbes, peu de farineux, pas d'œufs, jamais de café, peu de salé et de charcuterie, de l'exercice autant que possible. Emplâtre divin pour les chutes de matrice. S'adresser, à Roanne, chez M. Rochard, pharmacien, rue Nationale, et chez M. Lafay, faubourg Mulsant. Cet emplâtre est de la grandeur d'un écu, se vend 1 fr. 25 c.

Le soulagement est presque instantané; cet emplâtre mis sur le nombril, ne fait aucune douleur, donne des boutons; lorsque la maladie est compliquée d'une grande inflammation, alors il ne faut pas s'étonner, c'est toujours un bon signe, les humeurs s'évaporent. Son effet est des plus sûrs; il fait cesser les maux d'estomac, les tiraillements et les douleurs de tête instantanément. Ce traitement est un des meilleurs. Tous les remèdes qui sont bons pour différentes maladies de la femme, traitant par les simples, chaque recette séparément, graines de gévuine et plantain en tisane.

Les applications sur le ventre d'emplâtre César, 10 à 15 jours.

Pour les battements de cœur, soir et matin des infusions de fleurs de bourrache.

Au cas où il y aurait irrégularité dans les urines, faire tisane de fleurs de courge, bouillon-blanc, graines de lin ou racines d'asperges, avec racines de guimauve; avec cela manger des soupes d'herbes avec du cerfeuil: cette plante fait bien uriner.

Des frictions sur le ventre 2 fois par jour avec d'huile de Latoure.

On comprend sous le titre de maladies de la matrice ou utérus, toutes les affections dont peuvent être atteintes les diverses régions qui composent l'ensemble de l'appareil génital de la femme, partie excessivement délicate, qui est considérée comme le second centre vital de la femme après l'organe cérébral ; dès que cet organe souffre, tout le corps s'en ressent vivement. Les douleurs se font sentir de différentes manières chez tels ou tels sujets.

La matrice peut être atteinte soit par blessure, soit entoniquement, soit catarrhalement et par l'effet du froid, sur le bas-ventre, soit toxiquement et par une infection conjugale ou médicale des remèdes mercuriels ou arsénicaux, ou encore par une constitution débile, les courses à cheval, ou les accouchements laborieux, ou différentes choses qui causent une trop grande dilatation du vagin, la matrice y descend comme une glande de son enveloppe ; alors il y a chute plus ou moins complète ; elle se porte sur l'épine dorsale à droite ou à gauche ; il y a déviation ou réversion de la matrice ; alors se font sentir, comme il est dit plus haut, défaillance, tiraillements d'estomac, l'estomac étant entraîné en bas avec les intestins par le vide du déplacement de la matrice, on ressent un froid dans le bas-ventre qui paralyse l'une ou l'autre jambe, rend la marche pénible, fait monter le sang au cerveau et donne des palpitations de cœur.

Ces femmes doivent toujours avoir grand soin de se tenir le ventre chaud, car l'action du froid peut amener des accidents hystériques très-graves et souvent mortels.

Lorsqu'il y a pertes blanches causées par une trop grande dilatation chez la femme, il faut à tout prix les arrêter, et pour cela voici les moyens :

L'on prendra 2 ou 3 fois par jour des injections composées en parties égales :

Roses de Provence, feuilles de noyer, lierre terrestre ; les faire infuser avec du vin rouge bien sucré.

Avec la tisane suivante les pertes blanches disparaissent vite et en peu de temps.

TISANE.

Gui de buisson blanc ;

Fleurs d'ortie blanche ;

Armoise, épine-vinette, parties égales.

Prendre une infusion, matin et soir, la sucrer avec du sirop ferrugineux.

Avant chaque repas un petit verre à pied de vin de quinquina, de Bernard ou autre.

Du repos et de la nourriture fortifiante.

Coupez le vin pour les repas avec de la décoction de graines de genevrier.

Ne pas boire, ni café, ni liqueurs, ni rien de fort, de salé ou vinaigré.

Raisonnements et observations sur la manière de juger les maladies par l'inspection du malade.

La première voie est souvent incertaine par rapport à l'incapacité de la plupart de ceux qui se chargent d'en faire l'exposé.

La seconde est toujours la plus sûre ; elle est moins sujette à tromper ceux qui la peuvent prendre.

Lorsqu'on se chargera de voir un malade, on commencera par s'informer ou de lui-même (s'il est en

mal d'en rendre compte), ou de ceux qui sont auprès
de lui quel est le mal dont il se plaint et en quelle
partie du corps est la douleur qu'il ressent le plus vivement, son âge, son régime de vivre, quelles sont
ses occupations, à quelles indispositions il est sujet,
quelles sont celles qui ont précédé la maladie, s'il n'y
a point lieu d'en imputer la cause à un air malsain ou
contagieux, ou à quelque débauche ou passion trop
vives, l'usage de mauvais aliments, de nourriture trop
forte et trop succulente, du vin pris par excès, des
liqueurs fortes, des exercices trop violents, des travaux et fatigues excessifs, à quelques emportements
ou à des chagrins violents ou invétérés, enfin à une
vie trop molle et trop sédentaire, à des sommeils trop
longs et trop fréquents, quand la maladie a commencé, de la manière elle se sera déclarée, et quels
remèdes l'on aura faits. Examinez sérieusement la
situation du malade, sa force ou sa faiblesse par
son pouls ainsi que par les urines ; ne pas manquer de
faire l'inspection des matières, surtout dans les cours
de ventre et dyssenteries.

À l'égard des enfants, on s'informe s'ils n'ont point
reçu de coups sur la tête, par des chutes ou autrement, ce qui leur cause souvent des abcès et autres
maux dangereux. Dans les malaises de tout âge l'on
observe s'il n'y a point apparence d'embarras et inflammation dans le cerveau, transports, délire, assoupissement et insomnies, si les yeux ne sont pas trop
allumés, trop brillants ou trop sombres, si le visage
n'est pas trop enflammé, des couleurs pâles, pourprées, livides ou plombées, si la langue n'est pas trop

chargée, blanchâtre, noirâtre, sèche et raboteuse, si la bouche n'est pas amère et pâteuse. Les palpitations et les battements de cœur doivent être soigneusement remarqués, ainsi que les longues faiblesses, syncopes et la perte de connaissance qui arrivent surtout dans les vapeurs, les fièvres lentes, les sueurs et les flux d'urine.

L'estomac peut être affecté diversement ; tantôt il est chargé de différentes humeurs et d'aliments même qui causent des gonflements, des crudités, des aigreurs, des vents, des rapports, des nausées, des vomissements, des coliques et des cours de ventre, tantôt, s'il n'y a point de plénitude, il est travaillé de faiblesse, de tiraillements, de hoquet et de convulsions, etc.

C'est principalement par le toucher qu'on doit reconnaître s'il n'y a pas de gonflement, de duretés ou de schine au foie, à la rate, au pancréas, au mésentère et aux intestins ; on doit aussi toucher le ventre, afin de s'assurer s'il n'y a point de tensions douloureuses ou inflammatoires, ou d'épanchement d'eau qui indiquerait l'hydropisie naissante ou confirmée.

En cas qu'il n'y ait sujet de craindre que la matrice ne soit attaquée et qu'on soit bien assuré qu'il n'y ait point de grossesse, il faudra distinguer les causes et les suites de ce désordre, comme suppression de règles ou de gonflement, inflammations, squirrhe ou duretés squirrheuses, flueurs blanches, perte de sang, ulcère, écoulements purulents, ou le relâchement, la chute ou l'hydropisie de la matrice, état où l'on ressent presque toujours des vapeurs, des tressaillements, des convulsions et des évanouissements même.

En examinant les fonctions des reins, on s'appliquera à découvrir s'il n'y a point de douleurs néphrétiques, de gravelle, d'inflammation, de pissement de sang et d'abcès.

Quant à la vessie, elle peut se gonfler, se dilater, s'enflammer et être attaquée de la pierre, d'où naissent des suppressions d'urine, des urines ensanglantées et glaireuses, des excoriations, des champignons ou des polypes et ulcères, etc.

On prendra garde que les malades ne dissimulent des descentes de toutes espèces, des carnosités ou d'autres maladies qu'on ne révèle pas volontiers, et ne donner les remèdes qui conviennent qu'avec précaution tels qu'ils sont ordonnés.

Contre la perte de sang des femmes récente et invétérée.

Prenez une poignée de la plante appelée queue-de-renard ou salicaire; c'est une plante qui vient autour de l'eau ; la fleur est rouge foncé ; faites-la bouillir dans trois chopines d'eau réduites à un litre : on boit un quart d'une chopine de quatre heures en quatre heures. La racine de consoude a la même vertu.

Autre pour le même.

Prenez racines de grande consoude et racines de signet de Salomon, faites bouillir quinze minutes à petit feu, puis les passez et en buvez de deux heures en deux heures une demi-tasse ordinaire. La dose est de 30 à 40 grammes pour un litre d'eau.

*Pour les femmes enceintes qui se laissent tomber ou
qui sont sujettes à se blesser.*

Il arrive assez souvent que les femmes enceintes
sont sujettes aux chutes, surtout dans les derniers
mois de leur grossesse, et pour prévenir ces chutes,
elles doivent user du remède suivant :

Prenez trois onces d'huile de mille-pertuis ou hy-
péricon, que vous trouverez chez tous les pharmaciens,
une once d'eau-de-vie; mêlez-le tout et frottez-en le
gras des cuisses et des jambes, chaudement, matin
et soir.

Ce remède est aussi fort bon contre la sciatique
et contre toutes sortes de douleurs, qui viennent de
causes froides.

*Autres pour toutes douleurs de matrice
et inflammations.*

Faites, soir et matin, des cataplasmes d'orties ordinaires, hachées ou pilées, faites-les chauffer sans les
faire cuire avec un morceau de beurre frais, puis un
filet de vinaigre. A la première application il y aura
soulagement; alors appliquez-en un sur le bas-ventre,
et un emplâtre pour la matrice, dont vous trouverez
la formule ci-après

Galbanum,	30 grammes.
Assa-fétida,	15 grammes.
Poix,	15 grammes.

Térébenthine de Venise, ce qu'il faut pour former

une masse, de laquelle vous prendrez ce qui sera nécessaire pour en former un emplâtre de la grandeur d'un
écu de 5 francs, étendu sur la peau, et vous l'appliquerez sur le nombril, et le laissez jusqu'à ce qu'il tombe.

Autre recette.

Pour guérir la matrice, prenez

> 10 centimes de poix de Bourgogne ;
> 10 centimes d'encens en poudre fine,
> 15 centimes de térébenthine ;
> 2 blancs d'œufs.

Le tout bien battu ensemble, avec la poix fondue
d'avance dans un plat, l'étendre sur du coton et
l'appliquer sur le ventre et le bander d'un linge qui
enveloppe le malade et l'on verra merveille.

Remède admirable pour le mal d'estomac et pour la colique.

Il faut prendre une poignée de menthe, fleurs de
romarin et de petite marjolaine ; pilez toutes ces
herbes dans un mortier propre, avec deux ou trois
jaunes d'œufs, un peu d'huile rosat et de la farine
fine de froment ; faites-en comme un cataplasme et
appliquez-le dessus.

Remède contre les pertes blanches.

Prenez : Fleurs d'orties blanches,
   Mille-feuilles,
   Camomille,   parties égales.
   Céleri,

Boire en infusion le courant du jour.

Puis prendre des injections de vin rouge, où l'on fera infuser des roses de Provence, feuilles de noyer et feuilles de lierre terrestre ; une injection soir et matin ; faire soir et matin une infusion de graines de sumac.

Pour les suppressions des règles.

Prenez : Armoise,
      Safran,
      Tamarin,
      Ruë et sauge,
Parties égales.
Prendre 3 verres par jour.

Sucrer avec du sirop d'armoise, une cuillerée par tasse.

Il faut prendre, pour plus de succès, une purgation de magnésie calcinée, selon la formule des pharmaciens.

Autres pour les mêmes causes.

Tisane, épine-vinette, absinthe, 6 jujubes, les faire bouillir quinze minutes, sucrer avec du sirop d'armoise.

Pour les repas, vin de valériane avec de l'eau.

Traitement complet pour faire venir les règles.

Prendre une purgation d'amygdaline.

Puis le courant du jour, tisane d'absinthe, armoise, mélisse, serpolet sauvage ; sucrer avec du sirop d'armoise, boire à sa soif.

Faire des fumigations et des bains de siége avec de la graine de lin et d'armoise fraîche ou sèche.

Avant chaque repas, un petit verre à pied de vin de quinquina ferrugineux.

Régime.

De l'exercice, ne pas manger de la charcuterie, ni salé, ni salade.

Généralement, dans les interruptions des règles, il y a des douleurs de flancs, des douleurs dans le bas-ventre, des maux de cœur et des maux de reins. L'on ressent continuellement une grande lassitude, parfois la tête tourne, l'on sent l'estomac creux et abattu ; parfois il peut arriver que les jeunes filles, principalement, toussent ; ce qui prouve que cela peut amener la phthisie pulmonaire, la cécité, la folie, la perte de l'ouïe.

Aux premiers symptômes de ces malaises, prendre des infusions de camomille, trois ou quatre matins de suite, puis faire le traitement que j'ai dit plus haut.

Recette pour l'âge critique des femmes.

Prenez une bouteille d'eau-de-vie, ajoutez dedans pour 25 centimes de safran de Gâtinais, une pincée de graines de genièvre et une pincée de scapulaire ; laissez infuser le tout 18 heures et prenez-en tous les matins un petit verre à pied.

Elixir de longue-vie pour l'âge critique.

Prenez 2 litres de bonne eau-de-vie, 9 gros ou 30 grammes aloès succotin,

6 grammes ou 2 gros de safran,

6 grammes ou 2 gros de rhubarbe,

3 grammes ou 1 gros d'agaric blanc,

18 grammes ou 6 gros de thériaque de Venise,

6 grammes ou 2 gros de gentiane,

3 grammes ou 1 gros de cinnamome,

2 onces ou 60 grammes de sucre candi pulvérisé ou de sucre ordinaire en poudre. Mélangez bien le tout et passez-le à travers un filtre en laine.

Prenez-en un petit verre les matins, à jeûn.

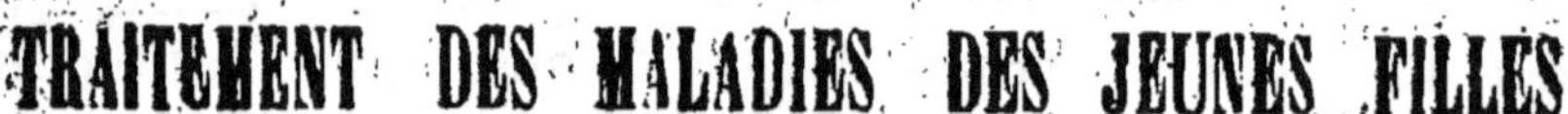

TRAITEMENT DES MALADIES DES JEUNES FILLES

Pâles couleurs, morose, chlorose, pertes blanches, ictère, hépatite, anémie et jaunisse.

Traitement contre les pâles couleurs.

Tisane le courant du jour avec armoise, camomille romaine, menthe. Sucrer avec du sirop ferrugineux, une cuillerée à bouche par tasse, et 3 à 4 tasses par jour.

Avant chaque repas un petit verre à pied de vin de quinquina.

Tous les matins une cuillerée à bouche d'huile de foie de morue.

Comme régime pas de café, ni salé, ni salade, ni liqueur.

Manger des biftecks ou de la viande rôtie ou en bouillon; le bœuf et le mouton, ainsi que la volaille, sont les meilleures nourritures, potage gras.

Des promenades et du repos; il faut que la malade prenne le grand air. Si l'on ressent des frissons de fièvre, l'on prendra, le soir en se couchant, une cuillerée à bouche de sirop toni-fébrifuge, et si la malade ne digère pas bien, qu'elle se plaigne de maux d'estomac, on lui fera prendre tous les soirs une cuillerée à bouche de sirop d'écorces d'oranges amères; couper le vin pour les repas avec de la décoction de graines de genevrier ou bien avec du sel de Vichy, deux cuillerées à café pour une chopine d'eau.

Pour les palpitations et battements de cœur, prendre le courant du jour 2 ou 3 pastilles de Vichy.

On peut prendre aussi, ce qui est le plus prompt, soir et matin une cuillerée à bouche de fer dialisé, ou des pilules ferrugineuses, à la pharmacie Lafay, rue Mulsant, à Roanne.

Pour les malades débiles et qui n'ont pas de force, on leur donnera tous les jours, à l'entrée des repas, un potage au racahout français ou arabe, ou un potage de Farine mexicaine.

Si la malade tousse, on lui donnera le courant du jour 4 à 5 morceaux de pâte balsamo-pectorale, ou du sirop pectoral, des pilules de goudron de Guyot, 4 à 5 par jour.

Autre remède.

Prendre tous les matins à jeûn une infusion de camomille sucrée avec du sirop ferrugineux, puis manger deux œufs brechés et soupoudrés de noix muscade et boire un demi-verre de vin blanc où l'on mettra 7 graines de genevrier ; mettre une pincée de poudre de fer dans les soupes ou potage que l'on mangera. Autant qu'il se pourra la malade se promènera dans la campagne; il faut changer d'air.

Au cas où il y a perte blanche,

Tisane.

Prenez fleurs d'orties blanches,
      Mille-feuilles,
      Camomille romaine,
      Céleri,
                  parties égales.

En cas de pertes blanches, des injections de vin rouge sucré, où l'on fera infuser des feuilles de noyer, de roses de Provence et des feuilles de lierre terrestre. Ce traitement n'a jamais manqué.

Recette pour composer des emplâtres anti-hystériques pour maladies de matrice.

Prenez :

Camphre,	60 grammes.
Assa-fétida,	30 grammes.
Galbanum,	30 grammes.
Thériaque,	60 grammes.

Faites chauffer le tout ensemble et l'étendez sur de
la peau blanche, ou de la toile neuve et l'appliquez
sur le nombril le soir en vous couchant, le laissez jusqu'à ce qu'il tombe de lui-même ; il faut mettre sur
le nombril un morceau de papier grand comme une
pièce de 50 centimes, pour que la préparation ne se
mette pas dedans.

Autre emplâtre merveilleux

Lorsque les affections de la matrice causent des
maux de tête, des maux de cœur, des maux de reins
et des coliques. prenez :

Galbanum,	30 grammes.
Assa-fétida,	60 grammes.
Poix,	60 grammes.
Térébentihne de Venise,	30 grammes.

ou plus, s'il le faut ; vous ferez chauffer toutes ces
substances ensemble, jusqu'à ce qu'elles soient liquides, mais à petit feu ; vous formerez des petits emplâtres de la grandeur d'une pièce de cinq francs sur
de la peau blanche, puis l'appliquerez sur le nombril,
comme il est dit ci-dessus, et le garderez jusqu'à ce
qu'il tombe de lui-même. Plus il y aura de mal, plus
il restera longtemps sur le lieu ; notez que presque
toujours les maux de tête disparaîtront de suite qu'on
l'aura appliqué.

Vous pourrez faire les applications d'orties et suivre le traitement indiqué ci-après.

Emplâtre contre les ulcères des mamelles.

Prenez :

Graisse de porc,   120 grammes.
Diachilum commun, que l'on trouve
    chez tous les pharmaciens,   250 grammes.
Cire blanche,   120 grammes.
Minium pulvérisé,   120 grammes.

Faites fondre la graisse et ajoutez le diachylum et la cire pour les faire fondre, tenant constamment remué ; lorsqu'il sera fondu, le laisser refroidir un peu et ajouter le minium peu à peu en le remuant toujours, puis vous le mettrez dans une terrine où il y aura de l'eau froide, puis vous en formerez de petites boulettes que vous ferez sécher en les mettant bien à l'air, pour vous en servir comme il est indiqué ; le même emplâtre peut servir deux ou trois fois. La pommade celtique a les mêmes propriétés que cet emplâtre.

Cette pommade se trouve rue Mulsant, pharmacie Lafay.

Recette contre toutes sortes des plaies et de contusions.

Prenez : Huile de noix .... 250 grammes
         Storax liquide 250   »
         Gomme Elémi 250   »
         Résine 120   »
         Térébenthine de Venise 120   »
         Huile d'aspic 30   »
         Cire neuve 250   »

Faire fondre le tout ensemble dans un bassin ou casserole vernié, le tenir remué jusqu'à ce qu'il soit assez épais pour faire l'onguent; cet onguent est bon pour toutes sortes de plaies, blessures et contusions; il guérit les hémorrhoïdes, il est bien bon aux gouttes, aux furoncles ou apostèmes et charbon de la peste : il apaise aussitôt la douleur.

Recette contre les meurtrissures.

Prenez de petits morceaux de lard avec de l'herbe appelée sauce, faites bouillir le tout ensemble dans du vin rouge, puis bassinez-en la meurtrissure et puis appliquez le reste sur le coup.

[illegible]

[illegible]
[illegible]
[illegible]
[illegible]
[illegible]
[illegible]

[illegible]

[illegible]
[illegible]
[illegible]

[illegible]

TRAITEMENT

DES

MALADIE LES PLUS COMMUNES

UROSCOPIE OU ANALYSE DES URINES.

L'inspection des urines est un sûr moyen de reconnaître les maladies, et bien peu restent obscures aux yeux d'un praticien habile et exercé. Beaucoup de médecins se sont occupés d'une manière sérieuse des urines pour reconnaître les maladies, et leurs efforts ont été couronnés de succès.

Entre tous il faut citer Bruner, (édition 1858), l'*Uroscopie*, journal du docteur Goupil (1870).

L'urine humaine est un liquide excrémentitiel sécrété par les reins, et qui, par la voie des urètres, arrive dans la vessie, d'où il est expulsé au dehors par le canal de l'urètre ou tube urinaire qui correspond des rognons à la vessie, ce qui fait que lorsqu'il y a irrégularité dans les urines, l'on éprouve des maux de reins. L'aspect et la composition de l'urine varient suivant les animaux et suivant leur état de santé ou de maladie ; chez l'homme ce liquide est ordinairement transparent d'un jaune clair ou foncé, d'une saveur salée et âpre et d'une odeur particulière, très-acide au moment de l'émission ; il devient alcalin en se putréfiant et répand alors une odeur amoniacale très-forte.

Modifications éprouvées par l'urine.

Pour obtenir un sûr et bon diagnostic des maladies, il faut avoir de l'urine émise le matin, ou bien que le le malade n'ait pas uriné depuis 5 à 6 heures.

Ainsi l'urine est tenue et d'une grande limpidité dans les maladies nerveuses, convulsives, fièvres nerveuses, convulsions ; elle est blanchâtre et se caille facilement dans les maladies vermineuses (chez les enfants) ; l'urine est fortement colorée dans les fièvres inflammatoires, d'un jaune orange dans les maladies de foie, la gravelle, la jaunisse ; elle est chargée de phosphate de chaux et de potasse dans les affections de poitrine (bronchite chronique, phthisie, catarrhe et dans le rachitisme).

Elle est albumineuse dans les hydropisies et maladies de cœur ; elle est sucrée dans le diabète, presque incolore dans l'hystérie et les maladies de femmes.

L'urine est rouge brique avec odeur forte dans la goutte, les douleurs articulaires et le lumbago ou affection des canaux génitaux causée par l'abus des femmes ou la masturbation. L'urine est rouge dans les irritations et échauffements.

L'urine bleue caractérise la néphrite albumineuse, l'urine laiteuse indique une affection des reins, l'urine noire caractérise les maladies graves (fièvre putride, etc.).

L'urine jaune trouble caractérise les maladies de la peau, humeurs, etc.

Les maladies connues sont à moitié guéries et leur traitement est alors plus facile.

Traitements des rhumes simples et bronchites.

Tisane de jujubes et de dattes avec bourgeons de sapin du Nord, sucrée avec du sirop pectoral lénitif ; éviter de boire froid.

Pour irritation de poitrine, gastrite et gastralgie, prenez tisane de dattes et de jujubes, sucrée avec du sirop de bourgeons de sapin du Nord.

Maladies de poitrine chroniques, bronchites, catarrhes, asthme et phthisie pulmonaire, prenez soir et matin une cuillerée à bouche de sirop sulfureux de Cronier, rue des Filles-St-Thomas, 7, à Paris ; 3 fr. le flacon. Dans la journée prendre des infusions d'hysope et de lichen.

Pour les rhumes simples, prenez du lierre terrestre, le faire bouillir dans du lait et en boire soir et matin, suivre un régime doux, éviter de boire froid surtout.

Pour l'asthme et l'oppression, prenez des feuilles de pas-d'âne, les faire bien sécher et en fumer dans une pipe comme du tabac, ou bien faire des fumigations avec des feuilles de belladone sur du charbon ou une pelle rougie au feu et respirer la fumée, vous serez soulagé instantanément.

Pour la toux et la coqueluche, prenez, le courant du jour, cinq à six morceaux de pâte pectorale au salep de Perse, soir et matin une infusion de lichen sucrée avec du sirop de Lamouroux.

Si la toux résiste, l'on appliquera un topique de 75 centimes entre les deux épaules ou un de 50 centimes sur la poitrine.

Rhumes, catarrhes, grippe et oppressions.

L'on prendra une cuillerée matin et soir du sirop pectoral, 20 jours.

Traitements pour les asthmatiques.

Tisane d'hysope et de tussilage, 3 verres par jour, sucrée avec du sirop pectoral, 20 jours.

Prendre 3 potages par jour de la Farine Mexicaine au début des repas, un mois.

Prendre à la fin du traitement, 20 jours, 3 fois par jour, une tisane de guimauve et de lierre terrestre sucrée avec du sirop pectoral au salep de Perse.

Rhumes de cerveau ou coriza.

Graisser l'intérieur du nez avec de la pommade aux concombres, et priser du camphre.

Traitement des douleurs rhumatismales.

Tisane à volonté le courant du jour, pendant 15 jours, feuilles de frêne,
Pariétaire,
Racines de fraisier, } 12 grammes chaque, pour un litre d'eau.

Sucrée avec du Rob de Gayac des Antilles.

Faire des frictions matin et soir avec du baume indien, 15 jours de suite.

Prendre deux fois par semaine 2 cuillerées à bouche, pour une grande personne, de l'élixir anti-glaireux dans du bouillon aux herbes.

Matin et soir, prendre une cuillerée à bouche du rob de noix ioduré, 12 à 15 jours de suite.

GOUTTE, RHUMATISMES ARTICULAIRES,

DITS VULGAIREMENT DOULEURS.

Rhumatismes ou douleurs qu'on sent dans les muscles, dans les membranes et souvent même dans le périoste, accompagnés de pesanteur, de difficultés de se mouvoir et quelquefois d'une fièvre irrégulière.

Les causes des rhumatismes

Sont les fraîcheurs prises en couchant sur la terre humide et dans des rez-de-chaussée ou dans des appartements humides, ou neufs et pas secs, quelquefois dans les lieux où les murs sont dans terre ou salpêtrés ; la transpiration arrêtée, le passage subit d'une température à une autre, les remèdes mercuriels, sont la cause la plus fréquente et la plus mauvaise.

Les diverses espèces de rhumatismes.

Il y a deux espèces de rhumatismes bien différents, l'inflammatoire ou rhumatisme aigu, avec fièvre ; il se divise en universel et local ; le torticoli, le lumbago, la sciatique ; le rhumatisme chronique ou rhumatisme sans fièvre.

Du rhumatisme inflammatoire ou aigu.

La maladie que l'on décrit sous le nom de rhumatisme est la même que les praticiens et le peuple appellent souvent rhumatisme goutteux.

Cette maladie a une ressemblance avec la goutte ; son siège est dans les articulations mobiles et surtout celles des membres où elle a son siége.

Elle est accompagnée de douleurs très-vives et quelquefois de gonflements et d'inflammations.

Le printemps et la fin de l'automne sont les saisons où le rhumatisme règne le plus fort.

Les causes sont la suppression de la transpiration, l'usage des liqueurs fortes, de rester trop longtemps les pieds mouillés et l'humidité des habits. Il peut encore être causé par des évacuations excessives ou par la suppression des règles chez la femme.

Il peut être aussi l'effet de maladies chroniques, du scorbut, des maladies vénériennes, des fièvres intermittentes d'automne, etc.

Cette maladie règne mieux dans les lieux humides, bas et marécageux, chez les paysans qui habitent les maisons basses et humides, qui sont mal vêtus et qui ne vivent guère que d'aliments grossiers et peu nourrissants.

Traitement des rhumatismes aigus.

Les lavements émollients et les purgations, les tisanes rafraîchissantes, comme des infusions de tamarin, du petit-lait, avec crème de tartre, des infusions de chicorée, des bouillons de volaille ou de veau, ou des bouillons d'herbes. Le malade prendra du repos et gardera le lit. Lorsqu'il se mettra au lit, on lui donnera, pendant quelques jours, 3 ou 4 grammes de crème de tartre et 2 grammes de gomme de gaïac en poudre, dans un verre de petit-lait ou vin.

Lorsque les douleurs sont fortes, il faut avoir soin de tenir les couvertures éloignées des membres affectés.

L'on peut faire transpirer avec de la poudre de cloporte, pour 10 centimes, prise dans une infusion de fleurs de sureau, ou de tilleul, ou de bourrache ; faire de légères frictions avec de la pommade opodeldoc, ou baume tranquille.

Rhumatismes chroniques.

L'électricité, tisane de bourgeons de sapin, tisane de genevrier, salsepareille, frictions de baume tranquille, frictions de vin aromatique, frictions d'eau de Cologne, topiques et sinapismes, tisanes de feuilles de frêne, bains sulfureux et douches.

Rhumatismes noueux ou bouleux, n'attaquant que les articulations.

Bains arsenicaux.

Arséniate de soude de 2 à 10 grammes.

Eau, la quantité suffisante pour un bain, rester une heure.

Autre recette.

Suc d'artichaut,	16 grammes
Sirop simple,	8 »
Eau commune,	180 »

En prendre le quart toutes les huit heures.

Deux jours après une purgation d'aloès ou de manésie ; au cas où la maladie résiste, faire le remède une autre fois.

Recette très-facile pour le rhumatisme.

Faire des applications de feuilles de lierre toutes vertes, renouvelées jusqu'à guérison; il faut les coudre en grande quantité sur un morceau d'étoffe qui couvre tout le mal et les renouveler quand elles commencent à sécher.

Autre Recette.

Prenez de l'avoine rouge grillée comme du café, versez-la toute chaude dans un coussin ou sac, appliquez-la toute chaude sur l'endroit douloureux, et vous verrez des résultats excellents.

Autre recette pour toutes les douleurs rhumatismales.

Faites infuser 32 grammes de feuilles de frêne une demi-heure dans cinq verres d'eau bouillante; il ne faut pas les faire bouillir, seulement les infuser à l'eau bouillante, et puis faites prendre cette tisane peu à peu dans la journée.

Autre recette pour bains avec des plantes,

Vous les trouverez à la pharmacie.

Prenez une bonne poignée de chaque : sauge, romarin, absinthe, fleurs de sureau ; les faire bouillir une demi-heure dans une marmite ou chaudron, et avant de l'enlever du feu, jetez y une poignée de sel de cuisine et le remuez, puis le laissez tiédir dans un vase et mettez la partie malade dedans ce bain, et avec un linge, bassinez autour de la partie malade ; avant une demi-heure vous éprouverez un grand soulagement : souvent un seul bain suffit pour guérir. On peut faire reservir le bain plusieurs fois et le faire réchauffer.

Onguent pour les rhumatismes.

Prenez 125 grammes de beurre frais et quatre cuillerées de bon vin rouge, faites chauffer ensemble et remuez bien, puis frictionnez avec de la flanelle sur la partie malade; cet onguent vous calmera promptement.

Autre recette lorsque les douleurs empêchent de marcher et que les membres ne peuvent fonctionner.

Prenez une chopine d'eau-de-vie que vous ferez brûler dans un vase au fond d'un tonneau que vous couvrirez en partie pour que la chaleur sorte le moins possible et tenez remué pour qu'il brûle plus facilement ; au bout d'un quart d'heure ou vingt minutes, mettez-vous tout nu dedans, restez y tant que vous sentirez de la chaleur.

Il faudra faire ce remède jusqu'à ce que la transpiration sera venue, c'est-à-dire plusieurs jours de suite ; alors vous aurez la satisfaction de pouvoir marcher sans douleur.

C'est le meilleurs remède que vous puissiez faire ; plus les douleurs sont vieilles, plus il faudra le faire de fois : mais vous ne perdrez pas votre temps.

En sortant du tonneau il faudra bien s'essuyer avec de la flanelle ou des linges de laine très-doux et se mettre au lit qui devra être chauffé d'avance.

Etant au lit, vous ferez des frictions avec du baume indien, ce qui activera la guérison.

L'on prendra une cuillerée matin et soir de Rob de noix ioduré.

Ce qui réussit très-bien encore, prenez le traitement Leroy, que vous trouverez dans toutes les pharmacies, avec une brochure indicative. C'est un remède des plus efficaces.

Le topique Bertrand ou topique Lafay, des vésicatoires, les applications de poix de Bourgogne, les ventouses sur la partie malade, les frictions avec un peu de teinture de cantharide, pour boisson du petit-lait et du pain, la crème de tartre prise plusieurs jours dans de l'eau de gruau, en y ajoutant de la gomme de gaïac.

On peut prendre avec succès les eaux de Vichy; lorsque le rhumatisme est compliqué, les eaux de Plombières, de Bourbon-l'Archambaud, d'Aix-la-Chapelle, en douches surtout, sont efficaces, ainsi que les bains d'eau salée.

Les tisanes de camomille, de lierre terrestre, le trèfle d'eau, les unes ou les autres de ces plantes.

Les amers et les purgatifs doux.

Prenez du meilleur quinquina, une once, de rhubarbe choisie, une demi-once. Mettez-les en poudre et faites-les infuser dans une pinte de vin; il faut en prendre deux verres par jour, plus ou moins.

Autre remède excellent pour rhumatismes de toutes espèces.

Faites infuser 32 grammes de feuilles de frêne pendant une demi-heure, avec une quantité suffisante d'eau bouillante, 5 verres. Prenez cette infusion peu à peu dans la journée.

Autre remède simple et très-bon.

Prenez des feuilles de lierre toutes vertes, cousez-les en quantité sur de l'étoffe proportionnée à l'étendue du mal qu'elle doit recouvrir, les renouveler quand elles commencent à devenir sèches. Ce remède, quoique simple, faites-le bien et vous serez surpris de son effet.

Remède assuré lorsqu'il y a enflure des pieds ou des mains par le rhumatisme.

Prenez : Suc d'artichaut, 16 grammes.
Sirop simple, 8 grammes.
Eau commune, 180 grammes.

Prenez-en le quart toutes les huit heures, le lendemain la douleur sera diminuée, le troisième jour, il n'y aura plus de douleurs ; alors on prendra pour purgatif un flacon amygdaline pour une femme, et pour un homme, une purgation de manne et de séné. Au cas d'une rechute, l'on refera une autre fois, mais légèrement.

Frictions pour rhumatismes.

REMÈDE SOUVERAIN ET ACTIF.

Faites 3 frictions par jour avec la pommade celtique sur les parties malades, et vous verrez merveille. Se trouve à la pharmacie Vergiat, rue des Planches.

Raspail prescrit des frictions ou lotions à l'alcool camphré ;

Ou des compresses d'eau sédative ;

Ou la pommade camphrée ;

Avec régime hygiénique de l'exercice ;

Avec des bains d'eau salée ;

Ou bains d'eau sédative tiède.

Mme Lafay, de Bussières, prescrit : tisane avec feuilles de frênes, pariétaire, racines de fraisiers, une pincée de chaque bouillie 15 minutes, sucrée avec du rob de gayac des Antilles. Boire à sa soif pendant 12 jours.

Des frictions deux fois par jour avec du baume de Soliman de Michel, pendant 15 jours ; deux fois par semaine de l'élixir anti-glaireux du docteur Meynier, dans du bouillon aux herbes, un mois ; deux cuillerées à bouche, par jour, de rob de noix ioduré, quinze jours de suite.

Pour rhumatismes articulaires, sciatiques et goutteux.

Des frictions de baume nerval, ou opodeldoc, ou encore de baume tranquille, des vésicatoires, ou des topiques Bertrand, ou bien des topiques Lafay.

Autre remède pour les rhumatismes opiniâtres.

Prenez : des racines de squine,
    Racines de salspareille,
    Azarum,
    Écorce et bois de gayac, } demi-once de chaque
    Sassafras,
    Raisin sec,
    Le tout coupé et concassé menu.
    Du réglisse en poudre, demi-once.

Suspendez au milieu du coquemar un sac ou nouet de deux onces de mercure revivifié de cinabre, et un autre nouet de deux onces d'antimoine de Hongrie concassé ; faites bouillir le tout à petit feu dans huit pintes d'eau réduites à 4, passez la tisane ou coulez le sac de mercure qui servira autant de fois qu'on le désirera, mais celui d'antimoine ne servira que trois ou quatre fois.

Boire cette tisane, de 4 heures en quatre heures, une pinte par jour.

Purgation à prendre contre la goutte.

Prenez : Magnésie blanche,   4 grammes.
    Rhubarbe en poudre,   24 grains,
dans un verre d'infusion de camomille ; si cela ne purge pas assez, l'on refera au bout de douze heures.

Les cautères et les vésicatoires tendent beaucoup à empêcher le retour des gouttes, ainsi que plusieurs maladies chroniques.

Moyen de prévenir les attaques de rhumatisme.

Les personnes qui sont sujettes à de fréquents retours de rhumatismes doivent établir leurs habitations dans un lieu sec, chaud et aéré, éviter autant que possible le serein, l'humidité des pieds et ne point garder sur eux des habillements mouillés. Enfin on doit s'habiller chaudement, porter de la flanelle et se faire frotter souvent tout le corps avec quelques objets rudes en laine ou en flanelle.

On doit, en outre, observer le régime le plus adoucissant et les lois les plus strictes de la tempérance, ne faire aucun excès. On doit, en un mot, se conduire comme des goutteux, prendre de temps en temps des purgations de rhubarbe et de quinquina. Quelquefois les simples frictions de pommade opodeldoc et baume nerval suffisent pour calmer et guérir les douleurs rhumatismales.

TRAITEMENT THÉRAPEUTIQUE.

Rhumatisme articulaire aigu.

Les vésicatoires, l'eau sédative, les emplâtres de thériaque, la pommade Mège, les bains tièdes.

SCIATIQUE — TRAITEMENT.

Faites des frictions 2 fois par jour avec le mélange suivant : servez-vous de flanelle et près du feu 20 minutes.

Huile de marrons d'Inde, 25 grammes,
Huile de mille-pertuis,   50   id.
Baume tranquille,   50   id.   } mélanger.
Laudanum,   10   id.

Puis faire suer avec de l'eau-de-vie dans un tonneau, rester 20 à 30 minutes.

Pour tisane prenez 4 cuillerées par jour :

Eau de chaux d'écailles d'huile, 1/2 litre.
Eau de fleurs d'oranger,   15 grammes.
Sirop de guimauve   2 onces.

Prendre une purgation de magnésie tous les 3 à 4 jours.

Boire du petit-lait à sa soif.

Ne pas manger de salé ni boire du café, ni vin pur, ni liqueur.

MALADIES DES YEUX.

Les yeux sont les organes les plus sensibles et les plus exposés aux accidents.

Causes différentes des maladies des yeux : le froid et le chaud, les courants d'air, le sang, l'introduction de corps étrangers, coups, chutes ou coups de sang.

Dans les froids et chauds et les courants d'air, les yeux sont garguilleux ; l'on éprouve de grandes cuissons, l'on ne peut voir la lumière qu'avec peine.

Recettes pour les yeux.

Prenez 5 à 6 feuilles de cognassier, faites-les bouillir

ou infuser dans un verre d'eau de rivière, puis vous lavez avec, 3 à 4 fois par jour (remède excellent).

Autre recette.

L'eau salée est bonne pour toutes les maladies des yeux, surtout pour les inflammations.

Autre excellent pour les yeux.

Prenez de la pommade de la veuve Farnier, la mettre au coin de l'œil.

Pour les éblouissements et débilités de la vue.

Prenez jus de centaurée, 1 once.
Jus de chélidoine, 1 once.
Trempez un linge dans cette préparation, puis vous en mettrez deux fois par jour dans le coin de l'œil.

Autre pour les éblouissements de la vue.

Prenez sel ammoniac brulé, 1 once.
Urine d'un jeune enfant, 5 onces.
Puis vous lavez soir et matin, et la guérison sera prompte.

Contre les taches des yeux.

Prenez le fiel d'un coq blanc, broyez-le avec de l'eau, puis mettez-vous-en sur les yeux, il enlèvera la tache et fortifiera la vue.

Recette contre l'inflammation des yeux.

Faites le collyre suivant : prenez du suc de plantain

avec eau de rose, laissez clarifier, et faites des compresses que vous mettrez sur les yeux le soir en vous couchant et les gardez la nuit.

Le lait de femme est un bon remède en l'injectant dans les yeux.

Remède lorsqu'il y a des taches dans les yeux.

Prenez le collyre suivant, remède des plus sûrs.

Suc de plantain,
Suc de fenouil, } 4 onces de chaque.
Suc de ruë 1/2 once.

Tous ces sucs clarifiés au soleil ou sur des cendres chaudes, ajoutez sucre candi 8 grammes ; de cette liqueur, faites-en distiller souvent dans les yeux.

Traitement quand on a des nuages sur les yeux.

Prenez euphraise sèche une once, graines de fenouil 10 grammes, sucre candi 1 once.

Le mettre en 4 doses à prendre soir et matin avec un verre de vin blanc.

Eau pour fortifier la vue et qui guérit
l'ophthalmie ou les yeux rouges.

Prenez des fleurs de fraisier ou des feuilles fraîchement cueillies, faites une infusion et bassinez-vous-en les yeux 4 à 5 fois par jour, et on peut encore se servir du suc de cette plante qui est très-commune dans les bois.

Cette eau est souveraine pour rétablir la vue affaiblie soit par la lumière ou par maladie. Beaucoup de personnes qui avaient presque perdu la vue, surtout dans les pays chauds, l'ont recouvrée par ce simple traitement.

Un remède exceptionnel pour les *yeux*, demandez LA POMMADE DE LA VEUVE FARNIER.

(Chez tous les pharmaciens).

On en met gros comme une tête d'épingle au coin de l'œil, le soir en se couchant.

Cataracte, traitement.

Prenez : Aloès en poudre,   6 grammes
         Crocus metallorum en poudre, 4   »
         Sucre candi,   3   »

Mêlez le tout avec 4 onces de vin blanc, 8 onces d'eau de chélidoine ou grand-éclaire, macéré 24 heures sur les cendres chaudes et remuez ; on laisse tomber 3 à 4 gouttes 3 à 4 fois par jour.

Autre recette pour les yeux.

Prenez 5 à 6 feuilles de cognassier, faites-les infuser dans un verre d'eau ; et vous lavez les yeux le courant du jour.

MALADIE AIGUË.

On appelle ainsi une maladie qui se produit et s'étend avec rapidité et qui se décide pour la mort ou pour la vie en peu de temps : telles sont les fluxions de poitrine, les fièvres continues et avec redoublement,

s fièvres putrides, malignes, les dyssenteries, l'a-
pplexie, les différentes inflammations de la tête, de
l poitrine et du bas-ventre.

Comme toutes ces maladies ne finissent pas aussi
romptement que les autres, on les regarde comme
iguës jusqu'au 40me jour ; après ce temps elles de-
iennent chroniques.

MALADIES CHRONIQUES.

C'est le nom que l'on donne aux maladies dont la
marche est lente et dont les effets ne sont pas pré-
cipités ni pour la mort, ni pour la vie : telles que les
pâles couleurs, la cachexie, la phthisie, la paralysie,
le scorbut, les écrouelles : ainsi, quand une maladie
dure 40 jours, 50 ou 60 jours et plus, elle devient
chronique. C'est pourquoi l'on voit très-souvent des
fièvres aiguës, qui ne sont pas bien soignées, dégénérer en maladies chroniques. Il faut donc, lorsque l'on
se trouve malade de fièvre et autre de ces maladies,
s'empresser de les couper.

Contre les douleurs des oreilles.

Prenez du coton imbibé d'huile d'amande douce,
ou de rose, ou de violette ; ajoutez-y quelques
gouttes de vinaigre ou un bout de lard frais appliqué dans l'oreille, ou un cataplasme de camomille
et de la mie de pain cuite dans du lait, et la douleur
se calmera aussitôt.

Contre la surdité.

Prenez deux parties de suc d'oignon blanc, une de miel crû ou rosat et une d'eau-de-vie; appliquez-le de avec du coton dans les oreilles.

Contre la surdité, remède excellent.

Prenez du fiel de bœuf et de l'urine de bouc ; mêlez le tout ensemble, mettez-en avec une plume dans les oreilles et de suite vous entendrez clair.

Contre les sons et bourdonnements d'oreilles.

Prenez de la graisse d'oie, faites cuire des vers de terre dans cette graisse, puis faites goutter cette graisse dans les oreilles : la douleur disparaîtra promptement, ainsi que le bourdonnement.

Gercures des lèvres et des mains.

Prenez : beurre frais, ... 500 grammes
  Cire vierge, ... 250
  bon vin rouge, ... 1/4 de litre

Faites fondre la cire et le beurre frais dans un pot neuf verni, faites-les cuire un peu, puis faites chauffer le vin à part et mêlez avec le beurre et la cire, laissez cuire un quart d'heure, refroidir et puis mettez dans un pot pour vous en servir au besoin.

Engelures qui sont rouges et démangent.

Prenez farine de moutarde noire, eau froide, de chace qu'il faut; faites un cataplasme que vous mettrez dans de la mousseline en recouvrant toutes les parties malades en forme de cataplasme que l'on gardera 20 à 30 minutes. Il faut refaire 2 à 3 fois pour guérir.

Pour les engelures.

Il faut se frictionner avec de l'alcool camphré ; les bains d'eau de boudin sont excellents.

Autre remède très-bon.

Prenez 50 à 60 grammes d'écorce de chêne, mettez dans un litre d'eau, faites bouillir une demi-heure, puis faites fondre dans cette décoction 25 à 30 grammes d'alun, puis bassinez-vous-en 3 à 4 fois par jour.

Autre remède.

Prenez 15 à 30 grammes de noix de galle concassée, mettez-la dans un litre d'eau, faites-la bouillir une demi-heure et mouillez-vous avec cette décoction les parties malades.

Remède contre la chute des cheveux.

Frictionner la tête avec une brosse imprégnée de pommade de Michel contre la calvitie.

Un des meilleurs secrets pour faire revenir les cheveux.

Prenez la tête d'un hérisson, brûlez-la, calcinez-

la au four, mettez-la en poudre, puis l'incorporez à
la graisse du hérisson ; avec cela frottez-vous-en
tête, et vous verrez merveille.

Crachement de sang.

Prenez des feuilles de verveine des champs, faite
les distiller et donnez-en de 50 à 60 grammes a
malade, à jeûn ; refaites dans la journée si le cas e
pressant. Si l'on n'a pas d'alambic, on peut piler
verveine et se servir du suc, en prendre la mêm
quantité. Si l'on n'a que de la verveine sèche, o
l'infusera dans du vin blanc ; on prendra cette infusion 2 à trois fois par jour, 20 grammes dans u
1/2 verre de vin blanc.

Autre remède.

Prenez : tisane de salicaire,
   de plantain,   parties égales.
   de pourpier,
Faire infuser et en boire 3 à 4 verres par jour
surtout le matin à jeûn et le soir en se couchant.

Autre remède pour le même.

Prenez du jus d'herbes mille-feuilles, deux onces
de la pierre hématite brûlée et bien pulvérisée, deu
grammes ; faites prendre le tout froid au malade e
deux fois, à trois heures d'intervalle.

Autre pour le même.

Prenez du suc de pourpier et de plantain, de chacu
une once.

Corail rouge en poudre, 1 gramme.
Pierre hématite, 1/2 gramme.
Mêlez le tout et donnez au malade à toute heure,
and il crachera le sang.

Gravelle, ou pierre des reins, ou de la vessie.

Faites bouillir dans un litre d'eau une bonne poi-
ée de chiendent, mêlez à la décoction, une fois
ssée et refroidie, 25 centilitres de vin blanc, 90
ammes de sucre et le jus d'un citron.
Buvez-en 3 à 4 verres par jour.

Contre la gravelle.

Prenez : Graines de lin, 8 grammes.
Capillaire de Montpellier, 8 grammes.
Faites infuser une demi-heure dans de l'eau bouil-
nte, 1 litre ; une fois passé, ajoutez 12 grammes de
us-carbonate de soude.
Prenez-le par petites cuillerées le courant du jour.

Vin de genièvre contre la gravelle.

Prenez un baril de vin blanc naturel ; mettez-y
tant de grains de genièvre que pour faire une
anette, laissez-le bien éclaircir, puis prenez-en un
deux verres le matin, à jeûn, ou en déjeûnant.
C'est très-bon pour la gravelle.

MALADIE DES REINS.

Vous trouverez toutes les drogues et plantes que
prescris chez les pharmaciens.

Recette très-efficace.

Prenez : Poudre de cannelle,   8 grammes.
Sel ordinaire de cuisine,   2 grammes.
Camphre dissous dans 8 gr.
de térébenthine,   1 gr. 25 centig.
Onguent de sureau,   100 grammes,
Savon noir,   30 grammes.
Mêlez bien ensemble.

Faites des applications, cela suffira souvent pour guérir en 24 heures les maux de reins les plus opiniâtres, comme aussi les douleurs articulaires et musculaires, lorsqu'il n'y a pas de fièvre.

Autre remède simple.

Faites cuire des porreaux dans un peu d'eau, puis appliquez ces porreaux en cataplasme sur les reins, changez matin et soir.

Autre remède facile.

Prenez du thym ou serpolet, ce que vous voudrez, faites-le sécher à l'ombre, puis brûlez-le, passez la cendre dans un tamis de soie ou mousseline et la gardez pour les besoins. On en met 6 à 8 grammes dans un verre de vin blanc et on continue jusqu'à parfaite guérison. Ce remède divise les glaires des reins et fait fondre la pierre de la vessie.

Pissement de sang.

Le pissement de sang est une évacuation de sang par les urines.

Il est simple ou compliqué; il peut arriver par une trop grande chaleur, ou par des causes particulières; c'est la pierre qui produit le plus souvent le pissement de sang; on ressent une pesanteur dans le bas-ventre. Les vieillards sont plus sujets à cette maladie que ceux qui sont à la fleur de l'âge. Il peut être causé aussi par la rupture des vaisseaux sanguins.

Prenez douze amandes douces pelées, des 4 semences froides 15 grammes, pilez le tout dans un mortier, versez au fur et à mesure de l'eau commune 150 grammes, passez le tout dans une toile, ajoutez-y du sirop de limon 1 once; on fera prendre en même temps au malade 1 demi-gramme de diacodium les soirs en se couchant. Les pissements de sang ne sont pas toujours dangereux, à moins qu'ils soient trop violents.

Pituite.

La pituite est une humeur épaisse, gluante et visqueuse que l'on ramasse dans le corps et que l'on jette par la bouche. Les gens maigres et secs, les vieillards et les personnes qui mangent et qui boivent beaucoup, surtout ceux qui boivent le soir des liqueurs fortes et qui ont l'habitude de se coucher sans digérer, y sont plus exposés que les autres; il faut, pour l'éviter, boire peu de vin et mettre avec 2 parties d'eau une de vin. Les vers intestinaux en sont quelquefois la cause; il faut prendre beaucoup de dissipation, des promenades et se priver de boissons spiritueuses.

Traitement.

Il faut commencer par se purger de temps en temps avec de la magnésie blanche, puis après, prendre de la tisane

De germandrée,
De rhubarbe,
De chardon rolant,
De chicorée sauvage,

parties égales.

Faire infuser, en boire soir et matin une tasse sucrée avec du sirop ferrugineux.

Pour régime.

Il ne faut pas manger des aliments gras, peu de viande, pas de café ni de farineux ; on mangera de préférence des bouillons de volailles, de raves, de porreaux ou des soupes d'herbes ; boire de la piquette de genevrier.

Remède contre le vomissement.

Prenez un peu de soufre vif en poudre, autant de corne de cerf en poudre, mettez-le dans un œuf seulement cuit 4 minutes et buvez-le ; cela arrêtera de suite le vomissement; on pourra prendre des panades faites avec du pain rôti.

Prendre un peu d'aloès et le boire avec un verre d'eau froide ; avec cela on ne vomira pas.

Contre le vomissement de sang.

Prenez au plus vite de la racine de grande consoude majeure, la lavez et la râclez avec un couteau d'os ou de bois, avec un bout de bois dur, mais pas avec du fer; donnez-en au malade deux onces environ, ou plus, et ce qu'il en pourra manger ; il ne faut pas manger des aliments qui ont du vinaigre lorsqu'on fera ce remède, ni rien d'acide, ou il empêcherait l'action de la racine : c'est un remède sûr et prompt.

DÉVOIEMENT, DYSSENTERIE ET FLUX DE SANG.

Diarrhée ordinaire.

Prenez une petite poignée de feuilles de capillaire, faites-la bouillir deux à trois minutes dans un litre d'eau, passez-la dans un linge, puis sucrez-la de manière à ce qu'on puisse la boire pendant 3 à 4 jours; en même temps prenez 4 à 5 cuillerées par jour de sirop comme il suit :

Suc de coing épuré, 2 onces ;

Sucre blanc, 2 onces ;

Gomme arabique, 1/2 once. Mêlez le tout ensemble.

Autre remède excellent pour le flux de sang.

Prenez tisane de salicaire, 10 grammes.

D'aigremoine, 30 grammes.

Corne de cerf, 5 grammes.

Pour un litre et demi d'eau; le faire infuser, en prendre un demi-verre toutes les deux heures ou à votre guise ; sucrer avec du sirop de gomme, une cuillerée par tasse.

Si la dyssenterie vient d'échauffement, l'on boira

les 2 ou 3 premiers jours de la tisane de riz et cachou, sucrée avec du sirop de gomme. Lorsque l'on a cette indisposition, il faut prendre du repos et on se tiendra chaudement, surtout les pieds, et on portera une ceinture de flanelle.

TRAITEMENT DES FIÈVRES

Cause des fièvres : les mauvaises digestions, l'abus des boissons alcooliques, la constipation, l'abus des remèdes mercuriels et des manipulations chimiques.

Pour la campagne, les causes sont l'usage des eaux croupies ou corrompues, les habitations humides, surtout dans les terrains forts, les mauvaises nourritures, garder les vêtements mouillés, ou la trop grande quantité de bile ou humeur. Les symptômes : le pouls bat vite et irrégulièrement ; on éprouve de la chaleur et des frissons; le visage devient pâle et hâve ; on perd ses forces, surtout dans les fièvres intermittentes. Pour les fièvres quotidiennes, quartes et tierces ou fièvres réglées, on éprouve le plus souvent une soif ardente ; on a froid, accompagné d'un tremblement général.

Les remèdes.

Mettez dans un litre d'eau deux poignées de chicorée sauvage ou de jardin, faites-les réduire à un tiers, les passez, pressez les feuilles avec la main.

On fait dissoudre dans cette colature 30 grammes de sel de glauber, puis on fait prendre au malade trois verres de cette tisane, de demi-heure en demi-heure et à jeûn. Il faut de plus que la dernière infusion soit prise une heure avant de déjeûner.

Le lendemain, avant que la fièvre revienne, on fera prendre cinq grains de quinine dans un pot de confiture. Ceci est pour préparer les voies et assurer au remède suivant toute son efficacité.

Prenez : 30 grammes de quinquina ;
        4 grammes de rhubarbe ;

Sel de tartre,
Sel d'absinthe,
Sel de centaurée,
Sel de germandrée,
        de chaque, demi-gramme.

Mettez toutes ces substances dans une quantité suffisante de sirop d'absinthe pour en faire 15 pilules que l'on prend en 5 jours de la manière suivante :

Une le matin à jeûn, suivie d'une petite soupe au beurre ; l'autre après un léger dîner ; l'autre après un léger souper, suivi d'un léger bouillon d'herbe. Ce remède ne doit être pris qu'après l'accès passé.

Il arrive assez souvent que la fièvre disparaît à la première ou à la seconde fois ; malgré cela, il faut continuer 5 jours de suite et l'on peut être assuré qu'on ne l'aura plus.

Remède simple et très-bon.

Coupez un oignon blanc, faites au milieu un trou pour tenir une pincée de poudre de chasse, qu'on en mette une dans chaque moitié. Vous appliquerez une moitié sur le pouls de chaque bras et du côté de la poudre, serrez-le avec une bande, au commencement de l'accès ; allez dormir, avec cela vous êtes assuré que vous n'aurez plus la fièvre.

Pour le même remède.

Le même remède peut se faire avec de la mie de pain gros comme un œuf que l'on fait tremper 5 minutes dans du fort vinaigre de vin, ou le couper en deux et on le met sur le pouls du bras comme nous avons dit de l'oignon.

Tisane contre la fièvre.

L'on doit commencer par se purger avec de la rhubarbe, ou de la magnésie, ou avec la médecine noire.

Tisane, 3 tasses par jour.

Feuilles de bourrache,   5 grammes
Petite centaurée,   10 grammes
Fleurs de chèvre-feuille,   5 grammes
Sucrez avec du sirop de chicorée.

Autre remède à prendre en tisane.

Prenez de la pimprenelle 10 grammes, 3 gousses d'ail, vin blanc un quart de litre. Faites infuser sur la cendre chaude toute la nuit, puis passez la tisane et la buvez entièrement.

On ne donne que la moitié pour les enfants.

Ce remède fait suer et uriner beaucoup et calme les nerfs.

Remède pour la fièvre tierce, ou fièvre de 3 jours.

Prenez 60 grammes de bonne eau-de-vie, délayez un jaune d'œuf frais, puis y mêlez le tiers d'une muscade râpée, et prenez ce remède 20 à 30 minutes avant l'accès; on se mettra de suite dans un lit bien chaud, sans chemise et roulé dans une couverture, en laine, et surtout bien se couvrir, y rester 2 à 3 heures. Lorsqu'on se lève après, bien s'essuyer le corps avec un linge doux et s'habiller chaudement; faire ce remède 3 jours de suite.

Tisane pour les fièvres tierces.

Feuilles d'olivier,	15 grammes
Seconde écorce de saule,	15 grammes
Germandrée ou petit-chêne,	24 grammes

Faites infuser le tout avec demi-litre d'eau, prendre moitié de cette tisane 2 à 3 heures avant l'accès et l'autre moitié 2 heures environ après la première, ou 1 heure avant l'accès; on peut boire de cette tisane après la guérison, encore 4 à 5 jours, une tasse matin et soir.

Autre remède très-efficace.

Prenez du sel marin pour un enfant 15 à 20 grammes, pour une grande personne, 35 à 45 grammes, selon le tempérament; faites-le fondre dans 200 grammes d'eau pour une grande personne, 100 à un enfant, le faire boire au moment de l'accès.

LOUPES ET TUMEURS

Dures à percer ou à faire fondre.

On ne doit faire opérer que celles qui sont indépendantes des organes ou loin des organes sensibles, comme les yeux, les articulations ou près des carotides, ou qui ne font pas mal.

Pour faire fondre les loupes.

Prenez parties égales de ciguë, de vigo, de diachylon. Ces deux dernières drogues se trouvent chez le pharmacien.

On mêle le tout ensemble, on en fait une pâte que l'on met sur un linge et que l'on applique sur la dureté. On laisse cet emplâtre quinze jours ou trois semaines, au bout desquelles on en met un nouveau si la loupe n'a pas encore disparu.

Loupes à faire percer. Remède.

On les connaît lorsqu'elles font mal. Prenez un oignon commun, ou un oignon de lis qui vaut mieux, faites-le cuire sous la cendre comme une pomme de terre. Quand il sera cuit, ce qui se fait assez vite, vous ôterez le dessus et vous prendrez ce qui reste de mou dans l'intérieur, vous le mêlerez avec gros de beurre frais comme une noix et autant de sucre pilé, puis vous en ferez un emplâtre que vous mettrez sur une pièce de linge et que vous appliquerez chaud sur votre tumeur ou loupe; vous le garderez 24 heures, au bout desquelles vous en mettrez encore un nouveau, si le mal n'est pas encore percé.

Il faut entretenir la supuration pendant quelques jours.

Autre recette pour le même, excellent.

Faites bouillir dans un pot de terre neuf et verni un verre de jus de raisin, c'est-à-dire du vin bourru, avec une quantité suffisante de mie de pain blanc. Quand le tout a bouilli quelques minutes, faites un cataplasme que vous renouvellerez troisfois par jour.

Loupes. Remède pour les faire fondre.

Si les tumeurs ne sont pas de nature à mûrir et à percer, on prend un gros porreau, on jette le vert et on conserve le blanc que l'on enveloppe d'un papier mouillé pour faire cuire sous la cendre pendant 15 ou 20 minutes. Cela fait, on retire le porreau du papier, on le met dans un mortier, on le pile et on le mêle bien avec un petit bout de graisse de porc, gros comme une noix ; on en fait un cataplasme à mettre sur la tumeur, que l'on renouvelle toutes les 7 heures jusqu'à ce que la tumeur soit fondue, ce qui ne peut se faire attendre.

HYDROPISIE.

Tisane de fleurs de genêt scopaires, 25 grammes, faire bouillir avec un litre d'eau, réduire à moitié, prendre une petite tasse toutes les heures.

Autre tisane.

Prenez : tisane à volonté ; racines d'asperge ; fleurs de bouillon-blanc, parties égales.

Autre tisane pour l'hydropisie.

Prenez une bonne poignée de cresson dans un litre d'eau, avec deux navets et trois oignons blancs, les faire refroidir, puis les passer ; en boire trois verres par jour : un le matin à jeûn, un une heure avant le dîner, et le troisième, le soir, avant de se coucher. On pourrait mettre du vin blanc en place de l'eau ; le remède serait bien meilleur.

Autre remède.

Prenez : tisane de racine d'asperges, graine de genêt, parties égales ; boire 4 à 5 tasses par jour ; sucrez avec du sirop des cinq racines ; mangez des soupes d'herbes avec beaucoup de chicorée.

INSOLATION OU COUPS DE SOLEIL.

L'insolation cause une grande douleur à la tête, accompagnée de soif et de fièvre ; élancements et battements très-forts: il semble que la cervelle bat dans la tête ; les yeux craignent la lumière ; inflammation ; sommeil ou assoupissement ; délire ; perte de mémoire jusqu'à l'imbécillité et tremblement ; la peau paraît sèche et brûlée du soleil.

Traitement.

Rafraîchissants et calmants intérieurs et extérieurs : l'eau acidulée avec du vinaigre, des compresses d'eau sédative sur la tête, les grands bains, les lavements de feuilles de mauve et huile d'olive.

On peut aussi, pour enlever promptement les coups de soleil sur la tête, prendre un gobelet ou verre d'eau et le couvrir d'un linge et le renverser sur la tête, la changer toutes les heures.

On prendra les tisanes suivantes :

Pour un litre : absinthe herbe, 20 grammes
huile d'amandes douces, 40 grammes

On fera des applications d'eau sédative, ou de menthe pilée, ou de la ruë avec du vin et huile rosat ou du serpolet bâtard cuit avec du vinaigre et huile rosat.

GOITRE

Causes : les habitants des montagnes sont sujets aux goîtres plus que ceux de la plaine, ce qui prouve que ce mal est causé principalement par les eaux glacées et froides ou des eaux qui filtrent à travers des filons mercuriels, ainsi que par la piqûre de certains insectes qui l'inoculent par leur venin.

Traitement.

Cette maladie, prise à son début, est très-vite guérie. Faire des frictions matin et soir avec de la pommade au bromure de potassium ; et le soir en se couchant prendre une ou deux pastilles d'éponge qu'on laissera fondre dans la bouche en dormant.

Autre remède.

Prenez : de la cendre de papier gris,   30 gr.
          de la cendre d'éponge ordinaire,   30 gr.
          de la cendre d'éponge de rosier,   30 gr.
          vin blanc, un litre,

Mettez ces poudres dans un petit sac en calicot; faites infuser 24 heures dans le vin blanc, puis prenez un verre de 125 grammes tous les matins en vieille lune.

Il faut se purger avant de commencer le traitement.

MALADIE DU CŒUR.

Signes: des envies de vomir accompagnées de dégoût, d'anxiété d'estomac et de salive à la bouche. On distingue les nausées des vomissements à ce que l'un fait rendre les aliments ou les glaires, et l'autre donne des rots et des vents puants; l'une et l'autre cause amènent des palpitations ou battements de cœur.

Traitement.

On commencera par purger le malade avec de l'huile de ricin, ou de la magnésie, ou de l'aloès, puis on lui donnera pour tisane 3 à 4 tasses par jour :

    fleurs de genêt,   10 grammes
    bouillon-blanc,   10 grammes
    fleurs de courge,   10 grammes

pour un litre d'eau infusée, sucrée avec du sirop ferrugineux. Appliquez sur le cœur un morceau d'emplâtre divin de Michel; le renouveler 4 fois dans un mois.

MAUX DE GORGE.

Esquinancie et inflammation des amygdales.

Prenez iodure de potassium, 5 grammes; en prendre de la grosseur d'un grain de froment dans une cuillerée d'eau fraîche ou tiède.

Autre remède.

Prenez des pastilles au chlorate de potasse, bon contre les maux de gorge, de la bouche et de la voix.

Maux de gorge, inflammation des amygdales.

Faites des gargarismes de décoction de feuilles de ronce et du miel 4 à 5 fois par jour; le soir en se couchant on se mettra un bas en laine autour du cou. Si l'inflammation est trop grande, l'on fricassera un nid d'hirondelle avec de la graisse blanche, et on se l'appliquera autour du cou le soir en se couchant.

Autre recette pour les maux de gorge.

Prenez figues grasses 5 grammes, lait 250 grammes; faites bouillir pendant 10 minutes, passez et sucrez. S'en servir 4 à 5 fois par jour en gargarisme.

Dans les gros maux de gorge, il est indispensable que l'on prenne des bains de pieds à la moutarde et l'on doit se tenir le cou bien chaud.

Autre gargarisme facile et très-bon.

Prenez : moutarde commune,   25 grammes

                sel de cuisine,   5 grammes
                vinaigre ordinaire,   10 grammes
                eau chaude ou froide,   190 grammes
passez le tout ou le filtrez avec un linge fin, faites
4 à 5 gargarismes par jour.

Mal de gogre, mal au larynx.

Faites un emplâtre de farine de lin, mettez-le sur
de la toile de 5 à 6 centimètres : poudrez-le avec de
la moutarde bien broyée et le mettez sur la nuque ;
l'y laisser deux heures environ, jusqu'à ce qu'il y
ait une forte rougeur sans entamer la peau. Puis faites fondre, gros comme une noisette, un morceau
d'alun dans 4 cuillerées d'eau ; se gargariser 3 à 4
fois avec cette eau, un moment après qu'on a ôté le
sinapisme ; après on peut se rincer la bouche avec de
l'eau pure.

On fait 3 jours de suite ce traitement ; ce mal est
bien tenace; il faut des précautions; il ne faut pas prendre froid aux pieds, tâcher de se promener et de transpirer si on peut, prendre un bain de pieds à la
moutarde.

LASSITUDES ET LANGUEURS.

Fatigue ou sensation douloureuse de lassitude qui
n'est causée par aucun mouvement d'exercice ou travail précédent, et causé par le sang qui a de la peine
à circuler. Il se forme des embarras dans tout le
corps qui causent des pesanteurs, des inquiétudes, des
noirs et des douleurs dans les membres ; il peut être

causé par l'embarras de la circulation du sang, ce qui peut arriver après des exercices violents, de longues routes et un travail dur et forcé.

Quand les lassitudes sont causées par le relâchement des solides, on les reconnaît à la mollesse du pouls; on les reconnaît encore à l'urine rouge et enflammée, à l'inclination au sommeil.

On remédie aux lassitudes en prenant des boissons abondantes, le petit-lait, les eaux ferrugineuses de Passy et de Forges, les lavements, les bouillons d'herbes, de volaille, les végétaux frais et les viandes blanches.

Les tisanes de fumeterre,
de germandrée,
de marrube,
de genevrier,
} à volonté.

Sucrez avec du sirop ferrugineux. Au début de chaque repas prendre un potage de Farine Mexicaine. Prendre du vin de quinquina, un petit verre matin et soir. Il faut toujours prendre une purgation noire avant de faire aucun remède.

MALADIE DE FOIE

Prenez soir et matin une tasse de tisane de marrube, 10 grammes pour un litre d'eau, de spicanard, 5 grammes, de germandrée, 10 grammes, infusée; sucrez avec du sirop ferrugineux, une petite cuillerée à café par tasse de tisane.

Faites des promenades chaque fois que vous avez mangé, ou faites des exercices qui vous fouettent le sang; ne vous couchez pas de suite après le repas du soir ou bien évitez de manger des substances lourdes ou indigestes, pour éviter les indigestions, ce qui amène promptement les maladies de foie et la jaunisse.

MALADIES DU FOIE. — JAUNISSE.

Traitement pour la jaunisse, ou ictère.

TISANE : épine-vinette, fleurs de courge, jujubes, les faire bouillir 15 minutes et les sucrer avec du sirop anti-glaireux, en boire à volonté.

Pour les repas, vin de valériane, tous les deux jours ; une purgation noire, trois dans six jours.

Tous les matins un petit verre à pied du vin de quinquina ou de Madère, pendant vingt jours.

Autre tisane.

Rhapontic, camomille, fenouil, romarin, capillaire, fleurs de bouillon-blanc, racines de mauve.

On prendra si l'on veut une tasse de Café hygiénique après dîner.

Dans le cas où il y a point de côté, on appliquera un topique au-dessus du flanc droit entre la hanche et les côtes.

Traitement.

Pilules de Buchamps.

Aloès succotrin pulvérisé............... 5 grammes.
Rhubarbe pulvérisée..................... 5   »
Savon médicinal râpé, ou alicante...... 5

Faites des pilules de trois décigrammes, 3 à 6 par jour.

Pour ictère et engorgement du foie.

La jaunisse dont sont attaqués les petits enfants nouveau-nés n'est pas de longue durée ; elle disparaît dès qu'ils ont rendu le méconium ou avec le secours de l'eau miellée qu'on leur donne pour les faire évacuer. Si elle ne se passe pas par ce moyen, on leur donnera un peu de sirop de chicorée composé dans de l'eau tiède.

Traitement contre la jaunisse des adultes.

L'on commence par lâcher le ventre avec du savon d'alicante ou des pilules contre la jaunisse, dont voici la recette :

Prenez : Aloès succotrin............. 3 grammes 1/2
      Rhubarbe...................... 3   »   1/2
      Savon d'alicante.......... 3   »   1/2

Broyez toutes ces substances ensemble, ajoutez un peu de sirop commun ou de mucilage pour donner au tout la substance d'une pâte propre à faire des pilules. Faites-en des pilules de 5 à 6 grains, prenez-en cinq ou six par jour et pendant quelques jours.

On se réglera aux selles, c'est-à-dire 2 fois par jour.

Pour la jaunisse, l'exercice surtout est un moyen qui aide bien les remèdes.

Les vomitifs, les purgatifs, les fomentations et

l'exercice manquent rarement de guérir la jaunisse, lorsqu'elle est maladie unique.

Mais quand elle est compliquée d'hydropisie, de squirrhe au foie, ou de toutes autres maladies chroniques, il est presque impossible de la guérir par aucun moyen ; les plantes sont vantées pour la jaunisse.

Je renvoie le lecteur au *Traité des maladies par les plantes*.

On peut se servir avantageusement des recettes ci-après, pour les jaunisses opiniâtres, d'une décoction de chenevis ou chanvre.

On fait bouillir 4 onces de cette graine dans deux pintes de bière blanche forte, qu'on adoucit avec de la cassonnade ; le continuer huit ou neuf jours.

Autre recette très-facile et très-bonne.

Prenez tous les matins à jeûn un œuf crû et frais.

Autre recette excellente.

Prenez le blanc d'un œuf, le plus frais possible, battez-le fortement jusqu'à ce qu'il soit réduit en une espèce de neige ; mettez-le dans un pot, ajoutez trois cuillerées d'eau de plantain. On prend ce remède sur-le-champ ; le matin étant dans le lit, on se tient couvert de manière à ne pas s'empêcher de suer.

On fera ce remède tous les matins jusqu'à ce que la jaunisse soit passée.

Il faut au moins cinq ou six jours. Pour faire passer la couleur jaune qui reste aux yeux après la guérison, l'on se parfumera avec du vinaigre.

Autre remède.

Il faut appliquer 5 à 6 sangsues à l'anus, prendre de la tisane de riz, de chiendent, de mauve, de bouillon-blanc, des bouillons d'herbes et des purgatifs, huit jours de suite, deux cuillerées à bouche par jour de sirop anti-glaireux, ou une cuillerée par jour du Pagliano, ou encore, ce qui est bien bon, 60 grammes de soude bouillie dans un litre d'eau.

PHTHISIE PULMONAIRE.

Prenez chaque matin, à jeûn, un gramme de rhubarbe rôtie sur une poêle en fer ; mettez-la avec une cuillerée à bouche de sirop ou préparation de baume de lichen.

Le courant du jour, prendre à volonté tisane de

Fleurs de tussilage,	10 grammes.
Fleurs de pulmonaire,	5 grammes.
Germandrée,	5 grammes.
Marrube,	5 grammes.
Capillaire,	10 grammes.

pour un litre d'eau ; infuser et boire jusqu'à guérison complète.

Ou tous les soirs, prendre une cuillerée à bouche d'huile de foie de morue de Berthet.

Couper le vin pour les repas avec de la décoction de graines de genévrier; il ne faut jamais boire froid.

Recette excellente pour la phthisie.

Il faut prendre une livre de queues d'écrevisses de

rivière, 2 litres de bon lait de vache, mettez le tout bouillir ensemble jusqu'à la réduction de moitié, puis pilez bien les queues d'écrevisses et éclaircissez-les avec du lait pur, ajoutez-y une demi-poignée de farine d'orge, autant d'amidon, du lait d'amandes douces, 4 onces, un jaune d'œuf frais, 4 onces de sucre, mettez-le tout bouillir, en le tenant remué jusqu'à ce qu'il sera bien cuit.

Le malade le prendra le soir et le matin, ce qu'il voudra, environ 100 grammes, plus ou moins.

Autre recette.

Prenez, selon la formule, préparation de baume de Tolu.

Matin et soir prendre une infusion de lichen et de pulmonaire.

Dans la phthisie pulmonaire, il est de toute nécessité de prendre 3 potages par jour de Farine mexicaine, au début des repas, dans du lait ou du bouillon.

Les causes de la phthisie viennent généralement de rhumes négligés qui se tournent en bronchites, qui finissent par amener des plaies aux poumons, ce qui fait que l'on crache tout cet organe par la suite, si l'on n'y porte un prompt remède. Il faut alors, en ayant un bon traitement, suivre un bon régime; il faut boire chaud constamment, porter de la flanelle et éviter de se mouiller, renoncer aux aliments et aux boissons acides, ne plus boire de café ni de liqueurs; les hommes doivent cesser de fumer. Il faut faire des le côté malade avec de l'alcool camphré ou la cigarette de camphre, en suivant le trai-

TRAITEMENT DES PLAIES ET ULCÈRES.

Plaies des jambes.

Prenez : feuilles de lierre terrestre, } Prenez de
Feuilles de plantain, } chaque une
Roses de Provence, } poignée.

Faites bouillir le tout avec du vin rouge et sucrez-le bien.

Lavez-vous trois ou quatre fois par jour avec cette décoction. Pour toutes sortes de plaies, si les plaies sont vieilles et mauvaises, étendez dessus de la pommade céruque de Lafay, pharmacien, rue Mulsant, à Roanne (Loire).

L'onguent de la mère est aussi très-bon, ainsi que les applications de feuilles de verne.

Les lavements et compresses d'eau végétale miné-... l'eau blanche.

Les applications de diachylon.

Baume oxalant pour les plaies mauvaises.

Prenez : Térébenthine de Venise, 120 grammes.
Gomme élemi, 60 grammes.
Huile de mille-pertuis, 45 grammes.
Bol armeni, 15 grammes.
Sang-de-dragon, 15 grammes.
Eau-de-vie, 15 grammes.

Faites fondre le tout ensemble, dans un pot neuf

verni, et à petit feu 15 à 20 minutes, ajoutez à la fin iris de Florence.

> Aloès pur,
> Mastic en larme,   }   demi-gramme de chaque
> Myrrhe,

Vous étendrez un peu de ce baume sur une pièce de toile ou sur un morceau de peau blanche, de la grandeur de la plaie ou de la coupure ; en peu de jours vous serez très-bien guéri. Notez que pour les coupures, comme pour les plaies, vous ne trouverez jamais rien de pareil.

Vous trouverez toutes les drogues que je prescris dans ce livre chez tous les pharmaciens.

Autre onguent merveilleux.

Onguent ou baume magistral de la Frambroisière.

Ce baume est souverain pour la guérison des plaies, des ulcères, des chancres, des hémorrhoïdes et des gouttes froides ; il doit être appliqué chaud et l'on doit laver les plaies avec du vin blanc bouilli avec de l'encens avant de l'appliquer, et mettre des linges trempés dans le vin pardessus le baume.

RECETTE.

Prenez fleurs et feuilles de mille-pertuis, 250 gram.

> Chardon bénit,
> Valériane,   }   de chaque 3 onces.
> Sauge,

Laissez-les tremper tous ensemble 24 heures dans

3 livres de vieille huile d'olives et 2 livres de bon vin blanc vieux.

Après, faites-les bouillir à petit feu dans un vase étamé ou de cuivre étamé, jusqu'à ce que le vin soit entièrement usé ; remuez-les de temps en temps, puis coulez-les et serrez tant que vous pourrez.

Ajoutez à cette colature une livre et demie de térébenthine de Venise, puis remettez-la sur un petit feu, l'espace d'un quart d'heure, mêlez-y alors cinq onces d'encens mâle, trois onces de myrrhe et une once de sang-de-dragon en poudre ; le faire bouillir jusqu'à ce que l'encens et la myrrhe soient bien fondus. Aussitôt que ce baume sera refroidi, mettez-le dans un bocal de verre et l'exposez 8 à 10 jours au soleil, puis vous pourrez vous en servir pour vos besoins ; vous n'aurez pas perdu votre temps ni votre argent, vous serez émerveillé de son effet.

DOULEURS DE TÊTE.

Contre les douleurs de tête continuelles, prenez des feuilles de lierre noir, broyez-les, et mettez-les avec du vinaigre, de l'huile et du vin, autant de l'un que de l'autre ; faites bouillir tout cela ensemble, puis frottez-vous le front et les tempes, et vous serez soulagé.

Contre la migraine.

Prenez du benjoin, broyez-le avec du vinaigre, mettez-vous cette préparation sur le front et les tempes, cela apaisera la douleur.

Migraine.

Prenez des racines d'iris, râpez-les, mettez-les avec du vinaigre entre deux linges, vous l'appliquerez sur le front ; tâchez de dormir avec, lorsque vous vous réveillerez la douleur sera passée.

Maux de tête.

CATAPLASME : prenez deux poignées de verveine, pilez-les dans un mortier, mêlez-y deux ou trois cuillerées de farine d'orge tamisée, ajoutez 4 blancs d'œufs ; étendez ce mélange sur un linge double et bien propre, faites-le un peu chauffer, et appliquez-le sur la tête où est la douleur. Les bains de pied avec du sel ou de la moutarde sont toujours urgents dans les maux de tête.

Pour guérir vite le mal de tête.

Prendre du jus de marjolaine et le tirez par le nez, de suite il sera guéri.

Autre remède.

Respirer de l'eau sédative et en mettre des compresses sur le front.

Les purgations sont très-efficaces pour les maux de tête.

Dans le cas où les douleurs de tête résistent à toute espèce de remèdes, ou pose des sangsues à l'anus.

Dans les névralgies opiniâtres, on posera sur la

tempe, du côté de la douleur, une mouche d'opium qu'on laissera tomber d'elle-même.

PARALYSIE.

Il y a deux sortes de paralysies, l'une partielle, quand elle n'affecte qu'une partie du corps, et l'autre complète lorsqu'elle atteint tout le corps. Dans ce cas elle est apoplexie foudroyante, elle attaque le cerveau et le cervelet ; elle est générale lorsqu'elle affecte le système musculaire du corps. Les causes prennent leur siége principalement dans l'épine dorsale ou par un corps ou une compression exercée sur le cœur ou les gros vaisseaux ; car aussitôt que le sang ne circule plus, il se coagule et étouffe.

Tisane : prenez racine de garance, feuilles de marrube, feuilles de mélisse, 10 grammes de chaque pour un litre d'eau infusé ; en boire 8 à 15 jours et trois à quatre verres par jour, sucrée avec du rob de gaïac, en même temps faire une friction soir et matin ou trois fois par jour, si l'on veut, d'essence de muscade, un gramme et demi ; essence de girofle, un gramme et demi ; huile de mille-pertuis, une demi-once ; mêlez le tout ensemble et frictionnez les membres malades, puis, couvrez-les bien avec un bout de toile ou un autre linge.

Si la paralysie est aux bras ou aux jambes, faites un cataplasme dans la journée de farine d'orge délayée avec du bon vinaigre ; ajoutez quelques prises de moutarde : avec cela couvrez toute la partie malade.

Tous les soirs il faut prendre un lavement fait avec de la coloquinte infusée.

Autre traitement de la paralysie des membres.

Quand la paralysie se jette sur quelques membres, elle n'exige pas un traitement aussi grand que pour les autres parties.

Commencez par donner un lavement avec une once d'hypocra-picra et une demi-once de confection hamec.

Faites prendre quelques grains d'émétique et purgez une fois ou deux, avec de l'aloès, puis faites des frictions avec l'onguent suivant :

Prenez des vers de terre en poudre,   120 gram.
   de la racine de calamus aromaticus, 45 gram,
   du galanga,   6 gram.
d'huile d'olive, de cire blanche, suffisante quantité pour en faire un onguent : faire fondre le tout sur le feu en le remuant avec un bout de bois jusqu'à ce qu'il sera assez épais. Puis vous en frictionnerez les parties malades.

MALADIES DES VIEILLARDS.

Les maladies des vieillards sont un contraste naturel avec celles des enfants ; il semble que plus on avance en âge, plus on doit être exposé aux maladies, c'est pourtant le contraire ; on observe qu'on est beaucoup moins maladif dans cet âge que dans les autres.

Les maladies des vieillards partent toutes de la sécheresse de leur sang, de l'âcreté de leurs humeurs, ou de la raideur de leurs fibres. C'est pour cela que le pouls des vieillards est ordinairement dur et serré, et sujet à des démangeaisons, des dartres et des cuissons insuportables. Par la suppression de la transpiration causée par la sécheresse de la peau, ils éprouvent des picotements continuels.

Ces mêmes humeurs attaquent aussi la vessie et les parties qui y ont rapport : comme les reins et uretères. De là vient que les vieillards sont si sujets aux affections pierreuses, graveleuses ou néphrétiques et suppression d'urine, ainsi qu'aux fluxions qui se portent sur les yeux, la bouche, les narines ; c'est pour cela qu'ils mouchent, toussent, urinent et crachent continuellement.

Les vieillards sont encore exposés au dessèchement des fibres, qui ayant acquis de la raideur, ne peuvent plus aussi bien se prêter au mouvement de la circulation, s'obstruent et se dessèchent de manière que tout le corps devient insensiblement d'une grande maigreur, ce que l'on appelle la phthisie et la consomption des vieillards, qui meurent enfin parce que les sucs ne peuvent plus circuler ; c'est ce qui rend la mort inévitable et les remèdes inutiles.

Comme traitement on évite de purger les vieillards, parce que les purgations ne peuvent qu'échauffer leur tempérament ; il vaut mieux avoir recours aux lavements et à la tisane ci-après :

Prenez : racine de chiendent, 1 once ; racine de patence sauvage, 1/2 once ; feuille de bourrache, feuille de buglose, de chaque une poignée ; sel de nitre, 15 grains, ou 15 fois gros comme un grain de froment. Faites bouillir le tout dans un litre et quart d'eau, faites-le réduire à moitié. En prendre trois verres le matin à 2 heures de distance les uns des autres. Cette tisane fait uriner, c'est une attention qu'on ne doit jamais perdre de vue dans les maladies des vieillards.

Les autres traitements très-efficaces sont les cautères, les emplâtres, topiques, vésicatoires, tapsias, les papiers Wlinzi et autres sinapismes. Pour les sérosités des yeux on met les emplâtres sur la nuque, ce qui arête les sérosités des yeux, du nez et de la bouche ; ils peuvent boire du vin, mais pas trop pur, il faut aussi qu'ils prennent beaucoup d'exercice, de promenade, des frictions les matins sur tout le corps avec de la pommade camphrée, avec une pièce de flanelle.

VÉROLE OU MALADIES SECRÈTES.

La vérole est une maladie contagieuse, contractée
avec les femmes débauchées et crapules. On reconnaît
la vérole à l'aveu du malade : on sent aux parties génitales une chaleur et une ardeur extraordinaire ; les
testicules se gonflent ; on observe à l'anus des verrues et des condilomes ; il survient des ulcères à la
verge, la peau se trouve couverte de taches rouges
pourprées, jaunes ou livides. Il vient quantité de tuber-
cules durs, et des callosités, surtout aux environs du
nez, du front et des tempes ; les ongles deviennent
inégaux, se détachent de leurs racines et tombent ;
le dedans de la bouche devient enflammé ; il s'y
forme des petits ulcères et la carie attaque les os ;
la membrane intérieure du nez devient rauque ; il
sort de la bouche une haleine corrompue ; le malade ressent des douleurs très-vives, surtout la nuit, au
lit, aux lombes et aux cuisses ; les os s'amollissent
et se tuméfient, se carient ; les glandes lymphatiques
s'obstruent : ce que l'on peut voir sur le col, aux

aisselles, aux aînes et au mésentère ; les yeux sont
rouges ; les paupières cailleuses et ulcérées ; on sent
aux oreilles des sifflements, des tintements, il en sort
quelquefois du pus ; on éprouve des affections convulsives, des vertiges, des tremblements et des paralysies, des oppressions et des difficultés de respirer,
des crachements de sang, une toux sèche et humide ; on
perd l'appétit, on éprouve des nausées, des dégoûts,
des dévoiements séreux ou bilieux ; chez la femme les
mois se suppriment, la matrice s'enflamme et devient
squirrheuse.

Tous ces symptômes ne se trouvent pas réunis dans
le même sujet, mais le plus grand nombre s'y ren-
contre.

Ainsi, jeunesse, est-ce qu'il n'y a pas de quoi veiller, est-ce qu'il n'y a pas à mieux faire attention à
sa santé, lorsque vous voyez le résultat de la débauche et du vice, et combien de jeunes gens, à la
fleur de l'âge, périssent par la cause des fréquenta-
tions de mauvaises compagnies et des libertins. Laissez les fanfarons se vanter de leurs conquêtes auprès
des femmes faciles ; tenez-vous à distance des gens
qui pourraient vous entraîner à pareille faute, restez
à une vie sage et régulière et arrivez à l'âge où
l'homme doit être formé pour faire un père de famille ; vous apporterez à votre femme une santé et
des facultés solides pour faire un bon père et vous
aurez des enfants robustes et bien constitués ; vous
n'aurez pas les restes de malaise que laissent ordinairement ces maladies, qui finissent par abréger la vie
de bien des années, lorsqu'on en guérit et laisse à

...bérité des maladies incurables parce qu'elles
...réditaires. Pour cette maladie, consulter un
...cin.

CHAUDEPISSE, OU GONORRHÉE SIMPLE

...traboressent cette maladie 2, 3 et quelquefois 4
...après l'action, qui se manifeste par une ardeur
...lante aux urines, une cuisson insupportable, des
...douleurs dans les lombes et des pullulations qui se
manifestent surtout au lit, accompagnées de matières
purulentes, blanches, jaunes ou vertes.

Lorsque cette maladie n'est pas accompagnée de la
vérole, elle est très-vite guérie, à condition que l'on observe bien le régime et que l'on fasse bien le traitement.

TRAITEMENT : prenez du cubèbe préparé par tous les
pharmaciens, un pot de 200 grammes, des grandes
hosties 25 ; prenez-en 3 fois par jour gros comme
une bonne noisette, roulé dans une demi-hostie hu-
mectée, puis l'avalez avec une cuillerée à bouche d'eau.

En même temps, 3 à 4 fois par jour, prenez des
...tions d'eau blanche ou extrait de saturne avec
...petite seringue en verre ; au bout de 4 jours
...des injections de vin aromatique, 3 à 4 par
jour, et tenez-vous les parties avec un suspensoir
en étoffe ou en fil, surtout en prenant les injections.

RÉGIME.

On ne boira pas de vin, ni café, ni liqueur, ni
...é, ni rien d'échauffant, ni d'acide ; aux repas de
...eau rougie ou de réglisse et prendre du repos.

REMÈDE CONTRE LES PANARIS.

On appelle panaris malin lorsque l'inflammation ne tourne pas bien, qu'il se forme un ulcère cancéreux qui ronge et détruit les os ; on reconnaît les panaris à la chaleur et à l'ardeur des douleurs, des tensions dans la partie et quelquefois dans tout le bras ; souvent il survient de la fièvre, des convulsions, des délires, et des faiblesses, surtout chez les sujets sensibles.

La cause de cette maladie vient des fréquents changements du froid et du chaud, des humeurs scorbutiques, véroliques ou cancéreuses, des épines, des épingles qui sont entrées dans les doigts ou quelques coups que l'on peut avoir reçus. Il y a des métiers où l'on est exposé plutôt que d'autres par les outils que l'on emploie ou les manœuvres que l'on fait.

TRAITEMENT : on commence par purger le malade, on aura soin de tremper souvent le doigt dans l'eau chaude ou dans de l'esprit de vin où l'on mettra du camphre et du safran en infusion 6 à 8 heures.

Si ces remèdes n'opèrent pas assez vite et qu'il y ait toujours inflammation et douleur, on appliquera dessus de l'onguent de la mère, que l'on continuera un jour ou deux ; après l'on fera le cataplasme suivant à mettre dessus :

Prenez farine de lin, une poignée ; faites-la bien cuire, ajoutez ensuite deux oignons cuits sous la cendre. Passez le tout à travers un linge et ajoutez-y 4 à 5 cuillerées d'huile de lys. Faites un cataplasme qu'il faut appliquer sur le mal plusieurs fois par jour.

Notez que la quantité ci-dessus peut faire plusieurs cataplasmes.

Lorsqu'on s'apercevra que la tumeur sera élevée en pointe, qu'elle sera blanche, qu'on y sentira un petit mouvement de fluctuation, on y appliquera dessus un emplâtre de diachylon gommé pour faire l'ouverture, ou bien on percera le mal, ce qui se fera le plus vite possible. Il est inutile que l'on attende que le mal percé de lui-même ; il vaut mieux le percer, on souffre moins longtemps. Et lorsque l'ouverture sera faite, on y appliquera de l'onguent digestif que vous ferez composer de la manière suivante par le pharmacien :

Prenez de la térébenthine claire,   15 grammes,
      de l'onguent basilicum,   15   »
      de miel rosat,   6   »
      de l'huile de mille-pertuis,   3   »
      un jaune d'œuf.

Mêlez le tout ensemble en le remuant bien : cet onguent est bon pour faire suppurer et adoucir la plaie.

On l'étendra sur de la charpie, puis l'on mettra par-dessus une compresse trempée dans de l'alcool camphré ; vous ferez bien d'avoir recours au chirurgien.

Les feuilles de verne sont très-efficaces et calment la douleur. Il faut les mettre vertes autant que posible.

VER SOLITAIRE.

Le ver solitaire est plat, bien long, blanc, articulé ; il s'engendre dans les intestins ; il a 4 yeux ou 4 suçoirs, un col mince et étroit, la queue très-longue, mince et étroite ; les anneaux ressemblent à

une chaîne de vers ; il est d'une longueur étonnante
qui varie de 10 à 20 mètres, et plus. On l'appelle solitaire, parce qu'on croit qu'il est seul, quoique cela
ne paraisse pas bien prouvé.

On reconnaît la présence du ver solitaire par la
pâleur du visage, la démangeaison des narines ; le
ventre est étendu ; on sent alors des coliques, les excréments ont la couleur de l'argile, on a des appétits
immodérées, des douleurs à l'estomac, des défaillances, des étouffements et surtout un grand amaigrissement et une grande faiblesse. On est encore plus
sûr de la présence lorsqu'on en a fait quelques bouts.

Traitement.

On commence par faire prendre la tisane suivante.
Prenez : du mercure doux fermé dans un linge plié
en quatre, ... 4 onces,
        de racine de fougère mâle, ... 2 onces,
        de bardane, ... 1 once.
Faites bouillir le tout avec un litre d'eau ; faites-le
réduire à une chopine, passez-la. Ajoutez du suc dé-
puré de cresson de fontaine, 4 onces ; la dose est de
4 verres tièdes le courant du jour, de 4 en 4 heures.
On boira cette tisane huit jours, puis on fera le remède suivant :
Prenez : du semen-contra pulvérisé,   4 grammes,
        de coralline, ... 1/2 gramme,
        de mercure doux, ... 1/2 gramme,
        de rhubarbe en poudre, ... 1 gr. et 1/4,
        d'aloès pulvérisé, ... 1/2 gramme.

...lez le tout avec une suffisante quantité de sirop ...santhe, pour en faire des bols du poids de 120 ...tigrammes ou 24 grains. Le malade en prendra ...tous les matins; quand l'usage d'un bol sera fini, ...recommencera la tisane ci-dessus pendant 4 jours; ...res on prendra les pilules suivantes, qui ne man-...ent jamais leur effet.

Prenez :

De mercure crû éteint dans la térébenthine, 1/2 once.
De l'aloès hépatique pulvérisé,   8 gram.
De séné mondé,   4 gram.
De rhubarbe pulvérisée,   4 gram.
De coralline,   2 gram.
De semen-contra pulvérisé,   2 gram.

Mêlez le tout ensemble avec une quantité suffisante de sirop de fumeterre ; faites des pilules de la dose de 60 centigrammes pour les enfants et de 2 gram-mes pour les grandes personnes. On en prend une tous les soirs en se couchant.

On doit, le courant du jour, mâcher de l'écorce de ...ine de grenadier.

RECETTES DIVERSES

MORSURES DE CHIEN ENRAGÉ ET DE VIPÈRE

Il faut promptement presser la plaie en tous sens, puis laver avec de l'urine ou de l'eau vinaigrée, puis cautériser. Le fer rouge à blanc ou la pierre infernale sont employés avec un égal succès. Du reste, il faut, autant que possible, voir le médecin. Pour la morsure de la vipère, lavez avec de l'alcali volatil, changez le linge. Diète et distraction. L'acide phénique est un remède assuré contre les morsures de vipère. Tisane de bouillon-blanc et serpolet bâtard.

NOYÉS ET ASPHYXIÉS.

Enveloppez le noyé dans des couvertures bien chaudes ; frictions continuelles avec alcali volatil ou de l'eau-de-vie, surtout à la poitrine et au cœur. En faire respirer au malade ; soufflez dans sa bouche et dans ses narines. En dernier lieu une saignée. Exposez l'asphyxié au grand air, la tête élevée, lui faire respirer de l'ammoniaque. Soufflez dans les narines ; frictions rudes.

EMPOISONNEMENTS.

Le médecin seul est juge du contre-poison à employer selon le cas. Il faut toutefois préalablement exciter le malade à vomir, au moyen de l'eau tiède. Lavements adoucissants, au savon ; le lait est un contre-poison assez employé. Les blancs d'œufs battus dans de l'eau froide sont excellents. Une fois la crise terminée, il faut une nourriture légère. Éviter le vin pur, les liqueurs.

ENTORSES, FOULURES.

Il faut, sitôt l'accident, plonger le membre foulé dans de l'eau froide étendue d'extrait de saturne, et l'y maintenir assez longtemps. Si l'enflure gagne la partie affectée, y appliquer des cataplasmes de farine de lin, de mie de pain. Une application de savon blanc, huile d'olive, eau-de-vie et persil, battus et chauffés ensemble, est un excellent remède. Frictions d'huile de pied de bœuf. Voyez *traitement des fractures et luxations.*

BRULURES.

Baignez la partie brûlée dans de l'eau fraîche étendue de vinaigre. L'huile d'olive imbibée dans des feuilles de lys est bonne aussi pour apaiser la première douleur. Si la brûlure est plus grave, il faut y appliquer du coton cardé pour éviter le contact de l'air, et recouvrir avec du taffetas ciré. Pansez la plaie avec du suif battu dans de l'huile d'olive, ou mieux encore du cérat. Régime doux.

MAL DE DENTS.

Les nombreux remèdes employés contre le mal de dents soulagent, mais ne guérissent pas. Si la dent peut se conserver, il faut la faire plomber à temps, sinon la faire arracher. Pour calmer les fortes douleurs, appliquez derrière l'oreille un coussinet de coton cardé, couvert d'une pincée d'encens ordinaire arrosée de quelques gouttes d'eau-de-vie. Gargarisez d'eau étendue d'alcool de menthe ou teinture d'opium.

HÉMORRHAGIES.

Un saignement de nez n'a rien d'inquiétant, à moins qu'il ne se prolonge indéfiniment. Alors il faut appliquer sur le front, les tempes et même sur le nez, des compresses d'eau glacée étendue de vinaigre. L'application d'un corps froid entre les deux épaules produit souvent un excellent effet. Bouchez la narine avec de la charpie imprégnée de gomme arabique.

INDIGESTIONS.

Infusion de thé avec une cuillerée à café d'alcool de menthe; l'usage des liqueurs stimulantes ne peut qu'être utile. L'essai des vomissements fatigue souvent le malade inutilement. Appliquez sur la poitrine des linges chauds. Un fer à repasser, chauffé modérément et promené avec ces linges sur l'estomac, soulage beaucoup. Évitez l'air trop vif. Diète et repos.

COUPURES, ÉCORCHURES.

Appliquez sur la plaie, après l'avoir lavée à l'eau fraîche, une toile d'araignée trempée dans de l'huile d'olive. Renouvelez toutes les vingt-quatre heures. Réunissez autant que possible les lèvres de la plaie, employez aussi le vin chaud aromatisé pour les déchirures ou plaies irrégulières ; avoir soin que ces dernières soient purgées de toute ordure, etc.

CHOLÉRA.

Tenir le malade couché chaudement ; les boissons excitantes, l'emploi du rhum, sont recommandés.

Ranimez la chaleur par des frictions de laine alcoolée. Tous ces soins ne sont que provisoires et en attendant le médecin qu'il faut se hâter d'appeler, vu la rapidité de cette maladie.

GALE.

Pour guérir de la gale, il faut prendre des bains préparés avec 150 grammes de sulfure de potasse et de soufre.

L'emploi de la fleur de soufre, prise intérieurement, est bon aussi. Bains fréquents et fréquents changements de linge.

COUPS, CHUTES.

Appliquez sur les parties affectées des compresses imbibées d'eau d'arquebuse ; en faire boire au blessé dans de l'eau fraîche. Applications de feuilles de verveine sauvage broyées avec du blanc d'œuf et de la farine de seigle. Infusions de la même verveine Pour les bosses, l'emploi des compresses à l'eau blanche ou extrait de saturne.

CORS, POIREAUX.

Pour soulager les cors, il faut les amollir dans un bain chaud et enlever toutes les parties calleuses que l'on peut détacher, puis les couper, sans pourtant entamer le vif, et les toucher légèrement avec du nitrate d'argent.

Éviter la chaussure trop étroite et ne pas laisser se ramasser trop de parties dures sur le germe des cors.

ENGELURES ET CREVASSES.

Appliquez sur les engelures un cataplasme composé de son et de suif bouillis dans de l'urine. Il faut faire ce mélange dans un vase neuf.

Lorsque ce sont des crevasses, le vin aromatique est d'un usage excellent : le cérat, le saindoux, soulagent aussi beaucoup. Le fiel de porc est un excellent remède.

PANARIS, MAL D'AVENTURE.

On peut prévenir le mal d'aventure en plongeant la partie malade dans de l'eau presque bouillante.

Pour le panaris, il faut le traiter avec des cataplasmes émollients; mais le plus sûr est de se faire opérer pour éviter les suites de ce mal, qui peut occasionner la perte d'un doigt par la carie des os. On tient constamment des feuilles de verne.

RECETTES DIVERSES

Pour toutes maladies

TIRÉES DES OUVRAGES ANCIENS ET NOUVEAUX

—

(Je recommande ce petit traité comme précieux).

———⟶⚫⟵———

*Maux de dents causés par les fluxions, ou coup de
sang, inflammation atteinte ou gâtée et même du
nerf dentaire.*

Prenez du vinaigre blanc, pourvu qu'il soit de vin ;
mettez-le dans une bouteille ou dans un vase ; vous
mettrez ensuite de l'herbe de ruë ou roue vulgairement, du sel de cuisine ou pilé, du poivre et des
aulx : vous laisserez macérer le tout ensemble pendant au moins 48 heures ; plus vous le laisserez
longtemps, mieux il vaudra. Ensuite vous vous en
frotterez les dents avec une brosse, ou bien avec
un linge de toile ou de coton, ou bien encore vous en

mettrez dans la bouche pendant deux ou trois minutes. Vous le ferez de temps en temps jusqu'à ce que la douleur soit passée.

Si les dents lochent ou branlent, comme il arrive souvent dans les chauds et froids, vous serez sûr que ce remède les affermira.

Autre recette pour les dents au cas où le remède ci-dessus ne ferait pas ce que vous désirez.

Prenez des feuilles de ronce, une pincée seulement, du miel de Narbonne deux ou trois cuillerées ; faites infuser le tout dans du vinaigre blanc, faites-le bouillir et ensuite refroidir pour vous en servir. Vous vous en mettrez dans la bouche deux ou trois cuillerées. Je vous assure qu'après ce remède, vous n'aurez pas besoin de faire arracher vos dents si elles ne sont pas gâtées ; dans le cas où elles seraient gâtées, prenez une aiguille de bas, faites-la rougir à la bougie ou à la lampe, puis mettez-la sur le creux de la dent gâtée. c'est ce qu'on appelle cautériser une dent.

Recette pour nettoyer les dents.

Décoction de racine de plantain.

Contre la douleur des dents.

Prenez des vers de terre, faites-les bouillir en huile d'olive et faites goutter cette huile dans l'oreille du côté de la dent malade.

La décoction de racine d'arrête-bœuf avec de l'eau

ou du vinaigre, ou la décoction d'hysope cuit dans du vinaigre blanc ou rouge.

Recette pour guérir les maladies d'os ou carie d'os, causées de chaud et froid sur tous les membres.

Prenez térébenthine de Venise,   4 sous
    Jaune d'œuf frais,
    Eau-de-vie du Languedoc,   1 sou
    Huile d'olive,   1 sou
    Un morceau de sucre.

Faites dissoudre le tout sur la cendre chaude jusqu'à ce que le tout soit bien incorporé ensemble ; après vous en mettrez sur la partie malade comme l'on fait de l'onguent ; vous en mettrez seulement pour couvrir le mal. Avant de mettre l'onguent, vous ferez des douches avec des feuilles de noyer et quelques bonnes poignées de sel de cuisine ; faites bouillir le tout ensemble pendant dix à quinze minutes, ensuite vous faites tomber cette eau sur le mal aussi chaud que vous pourrez le supporter; la même douche peut servir plusieurs fois.

Recette pour ceux qui ont la vue trouble ou nuageuse.

Prenez : une once d'euphraise ou fraisier sauvage sèche, 7 grammes de la semence de fenouil ou fenot vulgairement; une once de sucre candi; les mettre en quatre doses à prendre soir et matin avec un verre de vin blanc,

Remède pour la cataracte.

Prenez : Aloès en poudre, 7 grammes,
Crocus metallorum en poudre fine, 6 grammes,
Sucre candi, 4 grammes.

Mêlez le tout ensemble avec 4 onces de vin blanc, autant d'eau de fenouil, 8 onces d'eau de chélidoine, faites macérer vingt-quatre heures sous la cendre chaude ; tenez remué de temps en temps.

Puis en laissez tomber sur l'œil trois ou quatre gouttes et trois ou quatre fois par jour.

Remède merveilleux pour les points de côté, tant vieux soient-ils.

Prenez des trognons de choux secs, faites-les brûler, puis prenez la cendre, incorporez-la avec de la graisse la plus vieille que vous pourrez trouver, puis appliquez-vous cela sur le côté, le soir en vous couchant ; si la première fois cela ne vous fait pas grand'chose, refaites-le une seconde fois et vous verrez quelque chose de merveilleux.

Recette assurée contre la rage, pour les hommes.

Lorsque vous aurez été mordu par un chien que vous savez avoir la rage, faites brûler une écaille d'huître, seulement le dessous, pilez-la bien et mettez cette poudre dans quatre œufs frais ; ajoutez à cela de l'huile d'olives et faites ensuite une omelette ; faites-la manger au malade ; il faut qu'il soit à jeûn

manger, et qu'après il reste six heures sans
Il faut faire ce remède trois fois en six jours,
à-dire tous les deux jours.

merveilleux pour la gale, les dartres, les
ons et les démangeaisons à n'importe quelle
du corps.

er la propriété réelle :
guérit la gale en s'en frottant deux ou trois
de suite en se couchant. Il n'est pas utile de
ger de vêtements en faisant ce remède, mais
pendant il vaudrait mieux changer.
En s'en frottant pour les dartres les plus mauvaises,
mineuses, soit cancéreuses, les boutons du
corps et de la figure, les démangeaisons, les cuissons,
toutes les maladies de la peau, en se servant
cette pommade en frictions, les soirs en se couchant et les matins, l'on fait partir sans peine ce
qui peut rester, si on s'en sert pour la figure.
Pommade celtique, pharmacie rue des Planches,
et rue Mulsant, chez M. Lafay.

*Recette pour ceux qui ont perdu l'esprit, pourvu
que ce ne soit pas de famille.*

Prenez trois poignées de lierre-terrestre, mettez-les
un pot neuf, avec un pot du meilleur vin blanc
vous aurez ; faites bouillir ceci pendant cinq ou
heures, à petit feu, le remuant par deux fois avec
cuiller, et faites toujours bouillir jusqu'à ce que
revienne qu'à la moitié d'une demi-chopine

on un peu mieux. Après pilez le tout dans un mortier pendant longtemps, et remettez-le dans le pot avec six onces d'huile d'olives ; mêlez bien tout ensemble jusqu'à ce que ce soit parfaitement incorporé pour l'usage suivant : coupez les cheveux autour du front, ensuite trempez vos doigts dans le jus ou suc des matières contenues dans le pot, et frottez-en le front du malade pendant un quart-d'heure. Après prenez la cinquième partie du marc qui restera dans le pot, mettez-la entre deux linges et faites-en un bandeau qui couvre l'endroit où vous aurez coupé les cheveux, les tempes et le front. Continuez ce traitement pendant cinq fois en le commençant le soir, puis le matin, ainsi de suite. Il faut éviter autant que possible de contrarier le malade pendant ce traitement.

On lui fera des compresses, soir et matin, sur le front, les tempes et les poignets, avec de l'eau sédative.

Si les sueurs se sont arrêtées, on les fera revenir, surtout aux pieds ; on lui donnera à manger du laitage et du petit-lait à boire, ou bien des tisanes de chardon bénit à volonté, ou tisane de genévrier, sucrée avec du sirop ferrugineux.

On emploie quelquefois les vésicatoires sur les bras avec succès.

Propriétés de quelques plantes bien connues

Argentine ou Aigremoise sauvage.

L'argentine s'emploie habituellement pour l'hémorrhagie du nez : en prendre des feuilles et les appliquer sur le front ; l'infusion de cette plante est bonne pour les crachements de sang. Décoction : 20 grammes de feuilles dans un litre d'eau.

Bourrache.

La décoction miellée de bourrache s'emploie dans les fièvres ardentes et bilieuses ; on l'emploie aussi en infusion dans la rougeole, la scarlatine et les rhumes de cerveau. Décoction : 10 à 16 grammes pour un litre d'eau ; infusion : 8 grammes dans un litre d'eau bouillante.

Pêcher.

Les feuilles et les fleurs sont utiles à titre de purgatifs, et la seconde écorce, infusée dans du vin

blanc, sert à couper les fièvres ; le sirop de fleur
est un purgatif pour les enfants qui ont la poitrine
chargée de glaires. Infusion : de 15 à 30 grammes
par demi-litre d'eau ou de lait, comme purgatif.

Porreau.

Le porreau est bon contre les irritations de poitrine; il est calmant et adoucissant pris en lavement ;
il a la même vertu contre les douleurs de reins et
d'entrailles, par suite de fatigues.

Ronces.

Les feuilles et les tiges tendres de la ronce sont
douées de propriétés astringentes pour guérir les maux
de gorge ; on les emploie en décoction, sous forme
de gargarismes auxquels on ajoute un peu de miel
rosat, et quelquefois en tisane pour la diarrhée.

RECETTES DIVERSES

POUR LA SURDITÉ.

Prenez du jus de moëlle de pied de choux, une once, vin rouge ; mêlez-le tout ensemble, faites chauffer cette liqueur et vous y imbiberez du coton que vous mettrez dans les oreilles.

POUR L'ASTHME.

Prendre fleurs et feuilles de pas-d'âne, les faire bien sécher et en fumer dans une pipe comme du tabac. Les fumigations de belladone brûlée sur une pelle rougie ou sur du charbon.

RHUMES.

Un régime doux ; prendre du lierre terrestre, le faire bouillir dans du lait et en boire soir et matin. Prendre pilules de Guyot 4 à 5 par jour.

DIARRHÉE OU DYSSENTERIE.

Dans ce cas, mettez-vous à la tisane de riz ou de chiendent, à une légère diète et à l'usage de quelques lavements de mauve La diarrhée est souvent comme le rhume, il ne faut pas trop la négliger ; chez les enfants surtout, lors de la dentition, elle est souvent nécessaire.

JAUNISSE.

Vous guérirez ce mal par quelques sangsues appliquées à l'anus. La tisane douce de riz, de chiendent, de mauves, de bouillon-blanc, les bouillons d'herbes, et enfin par quelques purgatifs légers, comme 60 grammes de soude bouillie dans un litre d'eau sucrée et prise par demi-verre, dans la matinée, à un quart d'heure de distance. On y joindra les distractions, les promenades à la campagne, un régime doux : ces moyens simples réussissent ordinairement.

POUR LES DARTRES FARINEUSES.

Il faut prendre de la feuille de myrthe et quelques grains de sel; mâchez-le tout le matin, à jeûn, et en frotter les dartres.

POUR LES ABCÈS.

Prendre pour 5 centimes de savon et 10 centimes de crême ; faire fondre le tout dans un petit pot neuf, en graisser un linge et le mettre dessus.

HÉMORRHAGIE OU PERTE DE SANG.

L'épistaxis ou saignement de nez est la plus com-

mune; ne vous pressez pas de l'arrêter, car c'est sou-
vant un bénéfice de nature, et vous êtes heureux d'être
si bien servi. Si cependant le malade avait perdu trop
de sang et que sa vie fût en danger, alors appliquez
des compresses d'eau vinaigrée sur les tempes, sur
le bas-ventre ; faites allonger les pieds dans l'eau
chaude, donnez quelques cuillerées de limonade froide.
Si ces moyens ne réussissent pas, appelez le médecin,
car lui seul saura tamponner le nez et les fosses na-
sales; il faut des instruments pour cela.

PLAIES

Les plaies simples guérissent sans grand secours ;
chacun peut être son médecin : mais les plaies profondes réclament impérieusement les soins d'un chirurgien. Les contusions légères se guérissent quand les
parties ne sont pas trop mâchées, désorganisées, à
l'eau salée, à l'eau-de-vie camphrée, à l'eau savon-
neuse et même à l'eau fraîche. Un cataplasme, cependant, de farine de graine de lin m'a toujours paru
préférable et c'est mon remède favori.

PANARIS.

Les causes de ce mal sont la piqûre d'une épine
ou d'une aiguille, la compression des mains par des
corps durs. Prendre un oignon de lis, le faire cuire
et l'écraser avec du levain de pain, en faire un emplâtre et l'appliquer dessus. Mais, je vous le répète,
vous serez très-rapidement guéri si vous vous y prenez de bonne heure. Il est une autre espèce de pa-

naris qui vient quelquefois près de l'ongle et au dessous ; on l'appelle tourniole ; celui-là n'est rien, un peu de cérat, un peu de pomme cuite le guérit.

Bouillon rafraîchissant

Prenez une rouelle de veau, que vous coupez par tranches, de la laitue, du pourpier, de la bourrache, de la buglose, du cerfeuil, le tout lavé et haché grossièrement ; le mettre dans un pot de terre ou d'étain bien bouché, le faire bouillir pendant trois heures au bain-marie, laisser refroidir, le passer dans un linge et en boire pendant huit jours.

Elixir de longue-vie bon pour l'âge critique.

Prenez deux litres de bonne eau-de-vie, 9 grains d'aloès succotrin, 2 grains de safran, 2 grains de rhubarbe, 1 grain d'agaric blanc, 6 grains de thériaque de Venise, 2 grains de gentiane, 1 grain de cinnamome et 2 onces de sucre candi pulvérisé ou de sucre en poudre ; mélangez bien le tout et passez-le à travers une chausse de laine. En prendre un petit verre le matin à jeûn.

Eau vulnéraire bonne pour les coups et chutes.

Faites infuser dans 6 pintes d'esprit-de-vin à 16 degrés, une poignée de feuilles de petite sauge, d'absinthe, de fenouil, de sarriette, de thym, de romarin,

de marjolaine, de basilic, de fleurs de lavande, d'hysope, de ruë, de verveine et de serpolet ; au bout
de quinze jours, exprimez les aromates et filtrez au
noir d'ivoire. Cette eau guérit presque toutes les contusions.

Conservation des dents, blanchir et affermir les gencives.

Prenez 4 onces d'esprit de gayac, que l'on prépare
soi-même en faisant infuser pendant quatre jours, 1
once de gayac dans 4 onces d'esprit de zinc à 26
degrés, gros d'eau-de-vie camphrée, gros comme une
noisette de benjoin ; 8 gouttes d'essence de co-
chléaria, 8 de menthe, 10 de romarin et 6 de néroli,
On met 4 ou 5 gouttes dans un demi-verre d'eau,
avec lequel on se rince la bouche matin et soir.

CORS AUX PIEDS ET DURILLONS.

Il faut prendre de l'écorce de noix de noyer, lorsqu'elle est bien verte et en extraire le jus, couper
la superficie des cors et appliquer le jus dessus.

POUR LA TEIGNE.

Prenez : soufre pulvérisé, deux onces ; alun pulvérisé, deux onces ; graisse de saindoux, cinq onces ;
mêlez le tout ensemble, faites-en un onguent et frottez-en la tête pendant huit jours, une fois par jour ;
laissez la tête sans y toucher cinq jours, et lavez-la
ensuite pendant trois jours avec du vin rouge sucré.

Purgation.

Prendre de la seconde écorce de sureau, une pincée ordinaire, la faire infuser dans deux verres de vin blanc et en prendre un verre le matin, à jeun, et une demi-heure après, prendre une tasse de thé léger.

Vinaigre des quatre-voleurs bon pour les maux de tête.

Faire infuser dans 4 pintes de vinaigre blanc, après avoir concassé les drogues et coupé les plantes, de la menthe, du romarin, de la ruë, de la grande et petite absinthe, de la sauge, une demi-once de chacune de ces plantes ; y ajouter deux onces de fleurs de lavande sèche, girofle, acarus, muscade et cannelle, deux gros et demi de chaque. On fait infuser tous ces ingrédients pendant trois mois, dans une cruche bien bouchée ; ensuite en décante la liqueur, on exprime le marc, on la filtre au noir d'ivoire et on y ajoute une once de camphre dissous dans l'esprit de vin. On en prend quelques gouttes dans le creux de la main et on respire.

Poudre dentifrice.

Prenez une once de pierre-ponce pilée et tamisée, 6 gr. de corail rouge préparé, 6 gr. de sang-de-dragon, 4 gr. de clous de girofle, 4 gr. de cannelle, 2 gr. de poudre de rose, une demi-once de cochenille, le tout bien pilé ensemble et passé au tamis fin.

À la rose, pour les lèvres.

2 onces d'huile d'olives ou d'amandes, don[-]
une demi-once de cire blanche, une demi-once
de rose ; mettez votre mortier dans un vase
de l'eau bouillante, avec la cire que vous
par petits morceaux ; lorsqu'elle sera fondue
relirez et y ajouterez l'huile peu à peu, en
avec un pilon jusqu'à ce qu'elle soit refroi[-]
vous agitez de même en versant l'eau, de
quelques gouttes d'huile essentielle de rose
ment mieux. Si vous voulez l'avoir ro[-]
broyerez un peu de carmin avec de l'huile
dans la recette.

DYSSENTERIE.

Prendre une poignée de feuilles de plantain, la
bouillir dans une bouteille de vin rouge et en
trois demi-verres par jour.

POUR LES COLIQUES.

des fleurs de camomille romaine, une pin[-]
bouillir de l'huile d'olives et lorsqu'elle
vos fleurs dedans, retirez-la de
feu, prenez-en une pleine cuiller à café.

POUR COUPER LES FIÈVRES.

une cuillerée de fleurs de seigle, la faire

infuser dans une bouteille de vin blanc et en prendre
un verre avant que la fièvre ne vous prenne.

Pommade pour faire croître et revenir les cheveux.

Prenez une once de moëlle de bœuf, deux onces
de graisse de poule, une demi-once de miel et une
demi-once d'huile d'amandes douces ; faites fondre
le tout dans un pot et incorporez-le jusqu'à ce qu'il
soit en consistance.

Eau pour soulager les douleurs.

On prend une bouteille en verre ; on l'emplit de vers
de terre, que l'on met dans du fumier de cheval pendant trois ou quatre jours, en y ajoutant une once
de savon, une once de baume tranquille, 3 gr. de
camphre et une once de bonne eau-de-vie ; il faut
avoir soin de tenir la liqueur dans une bouteille bien
bouchée, et on frotte tous les soirs la partie attaquée
avec un morceau de flanelle ; il faut éviter autant
que possible le froid et l'humidité.

Fougère mâle.

La poudre des racines de fougère mâle est employée
pour les vers intestinaux, surtout les gros lombrics ;
on la prend en poudre sèche, en boisson ou en lavement ; on fait bouillir pendant 20 minutes 30 grammes de poudre dans un demi-litre d'eau, afin d'obtenir
un bol de tisane ; on boit ce liquide le matin à jeun.

PIQURES D'INSECTES VENIMEUX.

Prendre de l'alcali volatil, en verser quelques gouttes dessus la piqûre et bien la frotter; prendre un verre d'eau sucrée, mettre deux gouttes d'alcali dedans et le boire; faire le même traitement de demi-heure en demi-heure pendant trois heures, qui forment 6 verres.

TUMEURS ET MAL AUX SEINS.

Prendre une bonne poignée de seneçon, le faire cuire dans le beurre frais, en faire un cataplasme et le mettre dessus.

SCORBUT, MAL DE GENCIVES.

Prenez une pincée de sauge, faites-la bouillir dans du vin blanc, ajoutez-y une cuillerée de miel, et gargarisez-vous la bouche plusieurs fois par jour.

Recette pour faire percer une loupe molle ou dure dans une nuit.

Prenez du bon vinaigre blanc fait avec du vin, le tiers d'un litre, puis prenez de la seconde écorce de noyer, faites-la infuser 24 heures à une température tiède, puis ajoutez deux blancs d'œufs, mêlez bien le tout et appliquez-le dessus la loupe le soir en vous couchant; le matin la loupe sera percée; il faudra bien la presser et tenir dessus 6 ou 8 jours de l'onguent de la mère.

*Recette contre les piqûres d'un instrument pointu,
aiguilles ou tranchant qui serait resté profon...
dans les chairs.*

Prenez du persil ou bien de l'herbe des charpentiers,
pilez-la bien avec du lard, le plus vieux que vou...
trouverez, ou de la vieille graisse ; appliquez-la dessus le mal, et vous êtes sûr d'être guéri en peu d...
temps, lors même que vous auriez beaucoup de mal...

Recette pour faire percer un mal.

Prenez du levain de seigle, le plus vieux que vou...
trouverez sera le meilleur, avec de la présure don...
on se sert pour faire cailler le lait ; mettez-en autan...
de l'un que de l'autre ; faites-en un cataplasme qu...
vous appliquerez sur le mal.

Autre recette pour le même.

Prenez de l'onguent appelé basilicon, ce que vou...
voudrez (on le trouve chez tous les pharmaciens)...
mettez avec cela autant de levain vieux, appliquez su...
le mal un cataplasme et le mal sera vite percé.

Remède contre la colique venteuse.

Prenez un torchon de cuisine, le plus sale est l...
meilleur ; faite-le chauffer et appliquez-le souven...
sur le ventre.

Recette admirable pour le mal d'estomac.

Prenez une pincée de menthe, fleurs de romarin et de petite marjolaine ; pilez toutes ces herbes dans un mortier avec deux ou trois jaunes d'œufs, un peu d'huile rosat et de farine de froment ; en faire un cataplasme et l'appliquer dessus l'estomac.

Autre remède pour le même.

Prenez tous les matins à jeûn deux œufs brechés ; servez-vous, au lieu de sel, de la noix muscade râpée, puis vous prenez 7 grains de genevrier dans un demi-verre de vin, 12 ou 15 jours des suite.

Soit jeune ou vieux, vous pourrez être sûr que les maux d'estomac disparaîtront en peu de temps.

Recette pour faire fondre une grosseur, clou ou furoncle.

Prenez du persil haché bien fin; broyez-le avec de la graisse blanche ou saindoux non-salé, faites-en des cataplasmes que vous changerez toutes les 3 à 4 heures. Ce remède est très-bon pour ce qu'il est dit.

Tisane pour faire venir les règles.

Cannelle .... 2 grammes,
Cassia .... 2 grammes,
Sabine .... 10 grammes,

Absinthe...................................... 10 grammes,
Armoise....................................... 10 grammes,

pour un litre d'eau; infuser 15 à 20 minutes. En prendre un verre matin et soir, sucré avec du sirop de safran.

SECRETS

POUR

TRAVAILLER LES MÉTAUX

Pour rendre durs des couteaux, des fermoirs, etc. faites refroidir les couteaux et ce que vous souhaiterez durcir, dans de la moëlle de cheval.

Pour tremper limes et taillants.

Prenez des vieux souliers, faites-les brûler, réduisez-les en poudre et ajoutez-y autant de sel, ensuite mettez dans une boîte de fer vos limes et mettez dessus et dessous l'épaisseur d'un écu de cette poudre, jetez cette boîte dans le feu jusqu'à ce qu'elle devienne rouge, laissez-la tomber dans de l'eau froide ; il est sûr que vos limes ou taillants seront bons et durs. On peut aussi les frotter avec de l'huile de lin ou du sang de bouc.

Pour rendre l'acier dur et bien tranchant.

On fera bien chauffer son acier, ensuite on le laissera refroidir dans de l'urine d'homme mêlée avec de l'eau claire que l'on aura fait tiédir, ou bien on l'enduira dans de bonne moutarde composée avec du fort vinaigre ; mais il faut que l'acier soit propre et bien poli.

Pour empêcher que l'acier ne se fende ou ne se torde quand on voudra l'enduire, prenez du suif, faites-le fondre, versez-le dans l'eau froide jusqu'à ce qu'il devienne épais et écaillé sur l'eau de l'épaisseur d'un doigt ; ensuite prenez votre acier bien chaud, trempez-le premièrement dans ce suif et après dans de l'eau ; n'appréhendez-pas que jamais il se fende : c'est ainsi que l'on trempe les armures et cottes de maille, etc.

Secret pour amollir le fer ou l'acier.

Si on veut rendre le fer ou l'acier malléable comme le cuivre, qu'on prenne de la chaux vive avec autant d'alun bien pilé dans un mortier, qu'on les mêle bien ensemble, ensuite qu'on les mette de l'épaissur d'un doigt sur un linge, sur lequel on mettra ce qu'on voudra amollir ; on le jettera ainsi dans un petit feu l'espace d'une heure, jusqu'à ce qu'il devienne froid de soi-même : il n'est rien de plus assuré que le fer et l'acier deviendront comme du cuivre.

Pour amollir le cristal et l'acier.

Prenez du plomb brûlé et du cristal autant de l'un que de l'autre ; cassez-le sur une pierre, ensuite mettez le tout dans un creuset pour le faire fondre ; vous en ferez tout ce vous voudrez par ce moyen : ou bien pressez de la chaux vive et des cendres gravelées également, faites-en une lessive que vous ferez couler neuf à dix jours, ensuite laissez y tremper votre acier ou votre cristal pendant vingt-quatre heures, et vous le trouverez comme vous le désirez.

Recette pour dorer le fer.

Il faut faire bouillir le fer dans du vinaigre, du sel et du vitriol. Si le fer est trop grand on l'enduira étant chaud avec la mixtion; puis on n'a qu'à appliquer la poudre d'or dessus et le fer sera doré solidement.

Pour amollir le fer ou l'acier pour le couper ou le faire dresser à sa fantaisie.

Qu'on prenne des fleurs de camomille avec autant d'herbe robert ou géranium sauvage et de verveine et qu'on les mette dans un pot bien bouché avec de l'eau chaude; ensuite faites bouillir le tout et faites amortir votre fer dans cette composition.

Pour souder le fer.

Limez bien juste les jointures des fers, mettez-les après dans le feu et jetez dessus du verre de Venise pulvérisé; et il se soudra immédiatement.

Poudre pour rendre tout métal liquide.

Prenez un quart d'antimoine, du sain de verre, du

sel également, réduisez le tout en poudre; prenez
trois parties de cette poudre avec du métal et mettez
le tout fondre ensemble.

Pour graver toutes sortes de métaux.

Prenez une partie de charbon de tillot, deux parties
de vitriol, autant de sel ammoniac, puis détrempez le
tout ensemble dans du vinaigre jusqu'à ce qu'il soit
comme de la jatte molle et quand vous voudrez graver fer ou autre chose, vous en ferez le dessin avec
du vermillon mêlé avec de l'huile de lin que vous ferez
sécher, ensuite vous y mettrez dessus cette susdite
composition l'épaisseur d'un doigt, autant chaud que
l'on pourra et quand le tout sera sec, vous l'ôterez
et laverez bien la gravure, qui sera comme vous le
souhaiterez.

Autre procédé.

Prenez du vert d'Espagne un quart d'once, de l'a-
lun, du sel ammoniac, du tartre, du vitriol, du
sel commun, de chacun huit grammes; mêlez et délayez le tout ensemble avec du vinaigre fort, et
le laissez ainsi l'espace d'une heure, et quand vous
voudrez graver, dessinez avec l'ocre et de l'huile
de graines de lin, broyés et mêlés ensemble; laissez-
le bien sécher, après cela faites chauffer sur le feu,
dans une poêle plombée, votre susdite pâte; prenez ensuite votre acier que vous tiendrez sur la poêle en
versant dessus de cette eau chaude avec une cuillère.
Faites cela pendant un quart d'heure; il faut pourtant

prendre garde que l'eau ne soit pas trop chaude, de peur que l'huile mêlée avec le vernis ne s'écarte. Après frottez votre acier avec de la cendre ou chaux vive ; vous verrez que ce que vous aurez dessiné sera élevé en entier et le reste enfoncé.

Pour dorer ou faire de couleur d'argent toutes sortes de métaux.

Prenez une partie d'ocre, la deuxième partie de mine, la quatrième partie de bol d'arsenic, autant d'eau-de-vie, broyez le tout ensemble avec de l'huile de graines de lin et mêlez-y quatre ou cinq gouttes de vernis. Si la couleur est trop épaisse, ajoutez-y un peu de ladite huile, puis coulez le tout dans un linge et quand il sera comme du miel, frottez-en ce que vous voudrez et le laissez sécher, ensuite mettez l'or ou l'argent dessus et vous verrez la vérité de ce procédé.

Pour jaunir l'étain ou le cuivre.

Qu'on prenne du vernis sec, de l'ambre et de l'alun, de ces deux autant de l'un que de l'autre, puis qu'on y ajoute du vernis et de l'huile de graines de lin du Nord, et l'on mettra bouillir le tout ensemble sur un feu de charbon dans un pot bien plombé : il faut auparavant bien mêler le tout l'un avec l'autre ; ensuite on fera l'épreuve sur un couteau : s'il est trop épais, on y mettra de l'huile ; s'il ne l'est pas assez, on y mettra de l'alun.

Pour dorer l'étain.

Prenez de l'huile de lin bien purifiée sur le feu, c'est-à-dire cuite, puis y mettez de l'ambre et de l'aloès autant de l'un que de l'autre, et les ayant bien détrempés, vous les mêlerez tellement avec l'huile sur le feu qu'elle devienne épaisse ; après l'avoir ôtée, vous la mettrez sous terre pendant trois jours : ensuite l'étain que vous aurez frotté avec cette mixtion prendra la couleur de l'or que vous mettrez dessus.

Pour donner la couleur de l'argent au cuivre.

Qu'on prenne du tartre de vin, de l'alun, du sel, broyez le tout ensemble sur une pierre, ensuite y ajoutant une feuille d'argent ou deux avec les choses susdites, qu'on mette le tout dans un pot bien plombé, dans lequel on mettra l'eau que l'on trouvera ; que l'on y jette le cuivre et qu'on le frotte, on verra quand il aura suffisamment pris la couleur de l'argent.

Pour dorer le fer ou l'acier.

Prenez une partie de tartre de vin, la moitié de sel amoniac, autant de vert d'Espagne et un peu de sel, faites bouillir le tout dans du vin blanc, ensuite frottez votre fer ou votre acier après l'avoir bien poli, laissez-le sécher et le dorez avec de l'or moulu, ou de l'or en poudre ; immanquablement vous dorerez très-bien.

Pour faire une eau à dorer le fer ou l'acier.

Prenez une once de cendres gravelées, une once de
n blanc, une once d'alun, demi-once de sel de gom-
e, de l'alun de la pesanteur de huit grammes, au-
nt de vert d'Espagne, la même quantité de couperose,
e sel gros, une chopine d'eau courante, faites bouil-
r le tout jusqu'à la moitié ; après mettez-le dans
n pot neuf, couvrez-le de sept ou huit feuilles de
ros papier et une tuile dessus, afin qu'il ne prenne
oint d'air. Quand vous voudrez dorer quelque chose,
ous pourrez vous servir de cette eau avec succès.

Pour nettoyer le fer, les armes et ce qu'on voudra.

Prenez du plomb limé bien menu, mettez-le dans
n pot avec de l'huile d'olive bien couvert ; laissez-le
insi pendant neuf jours, ensuite frottez avec cette
uile le fer, l'acier, les armes ou ce que vous vou-
rez, elles ne se rouilleront point.
La graisse où l'huile de pied de bœuf bien bouillie
st aussi fort bonne pour faire la même chose.

RECETTES DIVERSES

Pour détruire les puces.

Faites bouillir des racines de rodaphéné ou bois de garou et graines de chanvre. Prenez du pouliot en fleur et le brûlez où il y aura des puces, ou la décoction d'absinthe avec de l'eau bien salée ; elles mourront toutes.

Autre pour le même.

Faites tremper des porreaux, les racines et les queues dans l'eau et arrosez l'appartement.

Pour faire mourir les poux.

Prenez du petit-lait, un litre et demi environ, faites-y infuser 48 heures pour 30 centimes de tabac à priser, puis avec cette décoction, enduisez les parties affectées de poux et vous êtes assuré du succès.

Pour faire mourir les punaises.

Prenez de la poudre insecticide Vicat ou bien de l'essence, ou du pétrole, en frottez les bois de lits, ou bien frottez le lit avec de la poix liquide et du jus de concombre, ou bien de la colle de poisson cuite; chacune de ces denrées obtient un grand succès.

Pour faire mourir les mouches.

Prenez de la fougère et broyez-la avec du lait et de l'orpiment.

Arrosez en la maison, les mouches mourront. La décoction de fève fait la même chose.

Pour se garantir de la foudre.

La foudre ne tombe pas sur le figuier, ni sur le laurier, ni sur le pin, ni sur l'aubépin, ainsi que sur les arbres résineux. Ne vous abritez pas sous les grands arbres, vous attirez la foudre.

Bonne recette pour chasser les fourmis d'un lieu ou d'un arbre.

Prenez des oignons civettes ou petites queues, broyez-les avec de la graisse de porc ; avec cela, frottez-en l'arbre ou l'endroit où vont les fourmis, vous verrez qu'elles n'y retourneront plus ; ou bien frottez avec du pétrole, ou mettez de la cendre de bois.

Pour garantir les chiens qu'ils ne deviennent enragés par nature.

Les chiens jeunes, à qui l'on aura soin de couper la queue à quarante jours d'âge, soyez certain qu'ils ne deviendront pas enragés. Les chiens à double argot ne deviennent pas enragés sans être mordus.

Pour chasser les mouches et moucherons d'un appartement.

Il faut prendre du cumin, le piler, puis en frott[ez]
l'endroit qu'elles fréquentent. Si vous voulez garantir ce que vous voudrez des mouches, surtout-l[es]
animaux, prenez du laurier à odeur ou à sauc[e]
c'est-à-dire du laurier de cuisine, faites-le bouillir o[u]
infuser avec de l'huile, celle que vous voudrez ; pu[is]
avec cette huile frottez les animaux ou les murs de[s]
appartements, aucune mouche ne s'y posera.

Le laurier, infusé dans l'huile pour la peintur[e]
empêche les mouches d'y aller.

Autre procédé simple pour chasser les mouches.

Prenez des feuilles de courge, pilez-les bien, pu[is]
prenez le jus et frottez-en les animaux tous les
matins.

La lie du vin fait le même effet, en frottant avec.

Pour faire du vinaigre.

Mettez de bon vin dans un tonneau, puis faite[s]
chauffer des tuiles ou des briques neuves ; faites-l[es]
froidir dedans et mettez le vase au soleil ou pr[ès]
du feu.

Pour faire du vinaigre avec du vin gâté ou pourri.

Faites bouillir le vin pourri ; ayez soin de bi[en]

...ar et laissez-le sur le feu jusqu'à ce qu'il soit
... tiers, puis mettez-le dans un vase où il y aura
... vinaigre ; ajoutez du cerfeuil et du poivre long,
... voulez qu'il soit plus fort et couvrez bien le
... en peu de temps, vous aurez du bon vinaigre.

Recette pour ôter l'odeur de moisi au vin rouge
ou blanc.

Prenez des nèfles ou mèples vulgairement ; il faut
qu'elles soient bien mûres dans la paille ; ouvrez-les
en quatre parties, puis liez-les avec du fil, attachez-
les au bondon du tonneau ; il faut qu'elles soient
toutes couvertes de vin ; laissez ainsi pendant un mois,
puis ôtez-les et vous ôterez ainsi l'odeur de moisi.

Autre recette pour le même.

Pour une pièce de vin de deux cents litres, prenez
une ou deux livres d'huile de noix, ou d'huile d'olives,
versez-la dans le tonneau, puis avec un bâton, remuez 10 minutes, ensuite bouchez et laissez reposer ;
soyez sûr que le goût de moisi sera enlevé. Vous
pourrez ôter le vin au bout de huit à quinze jours,
sans sortir l'huile, car l'huile, plus légère que le vin,
restera toujours dessus ; vous pourrez vous servir
de ladite huile, en la mettant reposer dans une bouteille.

Pour empêcher que le vin ne devienne fort.

Prenez un morceau de lard salé, attachez-le à la

bonde avec un gros fil, tant qu'il puisse soutenir le lard, de manière que le tonneau se trouve bien bouché en dedans et que le lard touche le vin. Le vin ne forcera point, et s'il a commencé, soyez sûr que cela le ramènera.

Pour rétablir le vin tourné ou échaudé.

Le vin tourné ne diffère des vins naturels que par une certaine quantité de sous-carbonate de potasse, qui s'est formée aux dépens de la crème de tartre et de la matière colorante. Il suffit, pour le rétablir, d'ajouter environ demi-once d'acide tartrique par cent litres de vin ; l'acide carbonique se dégage, le vin reprend sa couleur et sa saveur naturelles ; le tartre ainsi dépose au fond de la pièce.

Autre recette pour ôter le goût de moisi au vin.

Il faut changer le vin de tonneau, puis prendre des cailloux de rivière ou du sable bien lavé; prenez par pièce 4 blancs d'œufs, battez le tout bien ensemble, versez sur le tonneau et remuez dix minutes avec un bâton, puis mettez une chopine d'huile d'olives et remuez encore 5 à 10 minutes ; laissez-le 10 à 12 jours et tirez-le en bouteilles, vous êtes sûr que le goût de moisi sera enlevé.

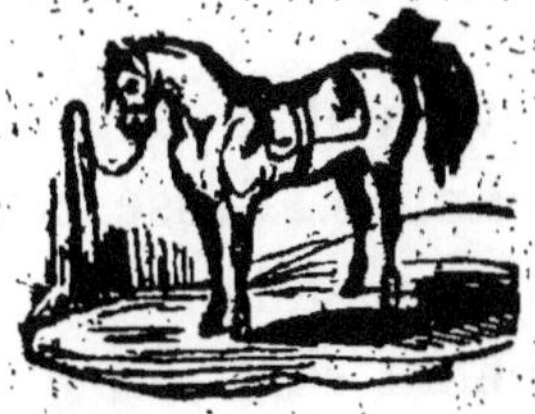

TRAITEMENT DU CHEVAL

Un bon cheval de travail doit être ramassé, court, la poitrine large, les naseaux bien ouverts, la croupe arrondie, le regard vif et gai, les membres nerveux, les jambes sèches et musculeuses, sans que cependant les os soient trop gros. Combien voyons-nous de ces petits chevaux être plus robustes, plus courageux, plus vigoureux, mener des charges plus lourdes, et faire plus de travail que les gros, pourvu qu'ils soient enfin d'une bonne nature et qu'ils supportent les fatigues sans être fréquemment exposés aux indispositions et aux maladies.

La qualité d'un cheval ne tient donc pas à sa taille. Nous ne nous occuperons pas des chevaux de luxe, leur éducation ayant été traitée par des hommes spécialement éclairés sur cette matière; ne nous occupons donc que des chevaux de travail ou de trait.

De l'âge des chevaux par les dents.

La première année le poulain a douze dents qui

tombent et se renouvellent à partir du huitième mois jusqu'à sa septième année. Passé cet âge, il est difficile de préciser l'âge; cependant les dents qui s'allongent par déchaussement sont un indice de vieillesse d'après lequel les personnes exercées peuvent à très-peu de chose près déterminer les années.

La lenteur des mouvements, la pesanteur du corps, l'enfoncement des yeux, le grisonnement ou les taches souillées du poil, sont aussi des marques ou signe, de vieillesse.

L'âge du mulet ou de l'âne se reconnaît de la même manière. Le bœuf est tout-à-fait contraire au cheval : le cheval en vieillissant prend les dents longues, le bœuf au contraire, les prend courtes.

Je ne veux pas m'étendre davantage sur ces explications, car j'ai annoncé que mon ouvrage serait précis; je donnerai des explications beaucoup plus détaillées dans la prochaine édition qui se fera à la fin de l'année 1880.

Remède pour la gourme.

Pour faire bien jeter la gourme à un cheval, il faut l'envelopper sous la gorge d'une peau d'agneau ou de mouton, la laine contre le poil du cheval, le tenir chaudement, bien couvert et hors des vents, frottant tous les jours la glande et autour des mâchoires ou ganaches avec la composition suivante :

Prenez d'huile de laurier, de beurre frais, autant de l'un qué de l'autre, et de l'onguent d'althea le double comme l'un des deux ; mêlez le tout à froid dans un

..., et de cet onguent graissez la tumeur: il attirera et fera venir les glandes en maturité. Lorsque vous apercevrez que la matière y sera, si elle ne peut se percer d'elle-même, ce qui vaudrait mieux, il faut appliquer à chaque tumeur un bouton de feu qui sera courbé de peur d'offenser le gosier, qui n'est pas loin de là. L'escarre des endroits où vous aurez mis le feu étant tombée, appliquez dans le trou qu'elle aurait laissé ouvert de l'onguent basilicon.

Recette pour faire l'onguent basilicon.

Prenez cire jaune,
Suif de mouton,
De la résine,
De la poix noire, } de chaque une demi-livre.

Mettez dans un pot 5 livres d'huile d'olive, faites-la chauffer sur un bon feu; lorsque l'huile sera chaude, vous mettrez le tout fondre ensemble, et lorsque ce mélange sera bien fondu, vous le passerez à travers un linge ou toile grossière; vous y ajouterez une livre de térébenthine, et tenez le tout remué jusqu'à ce que ce soit fondu; vous aurez un bon suppuratif ou baume suppuratif ou basilicon. On frotte avec cet onguent les parties qu'on veut faire suppurer.

Cet onguent digère les matières et en avance la suppuration et diminue les douleurs que le pus excite quand il se forme. Notez qu'avec le même onguent si vous mêlez du vert de gris et de la couperose blanche, tous les deux en poudre fine, il guérira n'importe quelle plaie de chevaux et l'amènera promptement à se cicatriser.

Si le cheval jette bien par les naseaux, on ne fera rien que le tenir chaudement et le promener soir et matin ; mais si le nez était bouché par la matière qui se congèle et se sèche et qu'il ne puisse avoir sa respiration qu'avec peine, vous lui seringuerez dans les naseaux avec une petite seringue ; prenez moitié eau-de-vie, moitié huile d'olive battues ensemble et tièdes. Ce petit remède fait jeter plus facilement.

On peut aussi lui donner, parmi le foin, de l'herbe appelée pervanche que l'on trouve en quantité ; cette plante mêlée parmi le foin fait très-bien jeter la gourme.

MM. les lecteurs qui ne connaîtront pas les plantes que je donne pour toutes sortes de maladies n'auront qu'à venir me trouver, tous les jours de marchés, route de Clermont, à Roanne, je leur remettrai toutes les plantes qu'ils voudront sèches ou vertes, ou à planter moyennant 25 centimes par sujet.

D'ailleurs, vous trouverez dans presque toutes les pharmacies les plantes sèches indiquées, ainsi que les onguents ou pommades, enfin tous les remèdes que je prescris sans aucune préférence de pharmacie, sauf quelques spécialités qui seront fabriquées par moi.

DU RHUME OU MORFONDURE.

Causé par des grands froids ou par des indigestions.

Le cheval s'enrhume lorsqu'il passe d'un grand froid à une grande chaleur, par un trop grand travail lui ayant échauffé les parties intérieures et extérieures, en restant découvert au courant d'air lorsqu'il a bien chaud, ou bien s'il est surpris par la fraîcheur de la nuit dans les saisons humides ; toutes ces causes amènent les fluxions de poitrine, en faisant dissoudre les humeurs gluantes et visqueuses qui se jettent sur les poumons et qui amènent la difficulté d'haleine et lui fait jeter par les naseaux des matières gluantes.

Aussi souvent l'on a cru des chevaux morveux en les voyant jeter par les naseaux en abondance de cette matière gluante qui n'était autre chose que des rhumes ou morfondure. Dans les rhumes opiniâtres, l'on ne manquera pas de les saigner et de les faire boire sur la fleur de sureau ou sur le serpolet sauvage. Il faut toujours ouvrir dans l'endroit ou l'abcès fait une pointe, ou dans la partie la plus déclinée, afin de donner issue à la matière, car autrement l'engorgement ou l'inflammation pourrait se produire en laissant le pus enfermé trop longtemps dans les glandes et y causerait des ravages.

Il faut entretenir l'ouverture de la plaie jusqu'à ce que la matière se soit entièrement écoulée, ensuite la faire cicatriser en la bassinant avec du vin tiède sucré que l'on aura fait infuser avec le lierre terrestre.

Quelquefois l'inflammation gagne la trachée-artère, les bronches et même la substance du poumon; c'est ce qu'on appelle *gourme maligne* ou fausse morve; c'est pour quoi au cas où il y aurait inflammation, il faut soigner et appliquer promptement les remèdes que j'ai donné page 238, *onguent Basilicon*.

Pour faire fondre une glande.

Prenez 250 grammes de lin battu et mis en farine, ou simplement de la farine de lin ; mêlez-la avec une chopine de bon vinaigre très-fort, pour en faire comme une bouillie ; faites-la cuire à petit feu bien clair, la remuant sans cesse, et lorsqu'elle s'épaissira, ajoutez six onces d'huile de lys, le tout bien mêlé. Il faut l'appliquer chaud sur la glande et mettre dessus une peau de mouton ou d'agneau ; on peut l'appliquer aux gourmes et aux fausses gourmes ; et s'il ne réussit pas à la glande d'un cheval morveux, c'est mauvais signe.

Autre recette pour la morve.

Prenez de castoreum du Levant, une once, concassez-le grossièrement, gentiane et sabine, de chacune une once et demie, coupez menu la sabine et concassez la gentiane ; faites bouillir le tout dans cinq chopines de bon vinaigre de vin rouge, et réduire en bouillon à trois chopines ; laissez-le froidir et passez-le à travers un linge ou une passoire fine, et exprimez ou serrez fortement le résidu ; bridez le cheval trois heures et donnez-lui une chopine de ce breuvage, couvrez-le et mettez-le au chaud ; il sera fort malade, il battra des flancs ; il peut arriver qu'il prenne des tremblements par tout le corps : c'est alors le remède qui agit. Vous le laisserez coucher ; s'il se couche il se relèvera quelque temps après et vous le promènerez une demi-heure après la prise du remède, et s'il arrive que votre cheval en toussant jette quelques morceaux de poumon, votre cheval est incurable ; mais s'il ne jette que par le nez, pourvu que ce ne soit pas vert ni du sang, vous pouvez espérer de le sauver après un jour ou deux. S'il mange bien le troisième jour, vous pouvez lui donner une autre chopine le matin en observant comme à la première et le promener tous les jours une demi-heure. Cette recette en a guéri que l'on croyait morveux ; elle en a manqué beaucoup, et en a fait mourir quelques-uns, mais qui avaient les poumons pourris et par conséquent qui ne pouvaient pas vivre longtemps.

Recette pour les fluxions sur les yeux.

Si l'œil du cheval est rouge, enflé, chaud et fermé, il faut d'abord mettre un rectrainctif tout autour pour arrêter le cours des humeurs ; vous le composerez de cette manière :

Prenez du bol commun en poudre, mêlez-le avec du vinaigre et deux blancs d'œufs et faites-en une pâte que vous appliquerez autour de l'œil, large d'un de demi-pied ; faites l'application soir et matin en mettant dans l'œil de l'eau-de-vie, ou bien ce qui est meilleur, de l'eau composée de la manière suivante : prenez un œuf frais, faites-le cuire dur dans de l'eau, ôtez-en la coque, fendez-le par le milieu, sortez-en le jaune et mettez à la place gros comme une noix de couperose blanche et réunissez les deux moitiés de l'œuf, la couperose demeurant à la place du jaune ; vous l'envelopperez d'un linge bien fin et bien propre et vous le mettrez tremper six heures dans de l'eau de rose ; vous mettrez de cette composition soir et matin 8 à 10 gouttes dans l'œil du cheval avec une plume, et vous serez surpris de ce qu'il sera vite guéri.

Notez que ce remède est bon pour toutes espèces d'animaux, même pour les hommes.

Autre remède plus simple

Prenez les unes ou les autres des eaux suivantes, qui sont toutes excellentes.

Les eaux de plantain, de fenouil, d'eufraise, de ruë, de rose, de chèvrefeuille, d'éclaire ou de l'eau salée ; lavez-en les yeux soir et matin avec une éponge fine.

Remède pour dissiper les taches blanches sur les yeux.

Prenez du sel ammoniac pilé bien fin, puis mettez-le dans l'œil soir et matin jusqu'à parfaite guérison. Il arrive souvent que ces blancheurs durent douze ou quinze jours ; il ne faut pas s'en étonner et continuer. On peut encore mettre du sel commun pilé bien fin dans l'œil du cheval ; ce moyen est simple et bon.

Recette pour les chevaux lunatiques.

Il ne faut jamais soigner un cheval lunatique, parce que vous le rendriez aveugle. Il ne faut donner aucune sorte de graines aux chevaux lunatiques, lorsqu'ils ont les yeux troublés ; il ne faut que leur donner du foin et de la paille ou du son mouillé.

Pour les chevaux lunatiques, vous faites d'eau de ruë : coupez menu trois ou quatre poignées d'herbe, qu'on appelle ruë, mettez-la entre deux plats neufs et vernis en dedans, faites chauffer doucement ces plats sur un réchaud et de temps en temps ôtez le plat qui couvre celui qui est sur le feu, et avec une plume faites tomber l'eau qui est attachée sur ce plat, et ensuite remettez ce plat sur l'eau pour encore ramasser de cette eau, et lorsque vous en aurez à peu près comme un petit verre, faites dissoudre dans ce liquide un morceau à peu près gros comme une noix de couperose blanche, et bassinez-en l'œil matin et soir. Si cela ne fait pas, il faut avoir recours à l'huile de saturne et en mettre sept à huit gouttes dans l'œil tous les jours. Vous verrez un effet qui vous surprendra; il n'y a aucun remède qui vaille celui-ci.

Remède pour la colique.

Il faut donner au cheval qui prend la colique une poudre composée de deux livres de racines de persil, séchées à l'ombre, une livre de maniguette et autant de poudre d'écorce d'oranger sèche, le tout pulvérisé et mêlé ensemble, le conserver dans un sac de cuir bien bouché et en donner une once et même deux pour les gros chevaux, dans une chopine de vin rouge.

Ce remède coûte peu et est excellent pour la colique ou tranchée des chevaux. Il faut les promener au pas lorsqu'ils ont pris ce remède.

Pour faire uriner un cheval.

Prenez une once de bois de sassafras, avec une écorce qui contient une partie de la vertu pour ce remède, coupez-le bien menu et mettez-le infuser avec une chopine de vin blanc dans une bouteille ou une fiole bien bouchée ; il ne faut mettre la bouteille qu'à moitié et la mettre dans des cendres pour la faire infuser. Vous la laissez à peu près six heures et ensuite vous faites prendre cette préparation au cheval et elle produira promptement un effet, car elle fera suer et uriner le cheval.

Tout le monde sait que la matière de la sueur est la même que celle des urines.

Remède pour un cheval qui urine le sang.

Prenez : thériaque,	2 onces.
Miel commun,	4 onces.
Cassonnade fine,	4 onces.

Mêlez bien le tout dans un mortier, puis ajoutez :

Anis,	2 onces.
Coriandre,	2 onces.
Réglisse en poudre.	2 onces.

Puis vous le mêlerez bien avec un litre vin rouge et vous le donnerez au cheval, qui doit être bridé trois heures avant et autant après la prise ; saignez-le le lendemain. Le jour après la saignée, donnez-lui un lavement avec un litre et demi de petit lait de vache, que vous ferez bouillir, et vous mettrez deux onces de scorie de foie d'antimoine en poudre fine ; lorsqu'il bouillira fort, ôtez du feu et mêlez avec 4 onces d'huile d'olives ; donnez-le tout tiède au cheval et vous le guérirez de cette manière.

Remède à l'effort ou à un coup de pied à l'épaule.

Lorsque vous aurez reconnu que le cheval boîte de l'épaule, s'il ne fait pas trop froid, vous le mettrez à l'eau courante bien profonde, pendant huit à six minutes, matin et soir, et vous lui ferez des frictions sur le mal avec de l'eau-de-vie camphrée, au sortir de l'eau.

Si au bout de deux ou trois jours le cheval boîte encore, vous le saignerez au cou.

La pommade opodeldoc est aussi fort bonne pour tous les membres forcés, ainsi que pour les douleurs aux articulations.

Moyen d'empêcher les engorgements et boulets aux chevaux.

Il faut avoir soin de mettre le cheval à l'eau, ou bien de lui éponger les jambes avec de l'eau froide, ainsi que les narines, toutes les fois qu'il arrivera d'une course.

Vous empêcherez, par ce moyen, que le sang s'abatte dans les pieds et y produise des engorgements, ce qui rend la marche du cheval lourde et pénible ; mais si vous avez soin de faire ce que je vous dis, au contraire, il sera toujours dégagé et aura les jambes sèches et ne tombera pas.

Remède pour les coups de pieds et pour les jambes enflées ou engorgées.

Lorsque les jambes du cheval sont enflées ou engorgées par de petits accidents, prenez de la lie de vin rouge toute froide et appliquez-la dessus tous les jours.

Ce sera meilleur si l'on mêle la lie de vin avec un quart de bon vinaigre.

Si cela ne désenfle pas les jambes, faites ce qui suit :

Prenez environ quatre pintes ou trois chopines de lie de vin rouge, faites-le cuire sur un feu clair lentement, remuez continuellement ; lorsque ça commencera à s'épaissir, mêlez avec deux livres de miel et une livre de savon noir, remuez toujours et continuez à faire cuire jusqu'à ce que le tout soit épais ; alors vous l'appliquerez en petite quantité pour commencer, et vous le changerez tous les jours ; cela désenflera et fortifiera les jambes du cheval, si vous continuez l'application quelques jours de suite.

Autre bien simple remède pour l'engorgement.

Si vous avez soin de mettre de la fiente de vache mêlée avec de l'esprit de vin, toutes les fois que votre cheval rentrera, non-seulement il n'enflera pas, mais s'il a des enflures, vous les ferez passer au bout

huit ou dix fois ; vous ferez cette application une
fois tous les jours, puis mettez-le à l'eau, ou lavez-
lui les jambes avec d'eau de puits, deux fois par jour.

Autre bien bon remède pour le même mal.

Prenez un verre de bon vinaigre, une demi-livre
de graisse blanche et une once de fleur de soufre,
mêlez bien le tout ensemble et graissez les endroits
malades ou enflés.

Remède pour guérir les molettes.

Le repos guérit les molettes quand elles sont récentes.

Le courant d'une rivière, en y tenant le cheval
tous les jours jusqu'aux genoux, le guérira, si en
revenant à l'écurie on applique ce qui suit :

Prenez de la mie d'un petit pain tout chaud et
imbibez-la entièrement d'esprit de vin, puis appliquez-
la toute chaude sur la molette et mettez par-dessus
une compresse ; liez le tout avec une bande un peu
large, qui fasse plusieurs tours ; au bout de 24 heures,
la molette sera parfaitement passée.

Remède pour les boulets enflés ou engorgés.

Prenez deux parties d'eau-de-vie et une d'huile de
noix, battez ceci ensemble et frottez les boulets soir
et matin, pendant huit ou dix jours de suite.

Ou bien prenez de la ruë en herbe, faites-la

bouillir avec du bon vin rouge et faites-la réduire
en pâte, pour la lier en forme de cataplasme sur les
boulets.

Les choux cuits et mêlés avec de la farine de fèves,
feront le même effet, en les appliquant comme il est
dit ci-dessus.

Remède pour un cheval piqué ou cloué.

Jetez de l'eau vulnéraire toute froide dans l'endroit
piqué, quand vous l'aurez ouvert et mettez-y du coton par-dessus tous les jours ; le cheval sera bien
vite guéri.

Si vous ne pouvez avoir de l'eau vulnéraire, tâchez
d'avoir de l'onguent pimpholis, mettez-en dans le
trou tous les jours.

Ou bien prenez de la mille-feuilles, ou herbe appelée saigne-nez, qui est une feuille fine; pilez-la et
mettez-la dans une cuillerée de bon vinaigre, faites-
la bouillir 5 ou 6 bouillons ou 3 à 4 minutes, en le
remuant deux ou trois fois; puis versez le vinaigre
tout chaud dans la piqûre ou dans le trou de l'encolure et mettez le marc par-dessus, continuez
jusqu'à guérison.

J'ai déjà dit que si quelqu'un désire connaître les
plantes, qu'il vienne chez moi, à Roanne, route de
Clermont.

Autre remède pour les enclouures ou piqûres des pieds des chevaux.

Dans le commencement, l'on mettra avec succès.

de la térébenthine seule, ainsi que du suif fondu sur la plaie, avec de la gomme élémi, le galbanum avec le beurre ou suif fondu ensemble.

Notez bien qu'il faut, autant que possible, faire saigner l'endroit encloué ou piqué.

Remède pour les bleimes et enclouures.

Prenez : une livre d'huile d'olives,
Une demi-livre de sucre,
Un litre de vin rouge,
Feuilles de romarin, 4 onces,
Feuilles d'orties piquantes, 4 onces.

Mettez-les dans un pot de terre neuf bien verni ; il faut que la moitié reste vide ; couvrez-le bien et bouchez bien les jointures avec de la pâte, faites-le bouillir à petit feu pendant environ 6 heures, laissez-le refroidir à moitié et passez à travers un linge grossier, puis ajoutez six onces de cire neuve coupée en morceaux et laissez refroidir ; il faut le faire réchauffer, puis l'appliquer tout chaud dans la blessure.

L'onguent de la comtesse ou l'onguent de Schmitt est très-bon, en l'appliquant dessus les bleimes ; mais il faut toujours avoir soin, avant de faire toutes ces préparations, de bien nettoyer la plaie et en sortir toutes les impuretés qu'il y aurait.

Recette contre la démangeaison aux jambes des chevaux et partout ailleurs

On trouve assez facilement dans les campagnes et

dans les montagnes une plante que l'on appelle ellébore noir, ou vulgairement compiss-chien, qui est une
herbe laiteuse ; les gens de la campagne s'en servent
pour faire mourir les poux du bétail, en la faisant
infuser dans du petit-lait de vache; il faut en prendre
une bonne poignée et la concasser ou l'écraser, en
frotter les endroits qui démangent le cheval une ou
deux fois seulement et il ne se grattera plus.

Autre recette pour la même.

Prenez : Couperose verte, 4 onces, alun brûlé, 4
onces, deux poignées d'herbe appelée curagne, ou autrement persicaire, ou réveille-matin, dans deux pintes
de vinaigre ; faites bouillir le tout jusqu'à diminution
de la moitié, et après avoir bien bouchonné les jambes, frottez-les plusieurs fois ; il y aura guérison
assurément.

Je préviens mes lecteurs qu'au besoin, pour une
maladie qui serait grave ou compliquée, je traiterais
par correspondance, pourvu qu'on me donne le nom
de la maladie ou une explication bien précise. S'adresser à Roanne, route de Clermont (*gratis*).

Car il n'est pas possible de traiter en vétérinaire
complet dans ce petit volume ; mais comme je vous
l'ai dit plus haut, en 1880, je ferai une édition qui
traitera spécialement des chevaux et qui sera complète, moins les opérations chirurgicales.

Poudre pour faire sécher les plaies des chevaux.

Prenez de la chaux vive, mettez-la en poudre,

passez-la avec un tamis, puis une livre de miel, mêlez le tout ensemble, faites une pâte et mettez-la dans un pot neuf verni, sur un petit feu ; remuez-la continuellement, pour que la poudre vienne bien sèche et comme calcinée. Il faut que la matière puisse se plier et se mettre en poudre fine, puis la mettre sur la plaie : elle est merveilleuse. La seule incommodité est que, l'été, elle attire les mouches ; mais dans une autre saison, c'est la meilleure. Il y a bien d'autres recettes : le charbon pilé, la cendre de vieux souliers avec du miel, la cendre tamisée de la poudre de romarin sèche, également la poudre de sauge ; mais la première est la meilleure.

Recette bonne contre la rage des animaux.

Quand vous voyez qu'une bête a été mordue par une autre ayant la rage, faites ce qui suit :

Prenez 5 ou 6 écailles d'huitres par tête, faites-les brûler ou calciner, puis mettez-les en poudre fine et donnez-les avec une bonne huile d'olive. Faites-le deux fois en deux jours. Il faut qu'elle n'ait mangé que 6 heures avant et que la bête mange 6 heures après.

Pour le chien il ne faut en mettre qu'une ; mais il faut pour l'un et pour l'autre prendre la coquille de desssous.

Bonne recette pour guérir les chevaux poussifs et pour toutes les toux.

Prenez trois livres de graines de lin, mettez-les

dans une terrine de terre, en sorte que la graine de lin soit répandue tout autour, et quand le pain sort du four mettez la terrine dedans et bouchez le four, et toutes les heures remuez cette semence de lin continuez à la mettre au four jusqu'à ce qu'elle soit bien sèche et sans humidité. Prenez ensuite deux livres de réglisse râpée ou bien une livre de réglisse noire de Lyon ou sucre noir; ce qui sera mieux, prenez également une demi-livre d'anis, des feuilles et des fleurs d'hysope sèche une demi-livre, sauge une demi-livre, de la centaurée fleurs et feuilles 4 onces, feuilles de chardon bénit 4 onces, d'aristoloches longues 2 onces, véronique et sanicles 2 poignées de chaque racine, d'énula campana 4 onces, grande consoude et racine d'althéa ou de mauve, de l'une et de l'autre 2 onces, gentiane demi-once, gui de chêne 2 onces : faites sécher le tout à l'ombre, pulvériser chaque chose à part, bien le mêler et le conserver dans un sac en cuir bien bouché pour vous en servir.

Il faut en donner tous les matins au cheval deux petites cuillerées à bouche, dans 4 litres de son de froment mouillé et laisser le cheval sans manger une heure et demie.

Le soir il faut les lui donner dans du son d'avoine qu'il faut mouiller du temps du traitement; il ne faut point lui donner du foin, il faut lui donner de la paille de froment.

Si après ce remède le cheval n'est pas soulagé, n'y faites plus rien, il n'y aurait pas de remède. Celui-ci guérit aussi toutes espèces de toux.

Autre recette pour les chevaux poussifs et toutes les espèces de toux.

Prenez de le fleur de bouillon-blanc et le pulvérisez, faites-en boire au cheval avec de l'eau. Non-seulement ce remède guérira le cheval poussif, mais il guérit aussi promptement toutes sortes de toux.

La tisane de gentiane en infusion fait le même effet.

Traitement des malandres et solandres.

Les malandres sont des maux qui paraissent au pli du genoux par des crevasses d'où il découle une eau rousse qui fait souvent boîter le cheval, ou lui tiennent les jambes raides ; on les connaît au poil qui est toujours hérissé sur l'endroit. Il ne faut pas guérir entièrement les solandres ni les malandres, il faut seulement les adoucir par des alcali, c'est-à-dire avec du savon noir, car si on les desséchait, l'on fermerait le loup dans la bergerie. Ne faites que frotter les malandres avec du savon noir et les lavez avec de l'urine, ou avec du lessif, ou du beurre fricassé jusqu'à ce qu'il soit noir et frottez les crevasses.

Un bien bon remède pour les solandres est de prendre de l'huile de lin et la mettre avec de l'eau-de-vie, parties égales ; agitez le tout jusqu'à ce que la moitié forme l'onguent, et puis graissez tous les jours, ce qui empêchera la douleur et l'enflure ; si elle ne fait que commencer, cela les guérira.

L'huile de noix est très-bonne, mêlée avec de l'eau

et battue et s'en servir après que l'on aura passé ld
savon noir. L'onguent rosat est très-bon pour adoucii
les malandres et les solandres.

Remède pour les suros.

Il faut raser le poil, battre le suros et le ramollir,
puis posez une couenne de lard, peu grasse, sur lee
suros, le gras en dehors, et y appliquez un boutons
de feu large et plat comme une pièce de un franc, et
pendant que vous tenez le bouton sur le lard vous en
faites chauffer un autre que vous appliquez de nouveau sur un autre endroit de la couenne, mais toujours
sur le suros.

Continuez cette opération jusqu'à ce que le suros
soit fondu ; puis mettez un ciroine et empéchez que
le cheval n'y puisse porter les dents.

Pour ramollir les duretés.

Prenez : racine de lys, ou oignon,   2 onces,
        Racine de guimauve,   2 onces,
Feuilles de mauve, feuilles de violette, 2 poignées,
chaque, aneth, origan et pouliot sauvage, une poignée
de chaque.

Faites bouillir les racines dans de l'eau et environ
3 parties d'huile de noix, les faire bouillir une heure,
puis ajoutez les herbes, et lorque le tout sera bien
cuit, pelez-le et vous l'appliquerez bien chaud sur la
partie que vous voudrez ramollir.

Vous pourrez aussi ramollir avec de la graine de
lin, de la farine de fenu-grec, ou huile de lys, ou

uile d'aneth ou la graisse d'oie, ou les limaces rou-
s pilées et appliquées dessus.

mède excellent pour les plaies, atteintes et blessures des chevaux.

Demandez la liqueur de Gilis ; prix 2 francs le fla-
n ; dépôt chez M. Canis, pharmacien, rue Nationale,
Roanne (Loire).

Remède pour le javard.

Prenez gros comme un œuf de levain fait de farine
 seigle, deux ou trois gousses d'aulx pilées, une
ncée de poivre, liez-les sur le javard ; ce remède
uérit les javards en 24 heures. A défaut de levain
 seigle, prenez du levain de froment.

Autre recette pour les javards.

Prenez le blanc de deux ou trois porreaux ou deux
ignons blancs, pilez-les, puis mêlez avec gros com-
e un œuf de vieille graisse rance et une pincée de
raines de moutarde ; continuez tous les jours jusqu'à
uérison.

Après que le bourbillon sera sorti, il faudra laver
a plaie avec de l'eau-de-vie, bien nettoyer la plaie
vant avec un chiffon ou de la filasse. Au cas où le
mal serait trop grave, il faut prendre l'herbe appelée
hélidoine ou grande éclaire ; c'est une herbe à lait
jaune, qui sert également pour les verrues.

Vous ne ferez seulement que frotter le mal et il sera promptement guéri, ou bien prenez de graisse de poule d'oie ou du beurre, ou de la graisse, avec de la farine de seigle ou de froment.

Remèdes pour les molettes.

Lavez les molettes avec du vin bien chaud où l'on mêlera du beurre ; mais le meilleur remède pour les molettes est le feu ; par ce moyen les molettes se dissipent et ne reviennent plus.

Remède pour les entorses et dislocation de boultes.

La plupart veulent et prétendent guérir ces entorses par des grimaces et des paroles que voici, disant trois fois en faisant des signes de croix avec le pouce sur la partie malade *Anté* + *Antété* + *Super Antété* +.

Comme moyens matériels, il faut prendre gros comme un œuf de couperose blanche, la faire fondre dans une chopine d'eau, puis mouiller un linge et l'appliquer ainsi dessus, à froid avec le linge plié en quatre et changer la compresse de 4 en 4 heures. L'esprit de vin, ou de l'eau-de-vin camphrée sont très-bons si vous n'avez pas de la coupersse blanche qui est bien meilleure. Si le cheval ne guérit pas assez vite, prenez moitié esprit-de-vin et moitié esprit de térébenthine, une once de chaque environ, mettez-les dans une fiole, battez le tout ensemble et frottez-en le boulet; attachez le cheval bien court, pour qu'il ne puisse mordre.

Pour les atteintes.

Lavez bien la plaie avec du vinaigre salé; s'il y a
[de]s morceaux de chair détachés, il faut les couper ;
[en]suite faites cuire un œuf dur, coupez-le en deux,
[po]udrez-le avec du poivre, puis tout chaud appliquez-
[le] sur le mal; il faut bien le lier. Si la première fois
[ça ne] suffit pas, il faut refaire ce procédé une deuxième
[fo]is.

[Si] le cheval s'attrape avec ses fers, surtout en temps
[de] gelée, comme il arrive souvent, il faut au plus tôt
[la]ver la plaie avec du vinaigre chaud, puis remplissez
[le] trou avec du poivre, mettez dessus un emplâtre
[no]ir fait avec de la suie de cheminée, du vinaigre et
[u]n blanc d'œuf ; ou bien encore, avec de la chaux
[gr]elée et détrempée avec de l'eau de seconde que vous
[tr]ouverez chez les pharmaciens.

[A]vec ce traitement la guérison sera prompte.

Maladies du cheval les plus communes.

LA COLIQUE

C'est une maladie qui arrive très-souvent aux chevaux ; l'on reconnaît qu'ils ont la colique, quand ils grattent du pied, se couchent et se roulent sur le sol en se débattant vivement ; l'on voit leur ventre devenir gros, ils ont l'air gonflé, surtout le ventre qui se balonne et sonne comme un tambour. Alors cette position est bien à craindre, et si l'on ne fait pas promptement des remèdes, le cheval peut étouffer en peu de temps. Cette maladie vient lorsqu'ils ont trop mangé du trèfle ou de la luzerne, ou après un travail forcé, ou encore si on les a fait courir trop longtemps sans leur donner de repos ou lorsqu'ils ont chaud ou qu'ils sont échauffés par le travail et qu'ils boivent trop de l'eau, et surtout si elle est froide. L'hiver l'eau est bien plus mauvaise que l'été ; c'est pour cela que cette maladie est plus fréquente à cette saison. L'eau de la neige fondue leur donne des coliques tellement violentes, que le plus souvent l'ani-

al en crève. Il faut donc veiller à ce que les chevaux
 mangent pas, en grande quantité des fourrages
rts, surtout de la luzerne, qu'ils mangent de pré-
rence à toutes les autres nourritures vertes ; s'ils
nt tourmentés par la soif, ne les laissez pas trop
ire de l'eau froide et glacée. Si l'on ne peut faire
trement, on coupera l'eau avec du son ou de la
   on la fait tiedir. Malgré les soins que l'on
urra prendre, si le cheval prend la colique, il faut de
ite lui bouchonner tout le corps avec une poignée
 paille ou de foin ; on le promènera en évitant de
laisser coucher ou de se rouler par terre. Il peut
rriver que les intestins ou boyaux s'entortillent et
 nouent, ce qui cause la mort.

Traitement contre la colique.

On donnera au plus vite un lavement avec de l'eau
ède et du savon blanc bien fondu, gros comme une
nne noix, dans un litre d'eau ; pour le lui faire
rder, on aura soin de lui presser les reins avec un
nche de fourche ou un bout de bois, que l'on pro-
nera sur le dos, en pressant fortement; au cas que,
algré ces précautions, le cheval rejette ce lavement,
 lui en donnera un autre de suite.
En même temps on lui fera le breuvage suivant,
ui est très-efficace et une des meilleures recettes ;
n le fait préparer par un pharmacien.
Prenez : Camphre en poudre,   7 grammes,
          Assa-fœtida pulvérisé,   15 grammes,
          Ether sulfurique,   5 grammes,

Deux jaunes d'œufs,
Infusion de camomille, 1 litre.

On fait dissoudre le camphre en l'arrosant avec quelques gouttes d'alcool ; ajoutez l'assa-fœtida en poudre, puis mettez les deux jaunes d'œufs et mélangez bien ; ajoutez l'infusion de camomille ou de tilleul, versez l'éther au moment de vous en servir.

Toutes les fois que vous pourrez ou que vous aurez la facilité d'administrer ce breuvage, vous serez presque assuré de guérir la colique. Ce moyen est un des plus précieux ; toutes les fois que je l'ai fait prendre, j'ai toujours réussi à sauver le cheval.

Notez qu'on peut le donner au mulet et à l'âne comme au cheval.

Pour bien réussir à le leur faire prendre, il faut avoir soin de tenir la tête bien relevée et laisser la langue libre, pour que l'animal puisse avaler facilement, avec une bouteille et par petites gorgées ; il ne faut pas tenir la langue avec la main, comme font quelques gens, car vous pourriez étouffer l'animal en faisant passer le breuvage de travers ; il faut que l'animal puisse avaler sans danger.

Si la colique vient de ce qu'étant au travail ils ont manqué leur pissée, il y a rétention d'urine.

Alors il faut mettre une pincée de poivre de cuisine sur le bout de la verge.

Si cela ne produit pas l'effet attendu, on introduit dans la verge un petit porreau bien graissé d'huile d'olives. Alors le cheval rejette de l'urine épaisse, trouble, quelquefois couleur de café noir, et il est sauvé.

MORVE DES CHEVAUX.

Il n'y a que le cheval qui soit atteint de cette maladie, ainsi que l'homme, qui peut la contracter en pansant les chevaux qui en sont atteints. C'est pour cela qu'il faut abattre au plus tôt les animaux malades, car la morve est une maladie incurable. Le bœuf, la vache, le mouton, la brebis, le bouc, la chèvre et le porc ne sont jamais atteints de la morve ou du farcin, car ces deux maladies sont les mêmes.

Dans le farcin, comme dans la morve, on trouve sous la ganache des glandes bosselées attachées à l'os, qui donnent une matière jaunâtre et non blanche et crêmeuse comme dans la gourme.

Lorsque l'on aura eu un cheval morveux dans son écurie, on aura soin de bien laver la place avec une bonne lessive de cendre, si les harnais sont neufs ; mais s'ils sont vieux, il vaut cent fois mieux les mettre dans un trou en terre ; il faut laver l'écurie, les crèches et râteliers d'une manière sérieuse; sans cela, cette maladie pourrait se communiquer à celui qui le remplace.

Traitement de la gourme.

La gourme : cette maladie attaque principalement les jeunes poulains à 1 an, 2 ans et quelquefois plus vieux.

On la reconnaît à la présence de grosseurs ou tumeurs qui sont sous la ganache ou en haut du cou, de chaque côté de la gorge, au-dessous des oreilles. Les chevaux jettent par le nez une humeur épaisse, jaunâtre ; les yeux pleurent et il se forme quelquefois entre les paupières une humeur jaunâtre : les animaux sont tristes et n'ont pas d'appétit. Cette maladie est contagieuse ; elle peut se communiquer aux chevaux qui sont dans la même écurie ; lorsqu'un cheval a la gourme, il faut le tenir à distance de ceux qui ne sont pas malades, et surtout il faut bien nettoyer la crèche et le rateliér et ne pas donner à boire dans le même seau.

Soins à donner aux chevaux gourmeux.

On aura soin de graisser matin et soir les glandes ou grosseurs de la gorge, avec de la graisse blanche pas salée, graisse de porc ou saindoux, c'est la même. Ceci se met pour faire mûrir les glandes ; on appliquera sur la ganache une peau d'agneau bien fourrée que l'on attache de chaque côté de la tête et derrière les oreilles.

Pour breuvage on lui donnera de l'eau tiède avec de la farine d'orge ; on y ajoutera le soir 25 grammes de sel de nitre, afin de calmer la fièvre qui est très forte tant que les grosseurs ou abcès de la gorge ne sont pas mûrs ; il ne faut pas les percer, car ils pourraient perdre leur sang ; ce qui les affaiblirait surtout s'ils ne sont pas mûrs, on doit les laisser percer seuls. Il n'y a pas d'inconvénient à attendre que ces abcès s'ouvrent seuls.

Dans le cas où il seraient trop gros et gênant la respiration, ce que l'on connaît lorsqu'ils cornent, ce qui veut dire qu'ils ronflent fort en soufflant, dans ce cas ils peuvent étouffer : il faut alors les percer mais pour cela, il faut avoir recours au vétérinaire ou tout autre, pourvu qu'il soit assez habile, cette opération étant dangereuse par rapport aux grosses veines qui se trouvent sous les abcès. Les abcès une fois ouverts, on n'a plus besoin de graisser les glandes; il suffit de les serrer matin et soir pour faire sortir le plus de matières que l'on pourra.

Lorsqu'un cheval est atteint de la gourme, il faut le mettre dans une écurie chaude et très-propre et avoir soin de renouveler l'air matin et soir ; si on le tenait trop fermé, la maladie durerait plus longtemps par rapport à la mauvaise odeur. S'il fait beau, on le promènera une heure au plus, mais lorsque les abcès sont percés.

Lorsque les chevaux jettent par le nez, ce que l'on voit assez souvent, il ne faut pas faire disparaître ce jetage de suite. Aussi les chevaux qui ont bien jeté la gourme sont meilleurs et plus robustes que les autres. Lorsque les abcès sont percés et qu'ils donnent bien, s'ils jettent encore par le nez, on leur fera des fumigations avec de la fleur de sureau ou de mauve. Les fumigations se font en jetant de l'eau bouillante dans un seau où l'on aura mis de la fleur de sureau; on met le seau dans un sac, puis on l'attache au nez du cheval ; il faut pour cela qu'il soit attaché bien de près. On fera bien attention que le cheval ne porte pas le nez au fond du seau, il pourrait se brûler la lèvre.

Ce traitement doit se faire tous les matins ; ce remède est aussi bien bon pour le rhume des chevaux. Au cas où la gourme ne sortirait pas bien, consultez un vétérinaire, afin de savoir si vous devez lui passer un séton.

GALE DU CHEVAL

La gale est une maladie que le cheval prend plus vite que les autres animaux ; lorsqu'il en est atteint, il se frotte, frappe du pied, s'arrache tous les poils, surtout la nuit, et dans les chaleurs il souffre davantage. La gale est causée par une quantité de petits helmintes ou insectes munis de petits crochets et d'aiguillons avec lesquels ils incisent la peau pour y prendre leur nourriture.

Remède : commencez par couper les poils où il y a des gales, puis prenez du savon noir avec de l'eau tiède ; puis avec une brosse de chiendent ou une autre qui soit bien raide, nettoyez bien le cheval avec cela, puis servez-vous du remède suivant :

Prenez : Essence de térébenthine, 70 grammes,
Huile de cade, 30 grammes,
Soufre sublimé, 30 grammes,
Tabac à priser, 15 grammes.

Mêlez le tout ensemble et frottez le cheval. En peu de temps il sera guéri ; faire ce remède 3 à 4 jours de suite et une fois par jour.

On doit bien nettoyer les harnais, les crèches et râteliers, laver tout ce que le cheval a touché. Le plus souvent la gale vient de ce que certains propriétaires sont sales et ne nettoient pas leur écurie assez souvent, et n'étrillent pas leur cheval, la poussière le mange, ainsi que la vermine.

à éviter à tout prix de mettre les poules coucher dans les écuries des chevaux. Je dois vous prévenir que la gale du cheval se communique à l'homme, il faut donc y bien prendre garde.

Autre remède pour la gale.

Le remède le plus prompt et le plus simple, qui guérit la gale en deux jours ou deux frictions, celui qui ne manque jamais son effet et qui est bon pour tous les animaux, ainsi que pour les hommes, c'est la pommade celtique, que l'on trouve principalement chez M. Lafay, rue Mulsant, ou chez M. Vergiat, pharmacien, rue des Planches, à Roanne (Loire).

Cette pommade est bonne non-seulement pour la gale, mais pour toutes espèces de démangeaisons ou maladies de peau, ainsi que les plaies dites incurables.

Blessures du collier.

Un collier mal fait ou mal ajusté peut blesser un cheval au point de l'empêcher de travailler ; un collier trop petit peut étouffer une bête en montée comme en descente s'il est chargé, et non-seulement cela, mais il blesse et fait par conséquent des plaies, surtout dans les saisons mouillées et pluvieuses.

Traitement : commencer par laver les plaies avec du vin sucré ou avec de l'huile et du vin, parties égales ; au cas où les chairs se boursouffleraient au-dessus de la peau, il faudrait les cautériser ou les ronger en les soupoudrant tous les matins avec quelques prises d'alun calciné, que l'on trouvera chez les pharmaciens, ou bien, ce qui est plus simple, prenez de la liqueur de Gilis. Cette liqueur est un des meilleurs spécifiques pour guérir toutes sortes de plaies du cheval. Ainsi, pour les blessures du collier, les genoux couronnés, la chute des poils, le javart encorné, blessure suppurée, scime, chute partielle ou totale, décollement du sabot, mal de garrot, de la nuque, fistules salivaires récentes, plaies gourmeuses, plaies fétides, gangreneuses, nécrose, sécrétions morbides, échauffées et pourries, crevasses.

Ce médicament est indispensable à ceux qui ont des chevaux. Ainsi dans chaque boîte il y a un flacon et une notice qui explique la manière de l'employer. On trouve la liqueur de Gilis chez presque tous les pharmaciens et les droguistes; ou si l'on tient à l'avoir de la maison même, voici l'adresse :

M. Gilis, vétérinaire à Béziers. 2 francs le flacon.

LOI CONCERNANT LES VICES RÉDHIBITOIRES

DANS LES VENTES ET ÉCHANGES D'ANIMAUX DOMESTIQUES.

ARTICLE 1er. Sont réputés vices rédhibitoires et donneront seuls ouverture à l'action résultant de l'article 1641 du Code civil dans les ventes et échanges des animaux domestiques sans distinction des localités où les ventes et les échanges auront lieu, les maladies ou défauts ci-après, savoir :

Pour le cheval, l'âne ou le mulet :

La fluxion périodique des yeux, ou lunatique ;
L'épilepsie ou mal caduc ;
La morve ;
Le farcin ;
Les maladies anciennes de poitrine ;
Les vieilles courbatures ;
L'immobilité ;
La pousse ;
Le cornage chronique ;
Le tic sans usure des dents ;
Les hernies inguinales intermittentes ;
Les boîteries intermittentes pour cause du vieux mal.

Les cas rédhibitoires pour l'espèce bovine.

La phthisie pulmonaire ou ponnelière ;
L'épilepsie ou mal caduc ;
Les suites de la non-délivrance ;
Le renversement du vagin ou de l'utérus.

Les cas pour les moutons.

La clavelée reconnue chez un seul animal, entraînera la rédhibition de tout le troupeau. La rédhibition n'aura lieu que si le troupeau porte la marque du vendeur.

Le sang de rate : cette maladie n'entraînera la rédhibition du troupeau qu'autant que, dans le délai de la garantie, la perte constatée s'élèvera au quinzième au moins des animaux achetés ; dans ce dernier cas, la rédhibition n'aura lieu également que si le troupeau porte la marque du vendeur.

ART. 2. L'action en réduction de prix, autorisée par l'article 1644 du Code civil ne pourra être exercée dans les ventes et échanges d'animaux énumérés dans l'article 1er ci-dessus.

ART. 3. Le délai pour intenter l'action rédhibitoire sera, non compris le jour fixé pour la livraison, de trente jours pour le cas de fluxion périodique des yeux et d'épilepsie ou mal caduc ; de neuf jours pour tous les autres cas.

ART. 4. Si la livraison de l'animal a été effectuée, ou s'il a été conduit dans les délais ci-dessus hors du lieu du domicile du vendeur, les délais seront aug-

mentée d'un jour par myriamètre, de distance du domicile du vendeur où l'animal se trouve.

Art. 5. Dans tous les cas, l'acheteur à peine d'être
non recevable, sera tenu de provoquer dans les délais
de l'article 3 la nomination d'experts chargés de dresser procès-verbal ; la requête sera présentée au juge
de paix du lieu où se trouvera l'animal.

Ce juge nommera immédiatement, suivant l'exigence
des cas, un ou trois experts, qui devront opérer dans
le plus bref délai.

Art. 6. La demande sera dispensée du préliminaire
de conciliation ou avertissement, et l'affaire instruite
et jugée comme matière sommaire.

Art. 7. Si pendant la durée des délais fixés par
l'article 3, l'animal vient à périr, le vendeur ne sera
pas tenu de la garantie, à moins que l'acheteur ne
prouve que la perte de l'animal provient de l'une des
maladies spécifiées dans l'article 1er.

Art. 8. Le vendeur sera dispensé de la garantie
résultant de la morve et du farcin pour le cheval,
l'âne et le mulet, et de la clavelée pour l'espèce ovine,
soit moutons et chèvres, s'il prouve que l'animal depuis
la livraison a été mis en contact avec des animaux
atteints de cette maladie.

La présente loi, discutée, délibérée et adoptée par
la chambre des pairs et par celle des députés, et
sanctionnée par nous aujourd'hui, sera exécutée comme
loi de l'Etat.

Fait au palais des Tuileries le 20 mai 1838.

Telle est la loi sur les vices rédhibitoires, claire et
précise. Il existe d'autres cas où l'acheteur peut avoir

recours au vendeur ; ainsi, si pardevant témoins et sur la demande dudit acheteur qui aurait clos un marché à condition de le garantir de tel ou tel défaut non spécifié sur les cas rédhibitoires et que l'acheteur soit trompé par son vendeur, il peut exiger un retour ou un refus.

Lorsque les cas de plainte se présenteront, voici le modèle de demande en poursuite ; il n'y a que les noms, canton et résidence à changer.

A M. le juge de paix de... (désigner la localité).

ou Monsieur le juge de paix,

Le sieur Maurice Joseph, fermier à Belgrade (canton de) a l'honneur de vous exposer que, le 23 juillet dernier, il a acheté du sieur Giraud, marchand de farines à Disieu (Loire), pour le prix de trois cent dix francs, un cheval (ou une vache, ou tout autre animal), dont le signalement suit : poil gris pommelé, ou noir, ou rouge, âgé de trois années ou plus, taille 1 m. 80 c. ; ledit animal lui paraît atteint de la morve, (ou de tout autre cas indiqué plus haut) ; vice rédhibitoire prévu par l'article 1er de la loi du 20 mai 1838.

En conséquence, il vient vous prier de vouloir bien, conformément à l'article 5 de la loi du 20 mai 1838, nommer un ou trois experts à l'effet de visiter l'animal dont le signalement précède, constater s'il est atteint d'un vice rédhibitoire, et du tout dresser procès-verbal pour qu'il soit ensuite statué ce que de droit.

Fait à (indiquer la localité, date du jour et de l'année.   (Signature du demandeur).

L'on doit faire cette requête sur papier timbré ; l'acheteur doit la présenter au juge de paix dans le

...iqué par l'article 3. Il faut bien remarquer de ne pas passer le délai indiqué, car l'acheteur n'a plus recours.

En adressant la requête au juge de paix, il faut en même temps assigner le vendeur à comparaître devant le juge de paix du domicile du défendeur, ou devant le juge de paix de l'arrondissement où le marché a été fait et l'animal livré, ou bien de celui où le payement devait être fait.

(Code de procédure civile, § 420.—La prolongation du délai d'un jour par cinq myriamètres de distance du domicile du vendeur au lieu où se trouve l'animal n'est applicable qu'à l'assignation. La requête doit toujours être présentée dans les neuf ou trente jours qui suivent la livraison de l'animal; en méconnaissant ce point de droit, l'on peut perdre le recours que l'on a contre le vendeur.

Selon la loi du 20 mai 1838 sur les vices rédhibitoires ou les garanties conventionnelles, l'acheteur peut se faire donner par écrit ou pardevant témoins les garanties: Comme quoi le cheval n'est pas méchant; même si l'animal vient à périr dans un espace de temps convenu, par suite de coups, chutes apparentes ou cachées, existant avant la vente, le vendeur sera tenu de rembourser le prix; il peut convenir de lui garantir qu'il a bonne vue ou qu'il n'a que tel âge.

On peut aussi se faire garantir qu'une vache laitière donnera une certaine quantité de lait l'espace du temps déterminé et qu'elle n'a que tel âge.

Ce droit de transaction donne lieu à ce qu'on appelle garantie conventionnelle; toutes les fois que le vendeur veut bien se soumettre aux exigences de l'acheteur, celui-ci doit exiger pour sa sûreté, puisque la garantie par témoins n'est pas admise quand le prix de l'objet vendu dépasse la somme de 150 francs, ainsi qu'il résulte de l'article 1341 du Code civil : l'acheteur, pour plus de sûreté, doit toujours exiger un reçu du vendeur et stipuler les garanties sur ledit reçu et surtout bien expliquées.

Articles du Code relatifs aux maladies contagieuses.

L'article 1382 du Code civil. Tout fait quelconque de « l'homme qui cause à autrui un dommage, oblige celui par la faute duquel il est arrivé à le réparer. » Ceci indique très-clairement que lorsqu'un propriétaire vend un animal atteint d'une maladie contagieuse qui se communique à d'autres animaux, il est responsable des dommages qui en résultent ; il peut être condamné à verser à l'acheteur une somme plus ou moins forte, pour l'indemniser ou le couvrir totalement des pertes qu'il a éprouvées, suivant les cas.

Lorsque les animaux sont atteints de maladies contagieuses, les propriétaires doivent en faire la déclaration aux autorités, s'ils ne veulent pas s'exposer à une forte amende, ou même à l'emprisonnement, comme il est indiqué dans l'arrêt du Conseil d'État du roi, 16 juillet 1784. Cet arrêt a encore toute sa force, aujourd'hui comme autrefois, ce qui veut dire qu'il n'a point été abrogé ni rapporté.

Ainsi pour cela l'on peut consulter les articles

459, 460 et 461 du Code pénal, relativement aux maladies contagieuses des animaux.

Articles du Code pénal.

Art. 459. — Tout détenteur ou gardien d'animaux ou de bestiaux soupçonnés d'être infectés de maladies contagieuses, qui n'aura pas averti sur-le-champ le maire de la commune où ils se trouvent et qui, même avant que le maire ait répondu à l'avertissement, ne les aura pas tenus renfermés, sera puni d'un emprisonnement de six jours à deux mois et d'une amende de seize francs à deux cents francs.

Art. 460. — Seront également punis d'une amende de cent francs à cinq cents francs ceux qui, au mépris des défenses de l'administration, auront laissé leurs animaux ou bestiaux infectés communiquer avec d'autres.

Art. 461. — Si de la communication mentionnée au précédent article il est résulté une contagion parmi les autres animaux, ceux qui auront contrevenu aux défenses de l'autorité administrative seront punis d'un emprisonnement de deux ans à cinq ans, et d'une amende de cent francs à mille francs, le tout sans préjudice de l'exécution des lois et règlements relatifs aux maladies épizootiques et de l'application des peines portées.

Il résulte de ces lois que si un vendeur, quel qu'il soit, vend des animaux sans garantie, cette non-garantie ne peut s'appliquer aux maladies contagieuses, car les animaux qui en sont affectés peuvent toujours être rendus au vendeur, qui est tenu d'en rembourser le prix, sans préjudice des dommages et intérêts, si l'animal vendu en a infecté d'autres.

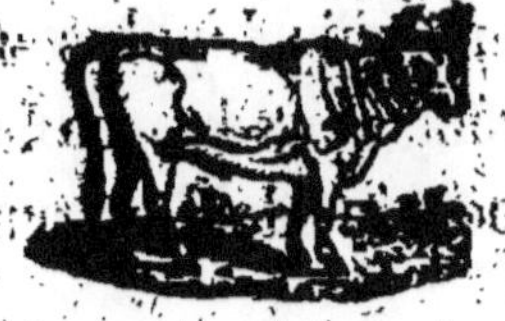

TRAITEMENT POUR L'ESPÈCE BOVINE

**Les bœufs, les vaches laitières, les veaux.
Direction des laitages et des écuries.**

OBSERVATIONS INDISPENSABLES.

Jusqu'à ce jour l'agriculteur s'est trouvé privé des moyens de traiter ses animaux lui-même, du moins dans les petites localités et celles qui sont loin des centres, et pourtant une grande partie n'ont à compter que sur le rendement de leurs animaux, pour faire face aux besoins journaliers du ménage.

Je suis parvenu, à force de patience et par 17 années de travail, à composer cet ouvrage qui est appelé à combler cette lacune par un traité complet de tout ce qui regarde, non-seulement le traitement des maladies humaines, mais pour tous les animaux domestiques : le cheval, le bœuf, la vache, le veau, les moutons, la chèvre, le chien, les volailles, jusqu'au lapin ; ce dont je me suis le plus occupé, c'est de le rendre clair et précis et de traduire les mots qui ne sont pas à la portée de l'instruction, même primaire.

L'homme sérieux, intelligent et qui tient à ses intérêts, en lisant ce livre à ses moments de loisirs, y puisera des connaissances vraiment précieuses; car, tant pour les maladies humaines que pour toutes les maladies des animaux, les moyens de les reconnaître par les symptômes et de les guérir par des moyens simples et peu coûteux, y sont expliqués.

Conseils d'hygiène

Les premières causes des maladies sont que la plupart des agriculteurs ne portent pas assez de soin pour la propreté, en ne tenant pas, surtout dans les chaleurs, l'écurie propre et nettoyée suffisamment.

Notez que les animaux sont plus délicats que l'homme et qu'ils ne parlent pas ; il faut donc aller au-devant de leurs besoins ; si vous voulez qu'ils vous profitent en laitage et en travail, donnez-leur le repos qui est nécessaire ; ne les maltraitez jamais, car par ce moyen, surtout, vous les inquiétez et les rendez de mauvaise humeur, et soyez persuadés que ces animaux sont plus intelligents que bien des gens ne se le figurent.

Evitez surtout un changement brusque de nourriture, c'est-à-dire du sec au vert, ou du vert au sec.

Commencez avant par les habituer peu à peu et par petite quantité, en augmentant progressivement,

pur donner le temps au corps de se faire à sa nouvelle nourriture.

Quelques agriculteurs ont l'habitude, lorsque les
pommes de terre sont presque mûres, de donner à
leurs bêtes la feuille ; s'ils pouvaient se faire une
idée du mal qu'ils font à leurs bestiaux, ils ne le
feraient pas, car la feuille de cette plante, qui appar-
tient à la famille des solanées, est très-charbonneuse,
mal qui ne se produit pas de suite, mais au printemps.

Alors le charbon se communique avec rapidité, du
matin au soir, et surtout aux vaches laitières, à qui
l'on donne de préférence cette nourriture pour leur
donner davantage du lait.

Le charbon vient encore de différentes causes :
la mauvaise disposition de l'écurie, le manque d'air,
ou en laissant le fumier trop longtemps sans le sortir,
ce qui échauffe et brûle les bêtes.

Si vous laissez séjourner le purin dans l'écurie
ou trop près de la porte, si vous ne portez pas le
fumier assez loin de l'étable, alors vous remar-
querez qu'au lever du soleil, surtout, il s'élève des
brumes ou acides qui, par la suite, nuisent beaucoup
à la santé des animaux.

Il y a d'autres causes qui ne sont pas moins funestes.

L'eau croupie, surtout, que j'ai remarquée bien
souvent, le trop grand travail, le manque de repos,
le mauvais fourrage ou une nourriture sans principes
oléagineux.

Le foin de rivière qui est lité, ce qui occasionne

aux bêtes à tousser ; nous parlerons dans la suite des remèdes pour cette maladie.

Je recommande surtout, dans les localités où l'herbe pousse rapidement et avec vigueur, que lorsqu'on fait les foins ou qu'on prépare à l'écurie, on remplace la soude qui n'existe pas dans ce fourrage par du sel que l'on fera fondre, pour en arroser le foin, ou que l'on donnera à la main à chaque bête ; le premier moyen est le plus simple ; on peut l'étendre encore sur le foin, en le fermant.

L'on connaît cette cause lorsque les bêtes bavent, qu'elles mangent peu et sont dégoûtées par ce fourrage, qui est vadoux et ne contient pas de soude, qui est un principe digestif indispensable, car ce fourrage par lui-même n'a que peu de principes nutritifs ; lorsqu'elles mangent les pierres, les briques, les os, le bois, le fumier, et quelquefois boivent le purin ; tous ces symptômes prouvent qu'elles ont des maux de cœur. Vous y remédiez promptement en leur donnant du sel. Le sel par lui-même est digestif et préserve de bien des maladies. (Ou de la poudre tonique.) L'espèce bovine demande que l'air soit changé, surtout dans les chaleurs ; il faut donner, à tout prix, des courants d'air pendant l'été, surtout, et l'hiver, les tenir chauds, et dans cette saison, les tenir étrillés et le poil fait autour des cornes et sur le dos, pour empêcher les poux et autres vermines de s'y loger. Dans le cas où, malgré les soins, il y aurait de la vermine, voici les moyens pour les débarrasser. Prenez pour chaque bête 20 centimes ou 16 grammes de tabac à priser, que l'on fera tremper douze heu-

[...] lait, ensuite vous frottez l'animal ;
[...] première fois tout n'a pas disparu, [recom-]
[mencez une] deuxième fois et vous êtes sûr du succès.
[...] gardez-vous de vous servir de l'onguent [dit]
[simple-]ment mercuriel, qui est très-dangereux pour
[les ani-]maux comme pour le genre humain.

[Nous devons] vous observer que bien des gens font [une]
[perte en] la donnant pure, soit pour le litage,
[soit] pour l'engrais ; le plus souvent ils obtiennent
[un mauvais] résultat sans s'en douter.

[Ainsi, si vous] voulez tirer un véritable profit de cette
[matière, qui] contient des principes très-précieux, mê-
[lez-la avec une] quantité de paille, au moins le tiers,
[cou-]pez ou hachez-la de 2 à 3 pouces de long.

[Alors] le bétail digérera facilement, parce qu'il
[pourra la] ruminer, la première digestion se faisant
[sur un] corps solide ; mais seule, il ne peut la ruiner,
[ce qui] prouve que la digestion ne se fait pas
[d'une manière] régulière, ou que plus difficilement.

[L'homme sé-]rieux et actif devra en tenir compte et
[ne négligera] rien pour détruire autour de son habi-
[tation,] dans le pâturage les plantes suivantes :
[la] mercuriale ou chaudinace, la ciguë ou ce-
[rfeuil,] l'euphorbe ou herbe à lait blanc, le datura
[ou stramoine] épineuse, ou crève-taupes vulgairement,
[la] morelle noire, herbe à petits fruits noirs, la bella-
[done ou] solanée furieuse, la jusquiame, dont [on]
[emploie la] graine pour les dents, les aconits [napels]
[ou pieds-d'alouettes à fleurs bleues [...]

Poudre tonique et apéritive.

[On trouve chez] en général tous les pharmaciens et les droguistes composent des pots, quoique plus ou moins bien, dont on se sert avec avantage pour frotter le palais et la langue des animaux, surtout à certaines saisons et dans certaines localités, où ils sont indispensables ; mais il faudra pour cela que celui qui frotte prévienne son voisin, ou tout au moins ne pas le lui cacher, ou bien se servir de drogues qui ne soient pas trop fortes ; autrement il nuirait à son voisin et sans qu'il s'en doute.

Vous trouverez de préférence des pots qui sont d'une réelle efficacité, dans deux maisons qui possèdent la même recette, chez M. Barlerin, pharmacien, rue de la Sous-Préfecture, et au Griffon, rue Nationale, à Roanne.

La poudre tonique se donne par 15 à 25 grammes selon la grosseur par bête, dans une chopine d'eau tiède ; leur en donner le matin, à jeûn, lorsqu'elles ne donnent pas leur lait, ou qu'elles tarissent ; on leur frottera en même temps les pis ou tétons avec de l'herbe de ruë ou roue. Avec ces petits remèdes vous aurez un résultat satisfaisant. Ou si les pis son durs, il faut les parfumer avec de la graine de genevrier que l'on fait brûler sur une pelle.

DE L'AMAIGRISSEMENT ET LA PERTE DE L'APPÉTIT.

Lorsque les bêtes ne sont pas malades, la chaleur suffit souvent à leur faire perdre l'appétit, et dans l'hiver, si elles ne mangent que du mauvais fourrage sec, échauffé ou lité.

Afin d'y remédier, on humectera le fourrage d'eau

on en donnera quelques pincées sèches. Ce
moyen est très-bon.

On pourra encore leur donner quelques pincées
de poudre tonique ou bien les frotter avec le pot.

Lorsqu'il vous arrivera de vous servir de cette
poudre, vous aurez bien soin de prévenir votre voisin
et lui donner les moyens de faire comme vous. Le
même pot peut servir à plusieurs écuries. Dans beaucoup de localités, les bêtes ne profitent pas sans cela,
par rapport aux herbages et aux fourrages qui possèdent des plantes malfaisantes ou en possédant certaines
plantes en trop grande quantité.

Ainsi on doit toujours employer le sel et la poudre tonique avant de faire usage du pot. Au cas où
vos vaches auraient perdu leur lait, alors il faut
l'employer et vous le ferez revenir et vous aurez la
certitude par le résultat qu'il n'y a ni pouvoir sur-
naturel, ni sortilége sur vos bestiaux.

DU LAIT

Une autre cause fait que le lait est bleu et de
mauvaise qualité, soit aigre, soit qu'il se caille de
suite.

Cela peut être le résultat de l'herbage en quantité,
trop acide, comme l'oseille et le petit euphorbe ou
herbe à lait, qui les fait uriner le sang, ou des sucs
gommes trop abondants qui peuvent agir sur le lait.

Remède souverain.

Donnez deux ou trois jours et deux fois par jour
grammes de bicarbonate de soude, que l'on fera

fondre dans une chopine d'eau ; après on leur donnera quelques doses de poudre tonique.

LAIT TRÈS-BLEU ET TACHÉ.

Remède.

Il faut donner deux fois par jour 30 grammes de
chlorure d'oxide de sodium (ou liqueur de Labarraque)
dans un litre d'eau ; ensuite leur donner de la poudre
tonique.

Il arrive souvent que vous achetez des bêtes qui,
une fois dans votre étable, sont tristes et ne mangent
pas et qu'elles perdent leur lait ; les causes doivent
être attribuées au changement de localité et du fourrage ou encore qu'elles aient été frottées par leur ancien maître ; alors, après avoir usé des soins et des
caresses à leur égard, vous leur donnerez quelques pincées de sel ou vous les frotterez.

Lorsque tous ces remèdes ne font pas passer ces
maladies assez vite, on donnera à chaque bête 80
grammes de magnésie ou sel d'opium que l'on fera
dissoudre dans un litre d'eau tiède, ou bien 30 grammes d'aloès avec un litre d'eau.

Je conseille de préférence ou de faire usage fréquemment de la thériaque ou poudre tonique qui s'emploie toujours avec succès, qui est excitante, fortifiante
et apéritive et ramène vite les forces des animaux
fatigués et épuisés par le travail ou les maladies, et
bonne pour le lait et excite au taureau.

Pour faire donner le lait.

Il faut donner à chaque bête 30 grammes de pou-

...gne dans un litre d'eau, ou lui frotter les ... avec l'herbe de la rue. Le lait doit être ... toujours à la même température; pour cela il ... très-utile d'avoir un baromètre; par ce moyen vous serez sûr qu'il vous profitera; il faut pourtant ... la différence des saisons et de l'herbage.

Conseils aux cultivateurs.

L'écurie doit être assez haute et aérée; les courants d'air doivent toujours passer au-dessus des animaux et jamais à leur hauteur, car dans ce cas s'ils ont ..., en rentrant à l'écurie, ils peuvent prendre froid.

Il faut avoir soin d'éloigner le fumier de l'écurie le plus possible et ne pas négliger de les nettoyer souvent, et surtout ne jamais laisser séjourner le purin dans l'écurie, ni à la porte. Le pavé surtout est mauvais, car il s'y infiltre des matières fécales et nuisibles, qui par la suite peuvent amener l'épidémie. Il faut donc que les étables soient bétonnées plutôt que pavées, et tous les soirs avoir soin de dégorger la rigole pour que le purin puisse circuler librement.

Les écuries doivent être claires le plus possible, car, en temps d'hiver si vous fermez, le temps dure beaucoup plus aux bestiaux; ils sont inquiets et se désolent davantage.

Tous les animaux doivent être tenus de la même manière: chauds l'hiver, à l'air l'été et propres surtout, et jamais battus ni trop forcés au travail.

Plus vous donnerez de soins, plus vous aurez d
profit ; le temps que vous passerez pour les soigner
vous sera largement payé.

Du Taureau, de la Vache, du Bœuf et du Veau.

Le taureau est le mâle ; la vache est la femelle ; le
bœuf est un taureau mutilé ou châtré ; les petits se
nomment veaux; on nomme génisses les jeunes femelles.

Le taureau, ou l'animal destiné à la propagation de
l'espèce, doit être gros, bien fait et en bonne chair,
ayant l'œil noir, le regard fixe et le front ouvert, la
tête courte, les cornes grosses et courtes, les oreilles
longues et velues, le mufle grand, le nez court et
droit, le col charnu et gros, les épaules et le poitrail
large, les reins forts, la queue longue et bien garnie de poils, le fanon pendant jusque sur ses genoux,
l'allure ferme et sûre, de l'âge de trois ans jusqu'à neuf.

Le choix de la vache ne mérite pas moins d'attention que celui du taureau. Il faut, pour qu'elle puisse donner de belles races, qu'elle soit de quatre ans
jusqu'à neuf, docile, forte, élevée dans les pays fer-
tiles à pâturage, plaine ou montagne, ou dans les plaines éloignées des eaux marécageuses ; que les os du
bassin soit évasés, la tête ramassée, les yeux vifs, les
cornes courtes et fortes ; l'espace compris entre la
dernière fausse côté et les os du bassin un peu long ;
le poitrail et les épaules charnues, les jambes grosses,
la corne bonne, le poil uni et luisant.

Le temps de la monte ou de la chaleur commence

en avril et dure jusqu'à la fin de juillet. La vache mugit alors fréquemment, et avec plus de force que dans les autres temps : elle saute sur les vaches, sur les bœufs et même sur les taureaux ; la vulve est gonflée et saillante en dehors. Le taureau, à cette époque, est indocile ; on doit le ménager si on veut obtenir une race forte et vigoureuse ; il doit être nourri à l'étable avec un mélange de paille et de foin. Il est encore essentiel, pour empêcher la dégénération de l'espèce, de croiser les races en les mêlant et surtout en les renouvelant par des races étrangères ; on verrait bientôt le plus grand nombre et la belle espèce de bœufs se rétablir en France.

La vache devenue pleine demande des soins et des précautions Il faut la défendre des intempéries de l'air, telles que la pluie, le froid et les grandes chaleurs ; la faire peu travailler, dans les pays où on la met à la charrue ; l'empêcher de courir, de sauter les haies, les fossés et ne lui donner aucun coup ; les pâturages gras lui conviennent. Deux mois avant l'accouchement, qui se fait ordinairement vers la fin du septième mois on augmente la nourriture. On doit la séparer des autres vaches, lui donner une bonne litière, la garantir du froid ; un quart d'heure après l'accouchement, lui donner de la farine de froment délayée dans de l'eau tiède un peu salée, la nourrir pendant huit jours avec du foin de bonne qualité et lui donner pendant ce temps pour boisson de l'eau blanchie avec de la farine d'orge ; après cela, on la met par degré à sa vie ordinaire. Evitez les courants d'air les trois premiers jours. Quant au veau, il faut

le tenir chaudement et commodément ; il doit téter
aussi souvent qu'il en a besoin. Dans les premiers
jours de sa naissance, vers le sixième, on le sépare
de la mère, dans la crainte de l'épuiser. S'il doit
être livré au boucher, on ne le laisse téter que trente à quarante jours ; si, au contraire, il est destiné
à l'élevage, il doit téter trois ou quatre mois.

Beaucoup de veaux meurent des coliques qu'ils
éprouvent peu de temps après leur naissance ; souvent ils périssent au bout de peu d'heures qu'ils en
sont attaqués. Nous ne parlons point de la colique
qu'accompagne un dévoiement dyssentérique, qui,
dans certaines années humides et froides, détruit beaucoup de ces animaux, mais seulement de la colique
simple qu'on doit attribuer à l'usage du lait cru ou
à d'autres mauvaises nourritures.

Si les boissons avec le son, le miel, le nitre ne
les guérissent pas promptement, il faut se hâter de
leur faire prendre quelque laxatif ou du laudanum,
même encore les deux ensemble. Par exemple, il est
à propos de leur faire prendre une bonne cuillerée de
laudanum, et environ trente grammes de soufre ou
du sel de nitre en poudre que l'on mêlera dans
du lait ainsi que le laudanum. Le soufre ou sel de
nitre sera réitéré au bout de six heures, ce qui se
fera encore le jour suivant si la colique subsiste malgré l'usage répété des boissons et des lavements.

Un remède qui est sûr et prompt pour couper le dévoiement et les coliques, on leur fera prendre deux
fois par jour une cuillerée d'extrait de rhubarbe dans
de l'eau-de-vie que l'on composera de cette manière :

30 grammes de rhubarbe infusés pendant 24 heures à une température douce dans 1/4 de litre d'eau-de-vie; si le mal ne disparaît pas presque aussitôt après l'application de quelques cuillerées, on y ajoutera quatre ou cinq gouttes de teinture d'opium.

Le premier hiver est le temps le plus dangereux de la vie du veau, et par degrés on lui donne en commençant du foin choisi ou de la bonne herbe, afin de l'accoutumer insensiblement à cette nourriture ; quand il mange, c'est alors le moment de le séparer de la mère pour toujours. En commençant, il ne doit rester au pâturage qu'une heure le matin et autant le soir lorsque le froid commence à se faire sentir ; il faut le caresser, lui manier souvent les cornes et principalement les pieds, ne jamais l'irriter, le contrarier, ni lui donner des coups; car l'expérience prouve que les mauvais traitements rendent ces animaux vicieux et indociles et les amènent à battre des cornes et des pieds.

C'est à l'âge de deux ans et demi que l'on prive ces animaux des organes destinés à la reproduction ; l'animal prend alors le nom de bœuf. Dès-lors, on ne s'occupe plus qu'à l'habituer aux travaux des champs.

Dans les pays pierreux et montagneux, quand on destine le bœuf à la charrette, on l'accoutume à l'âge de deux ans et demi à se laisser ferrer. Il arrive souvent qu'il se soumet à cette opération dès la première fois ; mais si cela est difficile, c'est de le flatter, de le caresser, d'être très-patient, de ne jamais le battres car ce serait le rendre furieux et indomptable.

A trois ans et demi on habitue le jeune bœuf au

joug encore par la douceur, la patience et les caresses, en lui donnant de temps en temps de l'orge bouillie, des fèves concassées et autres aliments semblables dont il est très-friand. On l'attelle à la charrue avec un autre bœuf de même taille qui soit déjà dressé, on les conduit ensemble au pâturage, afin qu'ils se connaissent et s'habituent à n'avoir que des mouvements communs. Il faut prendre garde de se servir de l'aiguillon dans les premiers moments, dans la crainte de le rebuter et de le rendre indomptable ; on le ménagera au travail, de peur qu'il ne se fatigue trop. Si le jeune bœuf est très-difficile à retenir, s'il est impétueux, s'il donne du pied ou est sujet à heurter de ses cornes, tous ces défauts disparaissent en attachant l'animal bien ferme à l'étable, et en l'y laissant jeûner pendant quelque temps. S'il est peureux, si la moindre chose l'effraie, le travail et l'âge, en diminuant la crainte, remédieront à ce vice. S'il est furieux, le moyen le plus sûr de le rendre docile est de l'attacher à une charrette bien chargée au milieu de deux autres bœufs qui aient un pas lent, et lui donner souvent de l'aiguillon.

Nous n'avons jusqu'à présent considéré la vache que relativement à son veau ; nous allons voir quels sont les autres avantages que l'on retire de cet animal. La vache est la source première de la richesse du cultivateur ; c'est elle qui répand l'aisance parmi les habitants de la campagne, et qui fournit à la société une grande partie des douceurs de la vie. Les vaches sont utiles non-seulement par les veaux et le laitage qu'elles donnent, mais il y a des pays où on es met encore au travail et à la charrue, et où on les fait travailler comme les bœufs.

La grosseur du pis ne constitue pas la bonté d'une vache; il y en a qui l'ont très-petit et qui néanmoins donnent beaucoup de lait; le pis n'est quelquefois gros que parce qu'il est charnu.

Dans les trois saisons où l'herbe est abondante, la traite des vaches se fait deux fois le jour, le matin et le soir ; en hiver, il suffit de la faire une fois seulement. La bonne façon de traire est de conduire la main depuis le haut du pis jusqu'en bas sans interruption, ce qui produit une mousse haute dans le seau, au lieu qu'en pressant le pis comme par secousses le beurre se sépare du lait.

Quand une vache donne peu de lait, c'est souvent la faute des aliments qu'on lui donne ; il faut dans ce cas, lui en donner de plus succulents, tels que la bonne herbe, la paille d'avoine, le foin, le trèfle, le sainfoin et la luzerne; par ce moyen on parvient à augmenter et entretenir le lait.

C'est aussi souvent aux mauvais pâturages que le lait doit sa mauvaise qualité. Si ce sont des bas-fonds, des marais, le lait participe au mauvais goût de ces herbages ; mais en général, si l'herbe est douce et l'eau bonne, le lait est excellent et toujours abondant.

Pour être bon, le lait doit être tel que lorsqu'on en prend une petite goutte, elle conserve sa rondeur sans couler et qu'elle soit d'un beau blanc; celui qui tire sur le jaune, sur le bleu ou sur le rouge, ne vaut rien. La saveur doit être douce sans amertume, sans âcreté, de bonne odeur ou sans odeur. Le lait est meilleur en mai, en été, qu'en hiver et n'est parfaitement bon que quand la vache est jeune et saine.

Le lait contient trois parties différentes, la partie butireuse, la partie séreuse et la partie caséeuse. Celui qui est trop clair abonde en partie séreuse ; le lait trop épais est celui qui en manque, et le lait trop sec n'a pas assez de parties butireuses et séreuses.

Le lait perd ses bonnes qualités quand la vache est est en chaleur, lorsqu'elle approche de son terme, qu'elle a mis bas depuis quelque temps ; il est aussi de mauvaise qualité quand l'animal est malade.

Pour connaître l'âge du bœuf et de la vache, on a recours aux dents incisives et aux cornes. Les premières dents tombent à dix mois et sont remplacées par d'autres qui sont moins blanches et plus larges. A seize ou dix-huit mois, les dents voisines de celles du milieu tombent pour faire place à d'autres ; toutes les dents de lait sont renouvelées à trois ans ; elles sont pour lors égales, longues, blanches, et deviennent par la suite inégales et noires.

Vers la quatrième année, il paraît une espèce de bourrelet vers la base de la corne ; l'année suivante ce bourrelet s'éloigne de la tête poussé par un cylindre de corne qui se forme et qui se termine par un autre bourrelet et ainsi de suite, car tant que l'animal vit, les cornes croissent et tous les bourrelets qu'on observe sont autant d'anneaux qui indiquent le nombre des années en commençant à compter trois ans par la pointe de la corne et ensuite un an par chaque anneau. Il est bon aussi d'observer que les cornes du bœuf et de la vache deviennent plus grosses et plus longues que celles du taureau.

Le bœuf mange vite et prend en peu de temps toute la nourriture qu'il lui faut, après quoi il cesse de manger et se couche pour ruminer. Cet animal a quatre estomacs, la panse ou l'herbier, le réseau ou bonnet, le feuillet ou mille-feuillet et la caillette, qu'on appelle franche-molle. Il remplit d'abord les deux premiers estomacs qui ne forment qu'un même sac d'une très-grande capacité ; après cela il rumine et digère à loisir.

La contraction des premiers estomacs fait passer dans le second une partie des aliments ; celui-ci se contracte à son tour, enveloppe la partie d'aliments qu'il reçoit, l'arrondit, l'humecte et la dispose à entrer dans l'œsophage, où elle reçoit un nouvel acte de déglutition, pour revenir ensuite à la bouche y être broyée de nouveau.

Il est d'observation que les bœufs qui mangent lentement résistent plus longtemps au travail que ceux qui mangent vite, qu'ils sont plus forts lorsqu'on les nourrit au sec que lorsqu'on les nourrit au vert ; ceux des pays élevés et secs sont aussi plus forts, plus vigoureux et plus sains que ceux qui sont élevés dans les pays bas et humides.

Les pays froids conviennent mieux aux bœufs que les pays chauds ; c'est pourquoi les bœufs du Danemarck, de la Podolie, de l'Ukraine sont les plus gros ; ensuite ceux d'Irlande, d'Angleterre, de la Hollande et de la Hongrie. Les nôtres sont plus petits ; aussi les Hollandais tirent-ils tous les ans des taureaux du Danemarck pour obtenir de belles races et les croiser. C'est une attention que nos cultivateurs n'ont pas en

France, mais que le gouvernement aura pour eux
quand il aura propagé les connaissances utiles à l'a-
griculture.

La transition subite d'un climat chaud à un climat
froid fait ordinairement éprouver à ses animaux des
maladies inflammatoires ; l'arrangement organique, à
la vérité, ne change pas ; mais il faut que les solides
et les liquides éprouvent une révolution qui les mette,
pour ainsi dire, au ton du climat. En général, plus le
degré de chaleur qu'ils quittent est considérable, plus
les affections sont grandes lorsqu'ils passent sous un
climat froid.

Des Maladies du bœuf, de la vache, etc.

Le bœuf est exposé à un assez grand nombre de
maladies internes et externes. Les premières sont
pour la tête, l'apoplexie et l'abattement ; pour la
poitrine, l'esquinancie, la toux, la péripneumonie, la
courbature, la pulmonie et l'hydropisie de poitrine ;
pour le bas-ventre, les tranchées ou coliques, les indigestions, la dyssenterie, le dévoiement, le pissement
de sang, la rétention d'urine, la suppression, la constipation, la jaunisse, les vers et l'égagrophile.

Quant aux maladies externes, celles de l'avant-
main sont : le durillon, la fracture des cornes, l'enflure

des lèvres du col de la tête, l'engorgement des glandes de la ganache, les aphtes, le chancre à la langue,
le charbon, l'avant-cœur, l'emphysème, la loupe au
cou, l'entorse à la bleime. Les maladies du corps
sont : la gale, les dartres, les verrues, la fraction des
côtés, l'effort des reins, l'œdème sous le ventre et
la brûlure.

Les maladies de l'arrière-main sont : l'effort de
cuisses, l'éparvin, la tumeur, la tumeur au jarret, le
clou de rue, les chicots et l'ulcère.

On saigne le bœuf : 1° de la langue, pour l'appétit
perdu, pour les ulcères de la langue et pour les enflures de la bouche et du palais ; 2° de l'œil, pour les
taies, poireaux et blancs sur l'œil, pour les nuages,
enflures et eaux qui s'y forment ; 3° du front, pour les
douleurs de tête et autres maux qui y surviennent ; 4°
à la racine des cornes, pour celles qui sont rompues
ou foulées par le joug ; 5° à côté de l'oreille, pour les
foulures et enflures du col ; 6° au-dessous de la gorge,
pour les étranguillons, l'esquinancie et les sangsues
avalées ; 7° au-dessus du col, pour le chignon pelé,
endurci ou enflé ; 8° à l'épaule, pour la dislocation ;
9° au milieu du dos, quand la peau tient aux côtes ;
10° au bas des flancs, pour les douleurs du ventre ; 11°
au-dessous de la queue, pour les boyaux gâtés, pour
la paresse et pour la dyssenterie ; 12° de la cuisse,
quand elle est foulée ou déplacée ; 13° du jarret, pour
les jambes rompues ; 14 au-dessus de la corne, pour
les enflures, endurcissements, foulures et déboîte-
ments du pied ; 15° du talon, quand l'ongle tombe ou
qu'il est cassé ou fendu ; 16° du fourreau, quand il ne

peut pisser ou qu'il pisse le sang, quand il a le fourreau ou la verge enflée, ou quelques pierres dans ces
parties.

De la Fièvre.

On s'aperçoit qu'une bête à cornes a la fièvre en
plaçant la main dessous l'épaule contre le coffr, vis-à-
vis le cœur ; on sentira alors le battement irrégulier
du cœur et des artères.

Dans toute fièvre, on doit saigner hardiment, à pro-
portion de la force de l'animal et de la fièvre. Dans
l'intervalle de ces saignées, il faut donner à l'animal
force tisane de benoîte pour le flux noir et le flux san-
guin. Mais si la fièvre se prolongeait jusqu'au troisième jour, on donnerait un breuvage composé d'une
demi-poignée, moitié ruë, moitié sauge bouillie dans
un demi-litre de petit vin qu'on laisse diminuer d'un
tiers, puis on le coule et on le fait prendre à l'animal.

Des Plaies.

On doit panser les plaies des bêtes à cornes une
fois par jour, même deux fois en été, à cause de la
chaleur ; il faut les panser promptement et doucement,
sans meurtrir les chairs, tenir les plaies couvertes de
manière à ce que l'air n'y entre point jusqu'à ce que
la réunion s'opère avec facilité. Les plaies ordinaires,
telles qu'apostumes, coupures, boutures, et celles que
l'on fait pour provoquer la suppuration, se pansent
de la manière suivante :

On prend une seringue à injection pour lancer dans

de l'eau-de-vie camphrée (la recette ordinaire de 12 sous de camphre dans un demi-litre
d'eau-de-vie), quand il y a à redouter la gangrène, ou
bien du jus de morelle.

Dans les plaies nouvelles, on emploie de l'eau dont
voici la composition : mettez dans un peu d'eau de
fontaine 20 centimes de couperose blanche ; 4 blancs
d'œufs durcis au feu ; 4 pincées de rue.

Faites infuser le tout 24 heures sans faire bouillir
l'eau, passez-la dans un linge, puis mettez-la dans
une bouteille que vous aurez soin de bien boucher.
Cette eau se conserve et même est meilleure ancienne
que nouvelle.

L'eau faite avec cynoglosse ou langue-de-chien
est aussi très-bonne, mais on ne peut s'en servir qu'en
été. En voici la recette :

Mettez 4 poignées de cynoglosse ou langue-de-
chien frottée et écrasée avec les poings dans trois
pots d'eau de fontaine en y laissant le marc. Cette
eau prend la couleur de lessive sous 24 heures. Elle
ne se conserve que sept ou huit jours, suivant les chaleurs.

Il ne suffit pas seulement de laver les plaies, il faut
aussi chaque fois les panser avec de la charpie de
corde goudronnée, imbibée de térébenthine, dont on
prend 30 gr. et dans laquelle on délaie deux jaunes d'œufs, en mettant dans les plaies plusieurs petites
pincées, suivant le besoin, sans trop les entasser,
mais cependant de manière qu'elles aillent jusqu'au
fond ; il suffit d'y seringuer deux fois par jour l'une
de ces eaux, après quoi on met de la poudre à dés-

sécher, dont nous indiquerons la recette à l'article du *fourchet*. (Voyez ce mot). On en saupoudre les plaies qu'on veut dessécher, une fois par jour, pendant quatre à cinq jours de suite, sans les envelopper. S'il était trop difficile d'en arrêter le cours, l'on mettrait dans le fond, par plusieurs fois, gros comme un grain de blé de pierre de vitriol, de Chypre.

Si dans une plaie il y a apparence de beaucoup de matières, on la dépure avec de la poix noire et de la poix de Bourgogne, mêlées ensemble, moitié l'une et moitié l'autre, changeant le cataplasme tous les jours, lequel tirant beaucoup, calme la douleur.

Dans le cas où il surviendrait hémorrhagie, on arrête le sang avant que de faire aucun pansement, et l'on se sert, à cet effet, de l'herbe à mille-feuilles et de la grande éclaire, pilées ensemble avec du sel et mises dans la plaie.

De la Péripneumonie, ou inflammation de poitrine.

Cette maladie épizootique, qui exerce souvent de cruels ravages parmi les bêtes à cornes, se reconnaît aux signes suivants dans l'animal qui est attaqué :

Une toux plus ou moins sèche, qui quelquefois se fait entendre peu fréquemment dans le commencement et qui redouble sur la fin.

Une fièvre très-sensible et très-caractérisée.

Une oppression plus ou moins grande, qui augmente lorsque l'animal a mangé, et qui quelquefois n'existe pas, ce qui néanmoins est très-rare.

Le dégoût que l'on aperçoit à mesure que le mal fait des progrès.

Le défaut de rumination chez les bœufs et autres animaux ruminant comme eux ; mais ce signe est souvent équivoque.

La puanteur de l'haleine.

La sécheresse des naseaux, à leurs orifices, et celle de la bouche et de la langue.

Quelquefois un écoulement de matières plus ou moins épaisses, ou plus ou moins blanchâtres.

Mais ni le sixième signe ni les suivants ne sont toujours constants.

REMÈDES.

Il est de la plus grande necessité de saigner à la jugulaire les animaux qui en sont atteints, et même de leur tirer une assez grande quantité de sang, et de répéter la saignée le premier, le second et le troisième jour, s'il en est besoin.

Faire usage de lavements émollients et rafraîchissants, donnés et réitérés deux et même trois fois dans la journée, pendant cinq ou six jours. La boisson ordinaire sera l'eau blanche ; on y ajoute, si la toux est violente, le mélange suivant :

Prenez : fleurs de violette et de coquelicot, de chacune deux poignées ; versez sur le tout trois kilog. d'eau d'orge bouillante. Faites infuser pendant une heure, coulez à la colature, trois onces de miel commun, mêlé avec la boisson qui sera toujours tiède.

Au défaut de ce mélange, l'eau blanche sera miellée.

Des billots placés une ou deux fois par jour dans la bouche de l'animal, produiront de bons effets.

Prenez six figues grasses, 5 onces de miel commun et rosat, pilez les figues, mêlez, triturez avec le miel, ou bien 4 onces, 6 jaunes d'œufs, 5 onces d'eau distillée de roses, mêlez et garnissez-en un billot.

Quand la toux est très-forte et répétée, on peut, outre l'addition faite à la boisson ordinaire, administrer le bol suivant :

Prenez : 3 grammes blanc de baleine,
3 grammes poudre de réglisse,
pilules de cynoglosse.

Mêlez le tout avec une suffisante quantité de conserve d'althéa pour un bol béchique et anodin.

Poumon altéré.

La toux et une grande maigreur sont les signes de cette maladie.

Donnez de temps en temps à l'animal malade du son mouillé, avec une once de sperme de baleine et une demi-once de soufre, de cinabre et d'antimoine ; ou bien faites-lui avaler un demi-litre de vin blanc, avec un peu de miel assaisonné de deux onces de poudre de muscade, deux onces de safran, demi-once de gingembre, un quart d'once de cannelle et un peu de réglisse; mêlez et coulez le tout avant de le donner.

Bœufs ou vaches jetant par les naseaux

Ce jet par les naseaux provient de l'engorgement

des poumons. S'il y a ulcère, il n'y a point de guérison ; s'il n'y en a point, on peut guérir l'animal avec la recette suivante :

RÈMÈDE. — Prenez 30 grammes de beurre frais, que vous faites noircir sur le feu, comme celui de la friture. Ce beurre retiré du feu, ajoutez-y un peu d'eau-de-vie et la même quantité de vinaigre de vin, et un peu de poivre blanc moulu. Faites avaler ce breuvage à l'animal, et le lendemain faites-lui boire ce qu'il rendra d'urine, dans la matinée, et cela pendant quatre ou cinq jours de suite, pendant lesquels et encore trois jours après, vous lui donnerez, chaque jour, dans de l'avoine, une once, moitié foie d'antimoine et moitié fleur de soufre en poudre. Ayez soin de le faire boire tous les jours, environ une heure après midi, et de lui donner sa nourriture ordinaire.

Du dégoût.

Si le bœuf n'est que dégoûté, on le ragoûte avec des porreaux, des ciboules, ou du céleri infusé dans du bon vinaigre et du sel, qu'on lui donnera pendant deux jours ; il faut lui tenir le mufle élevé, pour qu'il ne laisse rien perdre de cette salade pendant qu'il la broie. Il est encore bon de lui donner des feuilles de raves ou raiforts, ou des betteraves cuites et marinées dans du bon vinaigre. Quelques-uns font manger aux bœufs dégoûtés une rôtie de pain bis, frottée de miel et trempée dans du vinaigre, dont on leur lave le palais et la langue. Il y en a aussi qui ne se servent, pour leur frotter la bouche, que de gousses d'ail concassées et infusées dans deux verres de vinaigre ou de verjus, avec un peu de sel et de miel. Une once de thériaque ou d'oviétan est encore un bon remède contre le dégoût : on les fait prendre dans du vin.

Les remèdes suivants contre le même mal sont purgatifs : 1° du marrube avec de l'huile de noix et du vin rouge ; 2° des grains d'encens, de la sabine ou de la rue, qu'on fait avaler dans du vin ; 3° le serpolet pilé et mêlé avec du vin ; 4° l'oignon marin, coupé et détrempé dans l'eau. On donne ces remèdes durant trois jours, dans une pinte de vin.

Maladies du cou.

Si l'enflure du cou vient de contusions, appliquez-y un cataplasme fait de miel, de saindoux et de son, le tout bouilli dans du vin blanc.

Si elle vient d'un abcès, prenez de l'onguent althéa, de l'huile de laurier et du beurre frais, deux onces de chacun ; battez le tout à froid, puis frottez le cou du bœuf et enveloppez-le de linges; il s'y formera une tumeur que vous ouvrirez avec des ciseaux, l'abcès étant mûr; pansez tous les jours la plaie, et mettez-y de la racine d'orties.

Pour les écorchures du cou, employez de la graisse de porc avec de la cire neuve, fondues et mêlées ensemble.

Pour résoudre les duretés du chignon, faites cuire dans de l'eau où il y aura les trois quarts d'huile

d'olives, deux onces de racines de lis et autant de
guimauve ; faites bouillir le tout pendant une heure,
après quoi ajoutez-y mauve, violette et pouliot, bien
hachés, de chacune de ces herbes deux poignées ;
laissez bien cuire le tout, et appliquez-le tout chaud
sur la dureté.

Si le chignon est déplacé, examinez de quel côté il
penche, et tirez du sang à l'opposé, ce qui se fait en
battant avec un bois de vigne la grosse veine qui
paraît dans cet endroit, et qu'on perce lorsqu'elle est
gonflée.

Si le chignon ne perce d'aucun côté, on saigne
l'animal aux deux oreilles ; et après la saignée on
fait cuire dans un pot, à poids égal, moelle de bœuf,
poix-résine, suif de bouc et vieille huile d'olives, et
on en frotte l'enflure, après l'avoir lavée avec de
l'eau ; après quoi on la laisse sécher.

La Taupe ou enflure.

On donne ce nom à un mal qui vient ordinairement
aux bêtes à cornes sur le cou, depuis les cornes
jusqu'auprès des épaules. Ce mal est occasionné souvent par quelques meurtrissures, ou par un sang
trop épais, qui, y séjournant, forme un dépôt.

REMÈDES. — Il est essentiel d'attendre que la taupe
ou enflure soit bien formée pour opérer. Alors on ouvre la peau en quatre, on lève les quatre parties, pour
en bien découvrir la grosseur ; après quoi on la coupe
en entier avec un rasoir, si toutefois le sang ne
cache pas le travail ; il faut surtout prendre garde

aux nerfs et aux gros vaisseaux sanguins, dont il
est quelquefois difficile d'arrêter l'écoulement. S'il
arrive que le sang gagne, on cesse l'opération; on
met dans la plaie des orties pilées avec du sel pour
arrêter le sang, et mettre à même de couper, le lendemain, le restant jusqu'à la bonne chair, après quoi
on répète la pareille dose d'orties et de sel. Si c'est
en hiver, au lieu d'orties, on se sert d'amidon, qu'on
met seulement sur les vaisseaux qu'on doit saigner.
Quant à la plaie, on la lave tous les deux jours
deux fois avec l'eau forte, dont nous avons donné
la recette à l'article des *Plaies des bêtes à cornes*,
en mettant de la térébenthine avec de la charpie de
corde goudronnée, après avoir incorporé deux jaunes
d'œufs dans 30 grammes de térébenthine. Si les
chairs poussent trop vite, on peut mettre un peu de
vert-de-gris dans la térébenthine.

Si c'est en été, il suffit de laver la plaie avec de
l'eau de cynoglosse ou langue-de-chien, dont nous
avons donné la recette à l'article des *Plaies des bêtes
à cornes.*

Il est essentiel d'attacher un bout de ficelle à
chacun des quatre coins de la peau, puis les nouer
ensemble pour tenir l'appareil dans la plaie; souvent
il arrive que les chairs poussent vite et qu'il se
forme des bubons de chair gourmande qui empêche-
raient la réunion solide ; alors on les saupoudre avec
de l'alun calciné, en prenant bien garde d'en faire
tomber dans la plaie, ce qui s'opère facilement en
le portant dessus avec un plumasseau. La plaie venant à se fermer, les quatre lambeaux de peau

tombent, ou on les coupe avec des ciseaux. On laisse la plaie découverte, ayant soin de [...] deux fois le jour, jusqu'à parfaite guérison, [...] des eaux indiquées ci-devant. Sur la fin du [...] on saupoudre toute la plaie avec de [...] à dessécher, dont la recette est ci-après, à [...] du tourchet. Pour faire revenir le poil, on [...] de miel un peu chaud, deux fois en [...] jours.

Strangullons ou Etrangullons

On appelle ainsi les glandes qui se forment sous [...] du bœuf; elles proviennent des humeurs qui [...] d'un cerveau refroidi.

Remède : Saignez l'animal sous la langue et au [...] ayant soin d'ouvrir soir et matin les glandes [...] une lancette; frottez le dessous de la gorge avec [...] de laurier et du baume frais battu ensemble à froid. La tête de l'animal doit être bien couverte et tenue chaudement.

Du Quartier, Tachet ou Lovet

Pour connaître si un bœuf ou une vache a le quartier, il faut chercher sous le gosier, si on y trouve une glande comme une petite noix ; si cette glande existe, c'est une preuve qu'ils sont attaqués de cette maladie qui est commune aussi aux chevaux. On cherche dans tous les membres si la peau de la bête ne [...] point et s'il n'y a point d'enflure ; si ces symptômes existent, faites ceci :

Remède : Prenez un bon verre d'huile d'olive, d'un bon vin, une tête d'ail ou un peu de poivre, pilez le tout ensemble et faites-le avaler à l'animal. S'il a une des jambes tirante, qu'il ait de la peine à marcher, saignez-le aux petits onglons de la jambe malade ; si vous vous apercevez que le mal soit dans le corps de la bête, faites-lui deux ouvertures derrière chaque épaule et mettez dans ces ouvertures de la racine d'ortie avec un peu de sel. On ne donnera à la bête qu'un peu de nourriture jusqu'à ce qu'elle se porte mieux.

Pommes ou poires dans le gosier.

Comme cet accident empêche l'animal de respirer, il enfle, bave et étouffe. On peut avec la main sentir la pomme ou poire à travers le gosier ; il n'y a qu'à de forcer avec la main, en poussant le fruit pour le faire entrer dans le corps, ce qui arrive fort souvent ; dans le cas où elle n'entrerait point, il faudrait pousser avec la queue d'une pelle à feu, la tenir ferme et pousser le plus droit qu'il sera possible.

De la Toux.

Les causes ordinaires de la toux du bœuf sont les froids, la poussière, la sécheresse des poumons.

Remèdes : Faites une décoction d'hysope pour lui faire boire, et donnez-lui des porreaux pilés avec du froment. Si ce remède ne réussit pas, prenez deux verres de miel, autant d'huile avec deux onces de vieux-oing et autant de beurre frais, faites bouillir le tout et faites-le avaler au bœuf ; si la toux s'opiniâtre,

... à l'animal une verrée de suc de l'herbe ... marrube mêlée avec autant d'huile de noix, ... de vin rouge et moitié sel.

Maladies des pieds

... guérit en y appliquant des feuilles de ... broyées avec du saindoux.

Pour l'entorse, on fait bouillir ensemble du miel, du saindoux et du vin blanc, puis on en frotte le mal quatre fois par jour. S'il y a dislocation, il faut remettre l'os et se servir du remède ci-dessus ; s'il y a rupture entière, il n'y a plus de remède.

Pour l'enclouure, on ôte du pied le clou ou chicot, puis on met sur la plaie de l'huile toute chaude et par-dessus des étoupes qu'on enveloppe de linge.

Le soc de la charrue blesse souvent les bœufs aux pieds. Dans ce cas, on prend du vieux-oing, de la poix noire et du soufre qu'on mêle ensemble et qu'on applique sur la plaie avec de la laine et du linge par-dessus.

Le froid fait quelquefois boiter le bœuf ; pour cela il faut lui laver le pied malade, y faire une ouverture avec la lancette, laver la plaie avec de l'urine, ensuite la poudrer de sel, y infuser de l'huile chaude simplement ou avec de cire et l'envelopper de linge.

Le sang extravasé fait aussi boiter le bœuf. Dès que l'on s'aperçoit du mal, on doit visiter la corne du pied, l'endroit où l'on sent de la chaleur, et l'animal douleur, et le scarifier pour en faire sortir le sang ; mais si ce sang a déjà pénétré l'ongle, il faut, crainte d'un plus grand désordre, fendre l'ongle dans le milieu de la fourchette, ensuite imbiber des étoupes de vinaigre mêlé de sel et les appliquer sur la plaie avec un bandage.

Le bœuf ne doit pas mettre son pied dans l'eau ni dans rien d'humide. Le premier appareil levé, on nettoie bien la plaie, puis on y applique de nouveau des étoupes imbibées de vinaigre, d'huile et de sel.

Si on s'aperçoit que le sang soit descendu jusqu'à l'extrémité de la corne, il faut la couper par le bout jusqu'au vif, afin que le sang en sorte.

Si le genou du bœuf boiteux enfle, il faut le lui frotter avec du vinaigre chaud et y mettre de la graine de lin imbibée d'eau et de miel ou de vieux levain, de l'urine d'homme ou autres semblables résolutifs.

Le Fourchet

Il s'amasse assez souvent dans le fourchet des pieds soit de devant, soit de derrière des bêtes à cornes, du pus qui s'y raccornit comme un peloton jaunâtre de chair morte, quelquefois de la grosseur d'un jaune d'œuf et qu'il faut extirper dans la suite. Ce mal fait boiter considérablement l'animal qui en est atteint.

Remède : Faites de la bouillie avec de l'eau, de la farine de froment, deux blancs de porreaux pilés et gros comme un jaune d'œuf de graisse de porc fondue, mettez cette bouillie sur des étoupes et enveloppez-en la partie malade deux fois en deux jours, après quoi mettez sur le mal parties égales de vert de gris, sucre blanc et poivre, le tout en poudre et un res-

tringent en cataplasme sur des étoupes composé de
raie grasse broyée et passée au tamis, incorporée dans
des blancs d'œufs ; c'est un procédé que l'on fera
tous les jours jusqu'à ce que l'on puisse décharner
le peloton de mauvaise chair ; il se tire avec les doigts
ou le couteau, après quoi il reste un creux dans lequel
mettez deux ou trois fois, sans enveloppe, du tartre
incorporé avec de la poudre à dessécher, dont voici
la recette :

15 grammes de mine de plomb ;
         de vert de gris ;
15 grammes de blanc de céruse ;
         de sucre blanc ;
         de litharge d'or ;
         de poivre ;

Le tout réduit en poudre et mêlé ensemble.

Clou dans le pied, épine, esquille de bois ou petit amas de pus.

Après avoir tiré tous les corps étrangers, faites une
ouverture à la corne sur le mal, afin de laisser les matières s'écouler au lieu de séjourner dans cette partie.
Introduisez dans cette ouverture de l'huile d'aspic
chaude ou du suif avec du poivre que vous faites bouillir dedans des pinces à feu rouges ; répétez l'opération
jusqu'à ce qu'il n'y ait plus de matières.

Dans le cas où la matière aurait séjourné, et qu'elle
viendrait à sortir par la couronne du pied, on mettra
autour de la couronne le restringent désigné à l'article *gros galet*, ayant soin de tenir l'ouverture faite

sous le pied toujours ouverte pour en faciliter l'écoulement. Dans le cas où les matières seraient trop abondantes, l'on ne mettra point d'abord le feu, ni l'huile d'aspic, mais bien parties égales de vert de gris, sucre blanc et poivre, le tout en poudre; on fera tous les jours ce pansement jusqu'à ce que l'abondance des matières soit tarie, après quoi on y mettra suif et poivre, que l'on fera bouillir comme nous venons d'expliquer.

Des gros galets.

La plupart des maladies des animaux employés aux usages de l'homme proviennent de la fatigue et des travaux forcés. Il arrive souvent que l'animal ayant marché plusieurs jours de suite, il se forme une courbature dans le gros galet, ce qui le fait tomber si l'on n'y apporte prompt remède.

Remède : Quand on voit que l'animal boîte fort bas, il faut lui envelopper le pied dans un cataplasme fait avec des oignons cuits et de la graisse de porc, appliquer le tout ensemble chaud, une fois chaque jour pendant trois jours; cela amène la guérison.

Quand le galet est tombé, il faut mettre dessus parties égales de vert-de-gris, sucre blanc et poivre, le tout en poudre, pour empêcher qu'il ne croisse de petits boutons de chair vive ; le galet ainsi saupoudré, appliquez-y un restringent, tel que la suie grasse broyée passée au tamis, incorporée dans des blancs d'œufs et un peu de vinaigre de vin. Faites le pansement de cette manière pendant quatre ou cinq jours, d'après la disposition des chairs. Lorsqu'il ne paraît plus de chair trop vive ni d'excroissance, pansez-le seulement avec le cataplasme restringent, et sur la fin mettez de la poudre de chaud, sans envelopper le pied, en prenant garde qu'il ne mette ce pied dans l'eau, jusqu'à parfaite guérison.

De la Fourbure.

Le bœuf attaqué de la fourbure a peine à marcher, et en marchant il avance ses pieds l'un près de l'autre par la peine qu'il a de les mouvoir, surtout s'il est fourbu du devant et du derrière. Le pansement est égal pour une partie comme pour deux.

Remède : Coupez les huit petits galets ou caffignons qui saigneront beaucoup ; cette saignée suffit quelquefois pour guérir l'animal ; répétez-la si elle est insuffisante, mais que ce soit à la jugulaire, en observant que si les jambes sont enflées, il faut les graisser avec partie d'huile d'aspic et d'huile de laurier un peu chaudes.

Mal de tête.

Les signes des maux de tête sont : lorsque le bœuf a cette partie enflée et plus chaude que de coutume, et qu'il jette par les yeux et les naseaux beaucoup d'humeurs.

Remède : Il faut le saigner au cou et faciliter l'écoulement des humeurs ; à cet effet, pilez de l'ail que vous mettrez infuser à froid dans du vin l'espace de deux heures; vous le lui seringuerez dans les naseaux.

On peut aussi lui frotter la langue avec du thym, de l'ail, du sel broyés ensemble et mêlés dans du vin rouge.

REMÈDE : Faites bouillir dans deux pintes d'eau réduites à trois chopines, deux poignées des herbes suivantes : centaurée, cardamome, pouliot, guimauve, ellébore et fenouil ; joignez-y une once de séné que vous laissez infuser sans bouillir, 250 grammes de miel, trois cuillerées d'huile de noix, deux onces de poudre d'agaric et trois onces de casse; mêlez, coulez, et donnez le tout en lavement.

Si c'est en été, la nourriture doit être rafraîchissante, comme : feuilles de vigne, laitue, chicorée sauvage et eau blanchie avec de la farine de seigle ; en hiver on donnera orge, avoine et le meilleur foin et eau blanchie de farine d'orge.

Abcès à la tête.

On connaît qu'un abcès se forme à la tête, lorsque l'animal porte la tête basse ; les paupières s'enflent, les yeux sont bordés de rouge et larmoyants ; il s'exhale une grande chaleur par les naseaux.

REMÈDE : Saignez dans les vingt-quatre heures des huit petits galets, et si le mal continue, faites deux saignées au cou en douze heures; donnez des breuvages rafraîchissants, tels qu'un pot d'eau dans lequel aura bouilli du son; joignez-y 250 grammes de miel et deux onces des quatre semences froides et pilées. Si c'est en été, mettez dans votre eau de son deux poignées de pourpier pilé ; répétez ce breuvage deux ou trois fois le jour.

Cornes cassées ou trop recourbées.

S'il arrive qu'une bête se casse une corne, et qu'elle

ne soit pas tout-à-fait tombée, il faut la faire sauter à l'endroit par où elle est cassée, pour avoir plus de facilité à en arrêter l'hémorrhagie, que l'on fait cesser avec une poignée d'orties grièches ou orties à fleurs blanches, pilées avec une demi-poignée de sel, et l'envelopper avec des étoupes ; il arrive aussi souvent que les cornes recourbées rentrent vers la tête et blessent l'animal ; alors on les coupe par le bout avec un fer tranchant que l'on fait rougir.

Hémorrhagies du nez.

On arrête ces hémorrhagies au moyen d'une ou deux saignées, suivant la force de l'animal et la quantité de sang qu'il a perdu. On le met ensuite dans l'eau jusqu'au ventre, un quart d'heure en hiver et une heure en été.

Mal d'yeux.

Si le bœuf a les yeux enflés, mettez-y dessus de la farine de froment détrempée clairement avec de l'eau et du miel. Si vous apercevez quelques blancheurs dans l'œil, servez-vous de sel ammoniac pulvérisé et mêlé avec du miel ; si les yeux pleurent, servez-vous du premier remède, mais employez la farine d'orge cuite au four, au lieu de celle de froment.

La graine de panais sauvage, mêlée avec du suc de raifort et du miel, est encore un bon remède pour ce mal.

De l'onglée, et autres maux d'yeux.

On désigne ainsi une taie qui part du coin de l'œil et vient couvrir la prunelle ; on extirpe ce mal avec un sou marqué qu'on introduit doucement par-dessous; ensuite, avec une aiguille et du fil on perce la taie, et prenant les deux bouts de fil que l'on tire à soi, on coupe avec des ciseaux la circonférence de cette taie ; il faut aussi avoir soin de tenir les paupières de l'animal bien ouvertes. L'opération faite, soufflez un peu du sucre blanc ou du sel de verre une fois seulement.

Quant aux coups et meurtrissures de l'œil, il faut y appliquer une compresse imbibée de bon vin vieux rouge chaud.

Pour les autres maladies des yeux, telles que : fluxions et autres humeurs et taies qui se forment dessus ou dedans la prunelle, il faut saigner dans le commencement à la veine du cou, jusqu'à deux fois en 24 heures, et souffler tous les jours une fois dans les yeux du sel de verre calciné de lui-même et à défaut de ce verre, de la poudre de tuile ou de cloporte.

De l'Araignée ou Éraignie.

Cette maladie survient aux animaux pour avoir avalé soit une araignée ou un autre insecte venimeux, ou encore pour avoir mangé de l'herbe imbibée de rosée. On la distingue ordinairement par une enflure générale qui paraît promptement et qui est précédée d'une pesanteur de tête, d'une faiblesse qui les empêche de se tenir sur leurs pieds et d'un tremblement universel ; il leur sort par les yeux, les naseaux et la bouche, une sérosité visqueuse et corrosive, presque toujours accompagnée d'une toux violente.

REMÈDE : Faites prendre aux bœufs ou vaches attaqués de cette maladie une bouteille de vin blanc chaud, avec 30 grammes de sucre et une pincée de sel en deux fois et à une heure d'intervalle ; une heure après, prenez une bouteille de lait sortant du pis de la vache, sans être coulé avec 30 grammes de miel fondu dedans, que vous leur ferez prendre aussi en deux fois et à une heure d'intervalle.

Administrez-leur ensuite matin et soir des fumigations faites avec des savates ou des herbes aromatiques, ventouses, s'il est nécessaire, et lavez la plaie avec du vinaigre de vin, du sel, du poivre et de l'ail pilé.

Sangsues avalées

Il arrive quelquefois qu'une bête à cornes, en buvant dans un ruisseau, ou une rue, avale une sangsue ; alors il faut mettre dans la bouche de l'animal le tuyau d'un entonnoir qui reçoit la vapeur des punaises qu'on brûle dessous ; ou bien si la sangsue est attachée au palais, il faut prendre une feuille de figuier, ou un morceau de drap rude, pour la détacher ; mais si elle est descendue dans l'estomac, et qu'elle se soit attachée à son orifice, qui se gonfle de façon que le bœuf ne puisse plus prendre de nourritures, alors on peut faire avaler à l'animal une grande quantité d'huile, ou du vinaigre ou de la saumure.

De l'Enflure.

La peau d'un bœuf qui a avalé un insecte, ou qui a été piqué par une bête vénimeuse, enfle quelquefois si fort, qu'elle retentit comme un tambour.

Remède. Placez dans le fondement du bœuf, trois ou quatre doigts en avant, une corne percée ; puis promenez l'animal jusqu'à ce qu'il rende des vents. Frottez la piqûre d'orviétan ou de thériaque ; vous pouvez même lui en faire avaler, en faisant précéder une decoction émolliente. Si ces remèdes ne font pas, on perce à la deuxième côte avec un couteau on pose un tude pour faire sortir les gaz.

Barbes ou Barbillons.

Ces barbes ou barbillons ne sont autre chose qu'une excroissance de chair qui vient sous la langue du bœuf et qui l'empêche de manger ou de paître ; c'est pourquoi il faut le lui couper avec des ciseaux, et laver ensuite la plaie avec du vinaigre et du sel ; à défaut on peut se servir de saindoux et de sel écrasé fort menu.

De la maladie appelée Sur-langue ou Chancre Volant.

Ce mal se manifeste par une espèce de pustule ou vessie, qui survient au bétail au-dessus ou au-desous de la langue, ou plus bas, entre le gosier, où il s'établit une pourriture qui leur fait tomber la langue en quelques heures, si l'on n'y apporte promptement le remède suivant :

REMÈDE.

1° Il faut râcler la plaie, vessie ou crevasse, avec un cuiller ou une pièce d'argent, jusqu'à ce qu'elle saigne bien ; en prenant garde surtout que la bête n'avale ce qui se détache en râclant.

2° Laver la plaie avec de l'eau fraiche.

3° Prendre une pièce ou coupon de drap rouge ou écarlate, la tremper dans du vinaigre et du sel, et en frotter la plaie plusieurs fois, la trempant chaque fois ; puis on aura soin de brûler ladite pièce de drap, pour éviter l'infection, et ce morceau de drap ne pourra servir que pour une seule bête malade.

4° Prendre de l'ail, de la sauge, artichauts sauvages, qu'on appelle autrement joubarbe, et en latin, *semper vivum majus*, qui croit sur les toits ou murailles ; du plantain, de la racine d'impératoire ; piler le tout ensemble, puis mêler avec du sel, de l'alun et du vinaigre, en frotter la plaie et toute la gorge assez longtemps.

PRÉSERVATIF : Lorsque ce mal survient dans un pays, les propriétaires de bestiaux doivent avoir soin de visiter souvent la langue du bétail, ainsi que la gorge, et les lui laver de temps en temps avec du vinaigre et du sel, et donner à manger tant au bétail sain que malade, du pain avec de bonnes herbes hachées et mêlées avec du sel.

Enflure du Palais.

Faites une petite incision au palais, ou saignez-le à la veine du palais, que vous frottez ensuite de sel ou de vinaigre, ou donnez-lui une fois de l'ail bien pilé, il faut alors avoir soin de nourrir d'herbes tendres, comme feuilles d'orme, de vigne, ou de foin.

Du Flux de Sang, ou de la maladie appelée vulgairement le Sang Rouge ou le Sang Blanc.

Le flux de sang se manifeste quand les animaux ne peuvent fienter qu'avec peine. Ils rendent par intervalle quelques matières glaireuses, qui ne tardent pas à dégénérer en un flux de sang très-douloureux.

REMÈDE : Prenez une bouteille de lait sortant du pis de la vache avant d'être coulé ; joignez-y 30 gr. de miel, une demi-poignée de sel, et la valeur d'une petite noix de crasse ou suie de cheminée réduite en poudre fine : mêlez bien le tout ensemble; faites-le chauffer et avaler tiède ; immédiatement après donnez-en par le fondement. Si cela ne suffit pas, au bout de quelques heures, donnez un lavement de petit-lait bouilli avec une poignée de plantain, herbe toujours verte et qui croît communément dans les jardins. Quand le petit-lait aura bouilli, passez et réduisez-en la quantité à une bouteille par lavement ; ajoutez-y une pincée de sel bien égrugé, trois onces de miel et un peu d'huile douce ; ayez soin que le tout soit bien mêlé ; en exécutant bien cette recette, vous êtes certain de la prompte guérison de l'animal malade.

Du Flux de sang des Bestiaux.

Lorsque l'on s'aperçoit que le bétail est attaqué

du flux de sang, il faut lui administrer promptement le breuvage suivant ; prenez :

Un demi-litre de vin,

Sept grammes roses de Provins,

15 grammes poudre de coques de gland,

10 grammes poudre très-fine de brique ou de tuile,

Une demi-muscade.

Faites infuser le tout une demi-heure sur la cendre chaude, puis donnez ce remède à l'animal, et laissez-le reposer pendant quatre heures sans lui faire rien prendre. On peut mettre dans ledit breuvage une demi-once de sumac ; réitérez ce remède selon le besoin.

Il est une autre espèce de flux de sang nommé lente, pour la guérison duquel prenez une grosse poignée de verveine que vous faites bouillir dans un pot de vin, jusqu'à ce qu'il soit réduit à moitié ; faites avaler cette boisson à la bête malade le plus chaud que vous pourrez, et immédiatement après, faites-lui manger un picotin de seigle. Ayez soin de le bien couvrir, et de ne lui donner de nourriture que deux heures après.

Rétention d'urine.

Les efforts que fait le bœuf pour uriner, sans le pouvoir faire, sont un signe évident de cette maladie. Pour la guérir, faites bouillir ensemble de la pariétaire, du seneçon et des racines d'asperges ; mêlez-y du beurre frais, et appliquez le tout aux bourses du bœuf dans un linge. Continuez ce traitement jusqu'à ce qu'il urine aisément.

Pour nourriture on lui donne des feuilles de raves copieusement et souvent, à midi un picotin de son mouillé et autant le soir, et pour breuvage, pendant trois matins, une chopine de vin blanc qu'on fait bouillir avec deux cuillerées d'huile.

La graine de céleri bien pilée et avalée avec du vin blanc est encore un bon remède.

Ou bien encore trois onces de colophane, mise en poudre dans un demi-litre de vin blanc.

Pissement de sang.

Aussitôt que l'on s'aperçoit que le bœuf pisse le sang, il faut lui retrancher toute boisson et ne lui donner que le breuvage suivant :

Prenez un demi-litre d'urine d'homme, autant d'huile d'olive, six œufs frais et une pleine main de suie de four ; battez le tout ensemble et faites-lui avaler, après quoi liez-lui les oreilles que vous battrez avec une petite baguette jusqu'à ce qu'elles soient toutes rouges alors percez-lui les petites veines que vous verrez, il en sortira du sang presque vert ; cela fait, mettez-lui du sel dans la bouche et promenez-le, ou bien prenez deux pintes d'eau ou de jus de plantain, moitié vinaigre et huile d'olive, joignez-y gros comme un œuf de pigeon de concombre ou briyone ou courgier sauvage pulvérisé avec autant de coques d'œufs, mêlez le tout et faites-le lui avaler.

Il est bon de donner aux bœufs quelques lavements rafraîchissants dont voici la recette :

Prenez du mélion, ou de mauve, la de la pariétaire et

e la camomille, de chacun trois poignées. Faites-en
ne décoction dans deux pintes d'eau ; laissez-la ré-
uire en une et coulez-la ; ajoutez-y 125 grammes
'huile de lin ou de noix, de miel, deux onces de casse
t un demi-litre de verjus ; le tout ainsi incorporé, ad-
inistrez-le tiède à l'animal.

Testicules enflés.

Frottez les parties affligées de saindoux ou de la
ente de l'animal même, mêlée avec des fleurs de
amomille et de mélilot.

Si le mal vient d'inflammation, il est dangereux ;
lors servez-vous d'huile rosat, blancs d'œuf, eau
e rose et de lait; mêlez le tout et frottez-en les tes-
icules ; ou bien du suc de plantain ou de pourpier
êlé avec d'huile rosat et des blancs d'œufs : il est
on de mener le bœuf à la rivière pour lui faire bai-
ner à l'aise les parties enflées.

De l'indigestion.

On connaît qu'un bœuf ne digère point lorsqu'il a
es nerfs tendus et raides, les yeux pesants, qu'il ne
umine point, qu'il rotte et que son ventre gronde.

Remède : Nourrissez le bœuf de choux bouillis ar-
osés de vinaigre; si l'enflure survient au ventre, four-
rez dans le fondement de l'animal votre main frottée
d'huile pour en tirer la fiente; promenez-le ensuite un
peu. Si la douleur continue, prenez des figues sauvages
sèches, broyez-les et donnez-lui avec neuf fois le poids
d'eau chaude, ou bien faites manger au bœuf des oi-

gnons coupés et mêlés avec un demi-kilog. de m[...]
deux onces de sel, et promenez-le ensuite. (Vo[...]
Maladies les plus communes.).

De la Bouchure du Devant.

Cette indisposition se manifeste en ce que l'ani[...]
ne pouvant respirer, bave, enfle et tombe comme mo[...]
ce qui arrive assez souvent à une bête qui man[...]
goulument sans mâcher suffisamment son manger, [...]
reste en pelotte dans son gosier ; quelquefois, à for[...]
de se débattre, la pelote passe. On peut aussi aid[...]
avec la main, la coulant le long du gosier depu[...]
la gorge jusqu'à la poitrine pour lui aider à descendr[...]
Mais si elle refuse ou reste dans le gosier ou dans [...]
poitrine, donnez-lui promptement un breuvage co[...]
posé de vingt-cinq blancs d'œufs, dans lesquels vo[...]
mettrez un demi-quart d'huile d'olive; ajoutez-y de[...]
ou trois onces de gros plombs à tirer ; faites prend[...]
le breuvage et promenez ensuite l'animal.

Du Farcin et de la Gale.

Quand l'animal est attaqué du farcin, il faut lui don[...]
ner chaque jour un breuvage composé d'une chopi[...]
d'eau dans laquelle auront bouilli un demi-qua[...]
d'heure deux onces de racines de patience ; continue[...]
de donner ce breuvage pendant six jours.

Pour le farcin comme pour la gale, il faut saigne[...]
la veille de la friction, que l'on fera avec la graiss[...]
suivante :

GRAISSE : Prenez pour 20 centimes de vif-arge[...]

que vous incorporez dans un demi-kilog. de graisse de porc, que vous mettrez dans un mortier ; remuez bien le tout ensemble jusqu'à ce qu'il soit transparent. Cela fait, ajoutez-y une demi-once de vert de gris, deux onces de blanc de céruse, le tout en poudre ; mêlez-les bien ensemble et faites la friction sur toutes les parties attaquées avec un petit morceau d'étoffe graissée légèrement au feu où au soleil, ayant soin surtout que l'animal n'aille pas à la pluie pendant trois jours. Si c'est une vache ne graissez point la mamelle.

De la Jaunisse.

La jaunisse se connaît par le tour de la prunelle des yeux, qui est jaune, ainsi que le dedans des lèvres. Elle est assez souvent occasionnée par le défaut de bonne nourriture, ou parce que l'animal aura souffert longtemps faute d'avoir été soigné.

Remède : Saignez deux fois en quatre jours et donnez deux breuvages dans le courant de ces quatre jours. Ces breuvages s'administrent le jour qu'on ne saigne pas ; ils sont composés d'un demi-litre de poiré ou du vin blanc dans lequel on met une once de safran et une once de foie d'antimoine, après quoi, faites herber de la manière indiquée ci-dessous au mot (*Pienne*).

Mal de Cœur.

Les signes de cette maladie sont : les yeux tristes ou le battement fréquent des flancs avec un panchement de tête occasionné par les nausées.

Remède. Faites avaler au bœuf une chopine de
rouge avec d'orviétan ou thériaque gros com
une noisette, et frottez-lui le mufle avec de l'ail ; d
heures après faites-lui prendre des rôties au vin
une copieuse salade de porreau, cives, ciboules, cé
ri ou autres herbes fortes, bien assaisonnées de vin
gre et de sel.

Si l'animal ne se remet pas ou que le mal empi
on lui fera prendre une décoction de bourrache, vi
lette, buglose et mélise ; on lui lavera souvent
bouche avec du vinaigre. En hiver autant de giro
pulvérisé et mêlé dans du girofle avec du suc de ma
jolaine.

Le mal de cerf.

L'animal atteint de ce mal a le col raide, médiocr
ment enflé, ainsi que la tête ; cette maladie provie
d'une eau rousse qui circule entre cuir et chai
tant au col qu'à la tête et qui le rend furieux, fo
et comme agacé. Cette eau rousse se corrompt pre
qu'aussi promptement que la gangrène ; ce mal e
pestilentiel et se communique aisément. Avant q
l'animal ait les symptômes ci-dessus désignés, on l
administre le remède suivant :

Remède : Tirez de l'œil gauche environ trois onc
de sang de chacune des bêtes à cornes, à l'exceptio
des génisses, auxquelles on en tire moins ; le lende
main matin mettez sur le feu dans une chaudière, au
tant de chopines de vin ou de bon vieux porre qu
vous aurez de bêtes, autant de deux têtes d'ail pilée

de muscades aussi pilées, autant de deux sous
cannelle en poudre et autant de sept grammes d'ex-
de genevrier, le tout infusé dans votre vin ou
que vous laisserez sur le feu sans bouillir ; après
donnez à chacune des bêtes une chopine de ce
breuvage, observant d'en donner moins aux génisses.

De l'inflammation des muscles.

Si le bœuf, par accident, s'est laissé tomber en
quelque endroit dur et pierreux et que cette chute
ait causé de l'inflammation dans les muscles, soit
intérieur, soit extérieur, il faut que, rendu à l'étable,
on l'empêche de remuer de place, lui bassiner la
partie offensée avec de l'eau froide et il faut user de
aliments confortatifs qui ne soient pas trop chauds.
On connaît ce mal lorsque les reins du bœuf s'en-
durcissent, que les testicules se raccourcissent de sorte
qu'il n'en paraît presque plus, lorsqu'il ne remue pas
la cuisse à son aise et qu'il ne se relève qu'avec
peine lorsqu'il est couché.

De la Pienne.

La pienne, dans les bêtes à cornes, provient du sang
trop sec et trop chaud qui dessèche la peau, la res-
serre de façon à ce qu'on a peine à la détacher avec
les mains ; lorsqu'on la touche elle craque comme du
bois sec ; l'animal est toujours maigre lorsqu'il est
attaqué de ce mal.
REMÈDE : Faites à l'animal une saignée à la veine
du cou dite jugulaire ; le lendemain tenez-lui pendant

douze heures environ un drap de lessive imbibé d'eau,
sur le corps, ayant soin de le remouiller souvent ;
donnez lui deux breuvages pendant les douze heures.
Ces breuvages doivent être composés d'une chopine
de vin blanc ou de bon poiré dans lequel on met une
once et demie de cumin et une once et demie de maniguette en poudre, après quoi faites herber l'animal.

Herber l'animal, c'est lui pincer environ deux
pouces et demi de large la peau de dessus la
poitrine, et la percer d'un quart d'heure à l'autre avec
une grosse alène ; après, y passer une racine d'ellébore noir, appelé dans le public pas-de-corbeau, de
la grosseur d'un fil de fer de laquelle on aura extirpé
avec un couteau la petite pellicule noire; ensuite on
la passera dedans de façon que chaque bout sorte
par les deux trous que l'on a faits en tirant la peau
par les deux côtés, afin que cette racine appuie sur
la poitrine ; on la laisse aussi pour amasser en cette
partie le trop d'humeurs que pourrait contenir l'animal ; humeurs qui, par la suite, doivent disparaître
d'elles-mêmes.

Des Tumeurs et Apostumes.

Commencez par la saignée pour diminuer le volume
du sang dont le cours est arrêté dans la partie attaquée; examinez ensuite dans les vingt-quatre heures
si l'humeur est fixée, car, après la saignée, elle peut
changer de place et se dissiper peu à peu ; graissez
la partie enflée une fois le jour avec de l'onguent de
basilicum chaud, pour provoquer la suppuration, et s'il

est nécessaire, faites ouverture quelques jours après
pour faire écouler les matières, si toutefois il y en a ;
pansez ensuite la plaie comme nous l'avons indiqué
à l'article ci-dessus.

Des Vers du Bouvier.

Ces vers se forment ordinairement entre cuir et
chair et sont presque de la grosseur d'un pouce,
quelquefois en si grande quantité, que l'animal en a
jusqu'au col et aux jambes, ce qui produit toujours
l'étisie.

Remède : Saignez l'animal deux fois en huit jours,
de la jugulaire, et à mesure que les vers ont fait un
trou au cuir, imbibez-le d'huile d'olive deux fois par
jour. Ne pouvant supporter l'huile et ne tardant pas
à percer le cuir, ces insectes s'empressent de sortir ;
on fait sortir les vieux par les trous déjà faits en
pressant le cuir avec les doigts.

Du Charbon.

On a remarqué généralement sur la maladie dite
le *charbon* qu'elle se manifestait par des tumeurs de
la grosseur d'une noix ; souvent il n'en paraît qu'une
qui prend au flanc et qui s'augmente insensiblement
en se communiquant par des fusées jusqu'aux
bourses qui grossissent prodigieusement ; cette
tumeur est dure et noire et ne contient point de pus ;
les vaisseaux voisins enflent, s'engorgent et deviennent durs et tendus comme des cordes ; quand ces
tumeurs paraissent au poitrail et aux lieux les plus
voisins de la tête, à peine a-t-on le temps de secourir

l'animal; quelquefois la peau se sillonne et se fend en divers endroits, particulièrement aux pieds.

Remède : Aussitôt qu'une tumeur paraît, il faut ventouser en avant du mal et continuer la même opération en avant des autres tumeurs s'il en paraît ; on ouvre ensuite chaque tumeur avec un rasoir, et on lave la plaie jusqu'au vif avec du vinaigre de vin, mêlé de sel, d'ail pilé et de poivre. On continue ces soins jusqu'à l'extinction du venin.

La saignée que se permettent certains praticiens est pernicieuse, parce qu'elle ne sert qu'à faire circuler plus promptement le venin et à aggraver le mal. On tient pendant 4 à 8 jours, des racines d'ortie dans le trou, pour faciliter la sortie du charbon.

Abcès dans le corps.

Il serait difficile de distinguer ce mal, si ce n'est par la force de la fièvre, et quand l'animal ne mange point. Si d'autres causes n'occasionnent point ce désordre, il faut faire de suite ce remède.

Remède : Saignez à la jugulaire deux fois par jour, même trois fois si l'animal a beaucoup de fièvre, et même répétez le lendemain, s'il en est besoin ; donnez-lui chaque jour un breuvage rafraîchissant, composé d'eau de son, dans lequel vous pilez 30 grammes des quatre semences froides. Ayez soin aussi de lui donner force de benoîte, que l'on prépare ainsi :

Prenez six poignées de benoîte, feuilles et racines, et faites-les bouillir pendant un quart-d'heure dans six pots d'eau.

Battement de flancs.

Le battement de flancs dénote une grande inflammation d'entrailles. Il faut alors laisser reposer le bœuf,
et lui administrer un lavement composé d'une décoction de bourrache, chicorée sauvage et bettes, le tout
bouilli dans du petit-lait de vache; on y ajoute quatre
onces de miel et autant d'huile de noix. Le lendemain on lui fait avaler une pinte d'eau tiède avec du
suc de porréaux; enfin on lui applique sur les parties
affligées un cataplasme fait avec de l'amidon et des
graines de chou, le tout pilé ensemble et délayé
dans l'eau froide. Après quoi, il faut laisser reposer
l'animal.

Du mal de Ventre ou de la Colique.

On reconnaît que l'animal souffre du mal de ventre
ou de la colique, lorsqu'il se tord, piétine, se couche;
quand, en se relevant, il tremble, c'est que le mal est
causé par le froid.

Remède : Prenez une quantité convenable d'huile de
rabette ou de noix, chauffée par trois fois sur le feu,
dans une poële, comme de la friture, la laissant refroidir un peu dans l'intervalle des trois fois qu'il
faut qu'elle soit chauffée, de peur que le feu n'y
prenne; étant tiède, faites-la prendre à l'animal, que
vous tiendrez chaudement pendant quatre heures.

Des Tranchées du bœuf.

On reconnaît qu'un bœuf en est attaqué, lorsqu'il

se plaint, allonge le cou, se lève et se couche souvent, change de place et sue. C'est une maladie du printemps, qui provient d'une grande abondance de sang, ou de toutes autres causes générales, comme de la nourriture, de la boisson, etc.

Pour faire cesser ces tranchées, fendez les extrémités de la queue et des oreilles, et frottez rudement son ventre avec un bâton, après quoi promenez-le une heure, et couvrez-le ensuite pour le tenir chaudement à l'étable. Donnez-lui pour nourriture de bon foin, et à midi un picotin d'avoine, une poignée de farine de froment dans de l'eau tiède pour boisson.

Si ce remède n'opère pas, faites-lui avaler des oignons cuits trempés dans du vin, et chauffez-lui le ventre avec une boisson, ou une poêle bien chaude.

Une poignée de graines de céleri et autant de concombre, mêlées avec du miel et du vin, sont aussi un bon remède à opposer à ce mal, qui se guérit ordinairement en administrant à l'animal malade les lavements dont voici la composition :

Prenez une poignée de mauve, guimauve, mercuriale, violette, chicorée sauvage et bourrache, de chacune la même quantité ; faites-en une décoction dans trois pintes d'eau, laissez réduire à moitié, et ajoutez-y :

    2 onces d'huile violat,

    2 onces de casse.

Coulez le tout, et donnez-le en lavement : s'il n'opère pas, mêlez-y une chopine de vin émétisé. Tenez le bœuf bien couvert, et lorsqu'il aura rendu son lavement, donnez-lui pour breuvage une pinte de la décoction indiquée ci-dessus.

tranchées proviennent des vents retenus dans
les intestins, servez-vous du lavement suivant : A une
pinte de la décoction précédente, ajoutez :

2 onces d'huile de noix,
2 onces de suc de rue,

Et un peu de sel commun ; mêlez le tout ensemble et coulez.

Des Poux.

Les bêtes à cornes sont quelquefois sujettes aux
poux ; alors pour les en délivrer on use de la recette
suivante :

REMÈDE : Prenez un pot de fort vinaigre, dans lequel vous mettez tremper deux onces de staphisaigre
et une demi-once de poivre, le tout moulu pendant
vingt-quatre heures, au bout desquelles vous en lavez
l'animal. L'arsenic employé par quelques bouviers est
dangereux, parce qu'il brûle le cuir.

Du mal de cuisse.

Le mal qui est dans l'intérieur de la cuisse, con-
traint l'animal de boîter d'un pied de derrière. C'est
une espèce de gangrène ou tarc, maladie presque
toujours incurable.

REMÈDE : Faites de fréquentes saignées et graissez
la cuisse avec du saindoux dans lequel il y aura
un tiers d'huile d'aspic ; ensuite frottez bien toute la
place avec du savon d'Alicante ; répétez ce traitement deux fois en vingt-quatre heures ; le succès
n'en est pas toujours assuré.

Des Gales qui surviennent aux Traites ou Trayons des Vaches.

Pour remédier à ce mal, prenez :

> Une demi-once blanc de céruse,
> Une demi-once mine de plomb,
> Une demi-once de litharge d'or,

Réduisez le tout en poudre, et mêlez-le dans de la graisse fondue ; graissez la vache avec cette composition, après l'avoir tirée. Répétez cette opération deux fois par jour jusqu'à parfaite guérison.

De la Petite Vérole pourprée.

Voici les signes par lesquels cette maladie s'annonce. Le bœuf a la tête basse, les yeux rouges, chassieux, troubles, tristes et larmoyants ; il paraît engourdi et abattu ; sa tête est lourde, pesante et penellée ; ses oreilles sont froides et pendantes. Il lui découle une chassie purulente, une bave gluante et épaisse des naseaux et de la bouche ; il sort de son poumon une haleine très-puante ; difficulté de respirer, accompagnée quelquefois de battements de flancs et de toux très-violente ; il lui vient, plusieurs fois le jour, des frissons irréguliers et si violents, qu'à peine peut-on le réchauffer. Les vaches tarissent peu à peu ; dans les excréments des bœufs, on voit, les premiers jours de la maladie, des filets de sang. Les uns ont le flux de ventre considérable, d'autres ne fientent qu'avec des tranchées. On remarque un mouvement convulsif de l'épine, depuis la tête jusqu'à l'extrémité du dos ; ils ne se soutiennent plus sur leurs jambes ; en appuyant la main sur leurs reins, on sent la peau presque séparée de la chair, et on s'aperçoit d'un froissement semblable à celui d'un parchemin sec. Il leur sort des boutons à la langue, au fondement, et même de tout le corps.

Le premier soin que l'on doit avoir est de séparer la bête malade des bêtes saines pour éviter la contagion, et de la mettre dans une étable bien éloignée, où elle soit à l'abri du froid et de la pluie, et où elle soit tenue chaudement.

Saignez promptement l'animal malade à la veine du cou, mais jamais dans l'instant des frissons.

Tirez au bœuf un kilogramme de sang, aux vaches une livre et demie ; aux jeunes taureaux et aux génisses, une livre. On réitère la saignée deux ou trois fois, à douze heures de distance, s'il en est besoin, et selon la force de la bête ; mais il faut s'en abstenir dès que les boutons de la petite vérole commencent à s'augmenter. Entretenez alors l'éruption par l'usage du cristal et de la suie de cheminée.

Le cinquième jour, où les pustules sortent, on peut faire des scarifications ou incisions à la peau de l'animal, et lui donner de la gelée faite avec des gros os de beuf.

Faites plusieurs fois par jour, surtout avant l'éruption, et durant les frissons, des frictions avec des draps grossiers, ou avec des bouchons de paille humectés de quelque huile pénétrante.

Demi-heure après la saignée, faites avaler à l'animal le breuvage dont voici la recette :

Faites bouillir pendant un quart-d'heure une poignée d'absinthe, de sauge, de cresson d'eau, coupée bien menu dans une pinte de vin et autant d'eau ; après avoir coulé à travers un linge, on ajoute à la liqueur une demi-once de safran coupé bien menu ; on partage le tout en quatre parties égales qu'on donne à la bête malade de quatre heures en quatre heures, après l'avoir fait chauffer, ayant soin de ne rien lui donner dans l'intervalle des prises. Si la maladie augmente, administrez lui ce Breuvage :

Prenez une chopine de bon vin, demi-once de fiente de pigeon fraîche, et, à son défaut, de celle de poule, mais un peu plus ;

7 grammes de soufre,

3 grammes d'ellébore noir en poudre,

10 grammes de salpêtre,

3 grammes de sabine, pour les bœufs, mais deux grammes pour les jeunes taureaux et pour les vaches. (Si les vaches sont pleines, il ne faut leur donner ni ellébore ni sabine). Une poignée un peu forte de graines de genièvre bien écrasées ; laissez infuser le tout pendant une demi-heure sur la cendre chaude, sans le faire bouillir. Partagez ce breuvage en deux prises, que vous donnez à douze heure de distance l'une de l'autre ; réitérez ce remède selon le besoin. Pendant toute la maladie, ayez soin de leur faire boire souvent de l'eau dans laquelle vous aurez fait bouillir de la bourrache et de la buglose.

Autre remède : Après avoir tiré au bœuf malade une certaine quantité de sang, mettez dans un vase de terre contenant environ un demi-setier :

3 cuillerées de fleur de soufre,
1 cuillerée de sel commun,
1 cuillerée de graines de genièvre.

Mêlez le tout ensemble, et donnez-en chaque jour une pincée à chaque bête, avant qu'elle sorte de l'étable. On peut encore lui faire avaler par-dessus deux verres d'urine d'enfant.

AUTRE REMÈDE : Faites une fortes décoction avec de la racine de scorsonère et de caryophillée ou racise, de chacune quatre poignées dans douze litres d'eau, que l'on réduit à huit litres, y ajoutant quatre onces de corne-de-cerf. Deux ou trois fois par jour, durant tout le temps de la maladie, donnez deux grandes écuellées de cette décoction, le plus chaudement que l'animal le pourra souffrir.

Dès le second jour de la maladie, faites un séton à la partie du cou appelée le fanon ; on peut encore en faire un à la crinière et au haut de la queue.

La manière d'appliquer ces sétons, c'est d'élever la peau de dessus le cou, le plus qu'on le peut, en la pinçant, ensuite la percer avec un fer rouge de la grosseur du doigt ; alors passez à travers le trou une corde ou mèche qui sera frottée ou trempée dans un onguent nommé suppuratif; à son défaut on se servira de vieux-oing ; quand les sétons suppurent, il faut les panser tous les jours en tirant doucement la mèche, crainte de la lui passer entièrement. A chaque pansement, mettez de l'onguent suppuratif à l'entrée de chaque trou, et renouvelez la corde, quand la première sera hors d'état de servir ; car il faut entretenir les sétons le plus longtemps que l'on pourra.

Les glandes qui sont proches et derrière l'oreille étant enflées, il faut y appliquer le bouton de feu, et y faire un cautère qui suppure abondamment.

Dès qu'on s'aperçoit de la salivation, il faut passer dans la gueule de la bête malade un bâton de saule en travers, afin de faire couler la bave, et lui tenir la tête penchée, afin qu'il n'avale pas ces matières.

A l'égard des pustules de la langue, durant la petite vérole, il faut faire à peu près les mêmes remèdes que pour le chancre volant. (Voir cet article un peu plus haut.) Ces remèdes, pour les pustules de la langue, peuvent aussi servir pour celles du dos.

Seringuez du vin chaud dans les naseaux, lavez-en aussi les cavités et les yeux de ces animaux. S'il leur vient au fondement des pustules, à peu près semblables à celles de la langue, prenez ensuite une poignée de lierre terrestre ; après l'avoir pilé, frottez-en les endroits râclés ; mettez ensuite à l'animal un porreau dans le fondement.

Donnez à l'animal, pendant toute la maladie, un breuvage fait avec de la farine d'orge ou de froment, à laquelle vous pouvez ajouter du gramen ou du chiendent, des feuilles de violette et de chicorée. Donnez-lui du foin sec, auquel vous mêlez de la bourrache et de la buglose.

Venin dormant.

On désigne, sous le nom de venin dormant, une humeur froide qui court entre cuir et chair, soule-

vant un tant soi peu la peau. L'animal ne mange que
peu ; en promenant les doigts sur le dos, on l'entend
craquer comme s'il était soufflé.

Remède : Saignez à la jugulaire une fois, et deux
heures après donnez un breuvage composé d'une chopine d'urine d'homme, dans laquelle vous aurez fait
dissoudre avec le pouce, dans une cuillère en plusieurs
fois, une cassolée de poudre à tirer ; ajoutez deux
têtes d'ail pilées. Si ce remède n'opère pas selon vos
désirs, et que ce soit en été, il faudrait faire suer
l'animal aux orties, ce qui se fait de la manière
suivante :

Faites un trou dans un fumier à l'endroit le plus
sec, de telle façon qu'on puisse y faire entrer l'animal par un bout, lequel étant arrivé à l'autre bout,
ait du fumier à la hauteur du dos. Cette opération
faite, ayez des orties dont vous l'entourerez et l'en
couvrirez, mettant un peu de fumier par dessus, lui
laissant la tête seulement à l'air : quand il aura sué
environ trois heures, selon sa force, retirez-l'en.

Venin hâté.

On reconnaît que l'animal est attaqué de cette maladie, quand il ne mange point, qu'il enfle promptement et d'une manière très-sensible ; quelquefois
l'écume lui sort par le fondement, et il urine souvent.

Remède : Faites-lui promptement une bonne saignée à la jugulaire, et si le sang ne vient pas assez
vite d'un côté, il faut saigner de l'autre tout de suite ;

lui jeter promptement un drap de lessive mouillé sur
le dos, jeter trois ou quatre seaux d'eau dessous,
dessous le drap, en récidivant de temps en temps,
lui mettre un bâton de la longueur d'un pied, et gros
de cinq à six pouces, dans la gueule, ce qui est
le bavoir. Pour que l'animal bave bien, il faut l'attacher bas, afin que la gueule soit vers la terre
pendant qu'il bavera, apprêtez le breuvage suivant :
une chopine de vin blanc ou poiré, dans laquelle vous
dissoudrez une cassolée de poudre à tirer, dans une
cuillère avec le pouce, en ajoutant deux têtes d'ail
pilées ; donnez le breuvage ; retirez le bavoir et le
drap quand il sera guéri.

Du bœuf qui ne mange point, ou qui a perdu l'appétit.

Lorsque l'on s'aperçoit que l'animal ne veut point
manger, on lui met autour du col une corde à laquelle sont attachées cinq ou six gousses d'ail ou
oignons. Ces gousses ou oignons, à demi-cuits, ôtez-
les alors pour en substituer de frais ; jetez-les dans
un creux que vous couvrez de suite, afin que la volaille ne les trouve point, car ce serait pour elle une
nourriture dangereuse.

Peu de jours après qu'on a mis les gousses autour
de la bête, on verra couler des narines une grande
quantité de glaires ou de jus ; ordinairement les
bœufs enflent et deviennent raides ; mais, peu à peu
l'enflure et l'écoulement des glaires diminuent.

symptômes disparaissent totalement, et l'animal est guéri.

Moyens de faire tarir le lait des vaches.

Voici les moyens le plus ordinairement employés pour arriver à ce but :

Tirez environ une écuellée de lait dans un pot, ajoutez-y pour un sou de térébenthine de Venise, que vous faites chauffer devant le feu, jusqu'à ce qu'elle soit fondue sans bouillir, après quoi, lavez-en bien la mamelle partout deux ou trois fois le jour, pendant trois ou quatre jours, ou bien prenez du bon vinaigre de vin, dans lequel vous faites détremper de la vieille argile, en y ajoutant pour trois sous de sang de dragon : après quoi barbouillez-en la mamelle deux ou trois jours de suite.

De la rage.

Si une bête à corne est attaquée de la rage, faites le remède qui suit :

REMÈDE : Prenez une demi-poignée de petite sauge, autant de rue, une poignée de paquerettes ou marguerites sauvages, la plante entière, une pincée de racines d'églantier les plus grandes, une racine de scorsonère longue et grosse à peu près comme le doigt, une tête d'ail faisant à peu près cinq ou six gousses comme une noisette, et du sel gris comme un œuf de pigeon.

Nettoyez, épluchez sans laver les simples, ôtant la terre et les mauvaises feuilles ; jetez dans un mortier de marbre la sauge, la ruë, la racine d'églantier ou rosier sauvage et des scorsonères ; mettez dessus les paquerettes, les gousses d'ail et le sel ; pilez le tout ensemble, et mettez la moitié d'un demi-setier de bon vin blanc, et le broyez de nouveau, après quoi broyez cette espèce de bouillie dans un linge fort, pour exprimer en tordant tout le jus qu'on recevra dans un verre ou écuelle. Donnez deux verres le matin à jeûn aux bestiaux enragés ; s'ils sont furieux et qu'ils ne veuillent pas les prendre, il faut les suspendre par une chaîne au collier, et les leur faire avaler avec une corne.

Beurre aromatique, anodin, résolutif et émollient.

Ce beurre s'emploie avec succès pour la tension des nerfs, la descente des boyaux et enflure ; en un mot, il résout, calme la douleur, ramollit, aide la circulation, et donne nourriture à la partie ; en voici la recette :

Cueillez à la fin de mai, ou au commencement de juin, plein deux mains de chacune, les plantes dont suit la nomenclature :

Mouron à fleurs rouges, benoîte ou caryophillée, basilic, pouliot ou pouliotin, thym, romarin, sauge, lavande, hysope, sarriette, marjolaine, laurier, baume du Pérou, baume ou espèce de menthe, mélisse, pariétaire, seneçon, épinards, oignons de lys, racine la consoude, ou oreille-d'âne, mille-pertuis, grande scrofulaire ou herbe de seigle, linaire ou lin sauvage, chardon-aux-ânes, ciguë, morelle, persicaire, camomille, mélilot, fleurs de safran, fleurs d'yièble ou de sureau, mandragore, bouillon-blanc ou molène, cynoglosse ou langue-de-chien, guimauve, mercuriale ou foirolle.

Desquelles plantes épluchez les grosses tiges pour mettre le tout dans une chaudière ; ajoutez-y 6 kilogrammes de bon beurre frais et 12 pots de grosse lie de bon vin ou de cidre, que vous ferez cuire sur le feu, pendant 7 à 8 heures. Retirez du feu, et à moitié refroidies, pressez lesdites herbes dans un gros linge pour en exprimer le liquide qui sera mis dans des cruches sans les remplir (car la fermentation s'y établirait dans les chaleurs), et qu'on aura soin de bien couvrir.

Observez qu'il ne faut pas graisser avec ce beurre sur les plaies, mais bien autour, et sur l'enflure seulement.

Conseils et précautions vétérinaires pour préserver les bestiaux des maladies épizootiques.

On observe que les maladies des bestiaux les plus graves, susceptibles de contagion et capables d'infecter bientôt tout ce qui les entoure ou les approche, tiraient souvent leur origine de la malpropreté dans laquelle on laisse les bestiaux, et de l'infection de l'air corrompu qui règne dans leurs écuries. En con-

séquence, on recommande aux propriétaires de bestiaux d'avoir soin :

1° d'aérer fréquemment leurs écuries, sans crainte
d'y laisser entrer l'air frais, qui est infiniment moins
nuisible que les exhalaisons renfermées et réchauffées ;

2° d'en enlever fréquemment le fumier, et d'en renouveler souvent la litière ;

3° d'en layer de temps en temps les crèches et les
râteliers avec de l'eau de lessive de cendre ; ils peuvent aussi se servir d'un vernis fait avec de l'huile
d'aspic et chargé de camphre ;

4° de faire sortir le bétail une ou deux fois par jour
lorsque le temps et la saison le permettent, pour
qu'il puisse prendre de l'air et du mouvement ;

5° de le faire frotter tous les jours, matin et soir,
avec un bouchon de paille, et de le laver même de
temps en temps ;

6° de l'abreuver hors de l'écurie, toutes les fois
qu'il n'y aura pas d'obstacle majeur ;

7° de lui donner habituellement la nourriture à dose
réglée, de manière que son estomac ne soit pas
surchargé ;

8° enfin de ne pas le laisser paître dans des
lieux marécageux ou humides après le coucher du soleil.

Diarrhée des Veaux

Remède sûr et prompt.

Tous ceux qui feront ce que j'indique ici seront
sûrs de ne jamais perdre des veaux par le dévoiement
ou diarrhée.

Donnez deux fois par jour une cuillerée d'extrait de rhubarbe dans de l'eau-de-vie que l'on composera de la manière suivante :

Prenez 30 grammes de rhubarbe infusés 24 heures à une température douce ou à l'eau chaude dans un quart d'eau-de-vie.

Si la diarrhée n'est pas coupée au bout de 2 à 3 heures, ajoutez-y 4 à 5 gouttes de teinture d'opium.

Pour guérir le Javart et autres maux de pied.

Faites fondre une livre de vitriol bleu dans 6 litres d'eau, puis faites de petits sacs en toile forte que vous remplirez de sciure de bois ou bien de son ; arrosez le matin et le soir avec la décoction de l'eau de vitriol. Avec ce remède les animaux sont vite guéris et les onglons ne tombent pas. Il est bon pour les moutons et les chèvres aussi bien que pour l'espèce bovine, les chevaux, l'âne et le mulet.

Inflammation des Mamelles et du Pis.

Cette maladie est assez fréquente et arrive aux vaches qui viennent de véler, quand elles sont exposées aux courants d'air ; alors elles se gonflent et deviennent dures, elles donnent peu de lait et parfois pas du tout.

Il faut, dans ce cas, faire promptement les remèdes, ou bien le lait se corrompt.

Remède : On parfumera les mamelles avec de la graine de genevrier écrasée que l'on répandra sur une pelle rougie au feu et que l'on tiendra sous les mamelles avec un grand manche.

On graisse ensuite les mamelles avec de l'huile ou de la pommade de laurier, ou bien avec de l'onguent d'althéa, que l'on trouve tout préparé chez les pharmaciens ; on les graisse 2 à 3 fois par jour jusqu'à guérison.

MALADIES LES PLUS COMMUNES

DU BŒUF ET DE LA VACHE.

Gonflement par le trèfle, ou indigestion.

Le bœuf et la vache peuvent avoir des indigestions causées soit par le trèfle, soit par la luzerne, surtout si ces plantes sont mouillées par la rosée; alors en quelques minutes le ventre se gonfle et prend des proportions énormes ; si on ne porte pas remède de suite, les animaux sont vite étouffés. Il faut immédiatement percer la bête à la deuxième côte et l'on met un tube en bois de sureau dans le trou pour faire sortir les gaz ; il faut remarquer que l'on doit percer au milieu du flanc gauche et en haut, car si l'on perçait trop bas on percerait la poitrine, et alors le remède serait pire que le mal, ce qui les ferait périr.

On attache le tube avec une ficelle autour du

entre et on le laisse deux jours ; par ce moyen l'animal est vite guéri. On aura soin de laver la plaie avec du vin sucré ou du baume samaritain lorsque les vents sont bien sortis.

Lorsque ce gonflement se produit doucement, on peut employer les moyens suivants, sans les couper :

Faites fondre une once de sel de nitre dans un demi-verre d'eau-de-vie, mêlé avec un litre d'infusion de camomille ou d'absinthe que l'on fait avaler en 4 à 5 fois à l'animal.

On peut aussi avec succès, dans le même cas, faire prendre un plein dé de poudre de chasse avec un demi-litre de lait ; ce remède est bon pour les gonflements causés par les indigestions.

Maladies de la langue, de la bouche, aphtes, cocotte ou surlangue.

Il y a des années où l'on voit les bœufs et les vaches d'une ferme prendre la maladie de la bouche qui s'annonce par de petites gonfles ou boutons qui se forment dans la bouche, sur la langue et même entre les onglons. Les bêtes qui ont cette maladie perdent l'appétit, ne mangent pas ou mangent peu, perdent leur lait et maigrissent. La bouche se remplit d'écume ou de bave qui coule de chaque côté de la bouche ; elles boîtent et le plus souvent ne peuvent plus marcher ; elles souffrent beaucoup, et bien souvent les veaux en meurent. Cette maladie est contagieuse et se communique facilement aux autres bêtes. Le lait est mauvais et a le goût d'aigre; il peut donner

la maladie à l'homme et surtout aux enfants qui le
boivent. Cette maladie dure 15 à 20 jours et quelquefois plus.

TRAITEMENT : On gargarise la bouche des bêtes
malades avec de la tisane d'orge où l'on met parties
égales de vinaigre et de miel ; on prend pour cela
une grosse seringue ou bien un tampon fait avec
des vieux linges; on frotte 5 à 6 fois par jour la bouche avec cette préparation.

Pour faire la tisane pour les frotter, prenez deux
bonnes poignées d'orge en paille que vous ferez bouillir 30 minutes dans 5 litres d'eau ; ajoutez un litre
de vinaigre rouge et de vin, une livre de miel ordinaire ; on mélange le tout ensemble pour s'en servir ;
il ne faut pas faire chauffer le vinaigre ni le miel.

Pour les maux des pieds, les graisser entre les sa-
bots, avec la pommade Celtique 3 ou 4 fois seulement
en 8 jours. Elle se trouve pharmacie Lafay, rue Mulsant, ou pharmacie Vergiat, rue des Planche, à Roanne.

Pour les lois concernant les vices rédhibitoires et
garanties conventionnelles dans les ventes et échanges d'animaux domestiques, voir à la page 272.

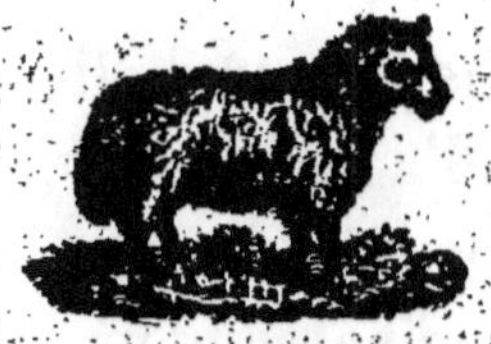

TRAITEMENT

Du Bélier, de la Brebis et de l'Agneau

Le bélier et la brebis sont le mâle et la femelle ;
le mouton est le mâle, les petits se nomment
agneaux.

On connaît l'âge des bêtes à laine par les dents
du devant de la mâchoire de dessous. Ces dents,
pointues et peu larges, sont au nombre de huit ; l'animal les a toutes dès la première année de sa vie. Dans
la seconde année, deux nouvelles dents remplacent les
deux du milieu ; leur largeur les fait distinguer des
six autres. Dans la troisième année, de chaque côté
des deux dents dont nous venons de parler, s'établit
une dent de même dimension. La quatrième année,
l'animal à six dents larges ; la cinquième, il ne lui
en reste plus de pointues. Plus tard, on juge de son

âge par l'état des dents mâchelières ; plus elles sont usées et rares plus l'animal est vieux.

Il y a plusieurs variétés dans l'espèce des bêtes à laine, dont les principales sont ; le mouton anglais, point de cornes, laine fine ; le mouton d'Espagne ou mérinos, espèce célèbre par sa laine abondante, fine et frisée, et que l'on multiplie en France depuis quelques années ; le mouton d'Islande, ayant depuis quatre jusqu'à six cornes à la tête ; le mouton à large queue, du Cap de Bonne-Espérance ; le mouton angora, haut sur jambe, tête à poils ras ; et enfin le mouton commun, fort répandu en France, où il y en a plusieurs variétés.

Le Bélier.

Un bon bélier a la tête grosse, le nez camus, les naseaux courts et étroits, le front large, élevé et arrondi ; les yeux noirs, grands et vifs ; les oreilles grandes et couvertes de laine, l'encolure large, le corps élevé, gros et allongé, le râble large, le ventre grand, les testicules gros ; la queue longue et forte à sa racine ; le bélier ne peut guère servir que huit ans ; un seul suffit à quarante brebis. On connaît l'âge du bélier à ses dents, et encore à ses cornes qui forment un nouvel anneau chaque année.

La Brebis.

Une bonne brebis doit avoir le corps grand, les épaules larges, les yeux gros, clairs et vifs ; le cou gros et droit, le dos large, le ventre grand, les tétines

ngues, les jambes menues et courtes, la queue épais-
e. Il faut prendre les brebis comme les béliers, à
âge de deux ans. A sept ou huit ans elle s'affaiblis-
ent. On peut donner trente ou quarante brebis à
haque bélier. Il faut choisir pour l'accouplement les
êtes blanches, ou du moins celles qui n'ont que la
ace et les pieds tachés.

Quand les brebis sont plaines, il faut empêcher
qu'on les effraie, les bien nourrir, les conduire doucement, et les mettre à l'abri de tous les accidents.

Une brebis porte environ cent cinquante jours ;
on connaît qu'elle est près de mettre bas par un
écoulement de sérosité et de glaires qui sortent des
parties naturelles, et que les bergers appellent les
mouillures.

Lorsqu'une brebis souffre trop longtemps sans pouvoir mettre bas, il faut, si ce n'est pas par agitation
ou échauffement, la saigner. Si on s'aperçoit que ce
retard est l'effet de sa faiblesse, on lui fait boire deux
verrées de piquette, ou de bière, ou de cidre, ou de
poiré, ou de vin.

Si l'agneau se présente bien et sort sans difficultés,
on laissera la nature opérer ; s'il a peine à sortir, il
faut l'aider, en le tirant peu à peu et doucement aux
mêmes moments où la brebis fait elle-même des
efforts pour le pousser au dehors. S'il se présente mal,
il faut tâcher de le retourner pour être bien : il doit
présenter le bout du museau à l'ouverture de la matrice
ou portière et qu'il ait les deux pieds de devant au-
dessous du museau et un peu avant ; il faut que ces
deux jambes de derrière soient repliées sous le ven-

tré ; et s'étendent en arrière, à mesure qu'il sort de
la matrice.

Quelques heures après que la brebis aura mis bas,
donnez-lui un peu d'eau blanche tiède, du son, de
l'orge ou de l'avoine. Si elle fait plus d'un agneau
d'une portée, qu'elle soit grasse, et que ses mamelles
soient grosses et bien remplies, on peut lui laisser
deux agneaux ; mais on lui ôtera le troisième. On
ne lui en laisse qu'un seul, si elle est faible, ou si
elle n'a que peu de lait. L'avoine ou l'orge mêlé avec
du son, des raves, des navets, des carottes, des panais,
des salsifits, des pois cuits, des fèves cuites, des choux,
du lierre, augmentent le lait de la mère.

Quand les brebis allaitent trop longtemps, elles
maigrissent et dépérissent, et leur laine perd de sa
qualité.

Des Agneaux

Lorsqu'on n'a ni brebis ni chèvre pour allaiter un
agneau qui n'a point de mère, on peut lui faire boire
du lait tiède de brebis, de chèvre ou de vache, d'abord
par cuillerée, ensuite par le moyen d'un biberon dont
le bec est garni d'un linge, afin que l'agneau puisse
sucer ce linge, à peu près comme le mamelon d'une
brebis. Il faut avoir soin de le tenir dans un lieu un
peu chaud. Si l'on n'avait point de lait, on pourrait
donner à l'agneau de l'eau tiède, mêlée de farine
d'orge.

Assez souvent il arrive qu'il se forme dans la caillette des agneaux de petites pelotes de laine que

'on appelle des gobbes (voyez page 360). Les agneaux
ont pris cette laine au mamelon de leur mère ou sur
le dos des autres agneaux, en voulant manger la
bourre du foin qui y est tombée du râtelier. Ces
pelotes de laine causent assez souvent la mort de
ces animaux, et il est urgent d'éloigner ce danger.

Au bout de huit à vingt jours, on peut leur donner
dans des auges de la farine d'avoine seule ou mêlée
avec du son, des pois ; on fait crever les pois dans
de l'eau bouillante et on les mêle avec du lait. On
peut aussi les mêler avec de la farine d'orge ou
d'avoine ; on peut leur donner aussi de l'avoine ou
de l'orge en grains, du foin le plus fin, de la paille
battue deux fois, du trèfle sec, des gerbes d'avoine,
du sainfoin, des herbes de prés.

On les châtre à l'âge de six semaines environ. Ils
ne se sentent de cette opération que le premier jour,
quand elle est bien faite ; ils ont les jambes raides,
et ne tètent pas ; mais dès le second jour ils sont
comme à l'ordinaire. Voici comme se fait l'opération
de la castration.

Le berger couche l'agneau sur le côté droit près
du bord d'une table ; afin que la tête soit pendante
hors de la table ; ensuite il place à sa gauche un aide,
qui étend la jambe gauche du derrière de l'agneau,
et qui l'empoigne avec la main gauche, à l'endroit du
canon, c'est-à-dire au-dessous des ergots, pour la
tenir en place. Un second aide, placé à droite de
l'opérateur, rassemble les deux jambes de devant de
l'agneau avec la jambe droite de derrière, et les contient en les empoignant toutes les trois de la main

droite à l'endroit des canons. L'agneau étant ainsi disposé, l'opérateur soulève la peau du flanc gauche pour former un pli à égale distance de la partie la plus haute de l'os de la hanche et du nombril. Il incise du côté gauche, jusqu'à l'endroit des fausses côtes; alors l'opérateur coupe le pli avec un couteau tranchant, de façon que l'incision n'ait que quatre à cinq centimètres (un pouce et demi) de longueur, et suive une ligne qui irait depuis la partie la plus haute de l'os de la hanche jusqu'au nombril. L'ouverture étant faite, en coupant peu à peu l'épaisseur de la chair jusqu'à l'endroit des boyaux, sans les toucher, l'opérateur introduit le doigt index, c'est-à-dire celui qui est près du pouce, dans le ventre de l'agneau; lorsqu'il l'a senti, il l'attire doucement au dehors de l'ouverture; les deux ligaments larges, la matrice et l'autre ovaire portent en même temps. L'opérateur coupe les deux olivaires, et fait rentrer les ligaments et la matrice; ensuite il fait trois points de couture à l'endroit de l'ouverture pour la fermer, ayant soin de ne passer l'aiguille que dans la peau, sans qu'elle entre dans la chair; il laisse sortir au dehors les deux bouts de fil, et met un peu de graisse sur la plaie. Dix ou douze jours après, lorsque la peau est cicatrisée, le berger coupe le fil au point de couture du milieu, et tire ensuite les deux bouts pour le faire sortir entièrement, afin d'empêcher qu'il ne cause une suppuration.

Des maladies des Agneaux.

Les agneaux, en général, ont peu de maladies; mais

n les reconnaît quand ils sont dégoûtés, ne têtent oint, et ont le front chaud.

Remède : Dès que l'on s'aperçoit que des agneaux ont atteints de quelque infirmité, le premier soin oit être de les ôter d'auprès de leurs mères. Les ignes qu'ils donnent de maladies sont les mêmes ue ceux des brebis ; il n'y a de la différence que dans es remèdes ; ainsi, lorsque les agneaux ont la fièvre, n prend du lait de leur mère avec autant d'eau de luie, qu'on leur fait boire.

Quand les agneaux mangent de l'herbe encore mouillée de rosée, la gratelle leur vient au menton ; pour les en guérir on prend de l'hysope avec du sel broyés ensemble et on leur en frotte le palais, la langue et tout le museau ; ensuite on lave la gratelle avec du vinaigre et on la frotte avec de la poix-résine fondue dans du saindoux.

Quelques-uns prennent du vert-de-gris, et deux fois autant de vieux-oing qu'ils incorporent à froid et ils en frottent la gratelle.

D'autres mêlent dans de l'eau des feuilles de cyprès broyées qu'ils laissent macérer, dont ensuite ils lavent le mal.

Pour les autres maladies des agneaux, on emploie les mêmes remèdes qui viennent d'être détaillés pour les brebis.

Traitement à faire aux moutons après la tonte.

La grande chaleur du soleil et les pluies froides sont à craindre pour les moutons pendant dix ou douze jours après la tonte. Un soleil ardent raccornit leur peau sur le dos et la dispose à la gale. Les pluies froides les morfondent et les transissent au point de les faire périr si on ne les réchauffe promptement.

Si l'on aperçoit quelques signes de gale sur les moutons après la tonte, il faut les frotter avec l'onguent dont voici la recette :

Faites fondre un demi-kilog. de suif en été ou de la graisse en hiver ; retirez du feu, mêlez avec le suif ou la graisse un quart d'huile de térébenthine, ou plus, s'il est nécessaire, et frottez-en l'animal.

Érésipèle des Moutons.

Avant d'appliquer le remède dont suit la composition, il faut raser les parties affectées aussi près de la peau que l'on pourra.

Remède : après avoir saigné l'animal, pilez une bonne quantité de feuilles de cerfeuil sauvage, ajoutez une quantité de chaux égale à celle du suc exprimé, joignez-y encore de la semence pulvérisée de fenu-grec autant qu'il en faut pour donner à ce mélange la consistance de bouillie ; laissez refroidir, frottez les parties enflammées de cette espèce d'onguent tous les soirs jusqu'à parfaite guérison, et tâchez d'en mettre de façon à ce qu'il y en ait pendant toute la nuit, en sorte que l'onguent fasse son effet pendant que l'animal repose.

De la fièvre.

On la connaît quand la brebis cherche souvent le

rais, qu'elle ne broute que la pointe des herbes et nonchalamment, marche avec peine, se laisse tomber en paissant, se retire seule et fort tard des pâturages.

Remède : Pour éteindre l'ardeur intérieure qui consume l'animal, saignez-le entre les deux cornes du pied ou du talon; ne lui donnez point à boire pendant deux jours, et ensuite peu pendant la fièvre. La pluie lui est mortelle. On emploie les mêmes remèdes que l'on a indiqués pour les bœufs, en proportionnant la dose des drogues qui y entrent (*Fièvre des bêtes à cornes*, page 208)

De l'onguent (langue de cerf), pour la guérison des maladies internes ou externes des bêtes à laine.

Cet onguent fébrifuge et alexipharmaque, pris intérieurement sous la forme de bol, guérit la fièvre, le flux de sang, les morsures de serpents et autres animaux venimeux ; appliqué intérieurement, il guérit la gale, les boutons et autres maladies cutanées auxquelles les bestiaux sont sujets. Voici la recette de cet onguent :

Cueillez au mois de mai de la plante que l'on appelle *langue-de-cerf*, pilez-la dans un mortier pour en tirer du suc ; prenez un demi-kilog. de suc et une pareille quantité de beurre frais, mettez ce jus et ce beurre dans un grand vaisseau pour les faire bouillir environ un quart d'heure; versez ensuite ce mélange dans une large terrine d'étain ou de terre bien vernissée pour le laisser refroidir ; lorsque le tout est bien refroidi, prenez ce qui surnage sur la partie liquide, et remettez-le dans un pot de terre vernissé; placez ce pot près du feu pour faire fondre le mélange une seconde fois; lorsque tout est bien fondu laissez refroidir, ce qui donne un onguent verdâtre.

De la Bosse.

La bosse est une espèce d'enflure inflammatoire qui survient aux glandes du gosier.

Remède : Il faut fendre la bosse par aiguillettes larges de cinq quarts de pouces en prenant garde au gosier ; on fait des ouvertures avec un rasoir et on a soin de les faire plus profondes dans les côtés, après quoi, on remplit lesdites ouvertures de sel, de menue graisse de porc ou vieille graisse ; il faut tenir la plaie enveloppée pendant trois jours et la panser une fois par jour jusqu'à parfaite guérison.

Enflure du ventre.

L'enflure du ventre provient de ce que l'animal a mangé des herbes contraires et pernicieuses à sa santé, ou de celles que les bêtes vénimeuses auraient infectées.

Remède : Faites-lui avaler un bon verre d'urine d'homme, ou gros comme un pois d'orviétan ou de thériaque délayé dans de l'eau.

Si par hasard le mal est négligé et que le virus gagne le cœur, il n'y a plus de remède.

Le Goîtron.

Le goîtron est une enflure qui vient aux bêtes à

me dessous la gorge et qui grossit de manière à
étouffer l'animal.

Remède : Tondez la laine et graissez l'enflure avec
un quart de graisse de porc, dans laquelle mettez
deux onces de savon noir et pour trois sous d'eau-de-
vie, le tout ensemble ; graissez une fois le jour jusqu'à
parfaite guérison.

Des Loupes et Enflures.

On nomme loupes les enflures qui surviennent aux
bêtes à cornes, parce que ces enflures contiennent
une humeur raccoursie.

Remède : Ouvrez la peau en quatre et extirpez la
grosseur avec le bistouri, ensuite pansez la plaie avec
du lierre terrestre, berle d'eau et bardane en parties
égales pilées ensemble avec un peu de sel.

Quant aux autres enflures qui ne renferment que
du pus ou de l'eau rousse, faites-leur une ouverture
pour procurer l'écoulement de la matière ; après quoi,
seringuez dans la plaie jusqu'à parfaite guérison de
l'eau de cynoglosse dont nous avons indiqué la recette
à l'article des *plaies*, page 217.

De la Rogne ou Gâle.

Les pluies froides qui morfondent les bêtes à laine,
un trop grand chaud qui les frappe lorsqu'elles sont
tondues et qui les met en sueurs, les mouches qui les
tourmentent trop, les ronces qui les égratignent après
la tonte occasionnent cette maladie.

La gale saisit souvent les brebis ou moutons par le menton et produit en eux une extrême langueur et surtout un grand dégoût.

Remède : Il faut frotter le museau de l'animal avec un onguent fait d'huile de chenevis, d'alun de glace et de soufre vif, ou bien avec du vin dans lequel on aura lavé de l'antimoine cru.

Si la gale attaque le corps de l'animal, prenez du camphre bouilli avec de l'huile d'olive, frottez-en le mal deux ou trois fois, et lavez l'animal d'abord avec de l'eau de lessive, ensuite avec de l'eau commune ; si c'est en hiver, il faut tenir la bête bien chaude.

On se sert aussi d'une graisse dont voici la composition :

Dans un demi-kilog. de graisse de porc incorporez 15 grammes de vif-argent, jusqu'à ce qu'il soit imperceptible; ajoutez-y de l'ardoise neuve pilée et passée au tamis fin jusqu'à ce que la graisse soit bien bleue. Pour vous en servir il faut bien séparer la laine et frotter non-seulement la gale et les boutons de gale, mais encore tout autour et un pouce au-delà, ce qui s'appelle arrêter la gale.

Des Gobbes.

Ce qu'on appelle ainsi est une petite pelote plate large d'un pouce par le milieu et pointue des deux bouts, indigeste et quelquefois empoisonnée ; elle reste ordinairement dans la mulette et en bouche l'entrée ou la sortie, ce qui empêche aux immondices de passer et peut faire périr le mouton ; les symptômes qui signaet le mouton engobbé sont : qu'il regarde en haut et fait un peu le haut dos. Ce mal résulte d'une indigestion ou d'une composition empoisonnée. Voici la composition d'un breuvage propre à faire dissoudre les pelotes, si toutefois elles ne sont pas empoisonnées.

BREUVAGE. Prenez six blancs d'œufs dans lesquels mettez pour trois ou quatre sous d'huile d'olive et le tiers d'une cassolée de poudre à tirer ; le tout battu, faites-le avaler à l'animal engobbé. Répétez ce même breuvage vingt-quatre heures après, s'il en est besoin.

De la difficulté de respirer.

Cette difficulté de respirer ne provenant que d'une trop grande abondance de sang ou de quelque obstruction dans les conduites de la respiration, il faut fendre les naseaux de l'animal ou lui couper le bout des oreilles.

De la Morve.

Cette maladie, la plus dangereuse de toutes pour les bêtes à laine, se manifeste par des écoulements d'humeurs visqueuses, blanches ou rousses, sortant des naseaux. Les boutons viciés en sont la cause. Le premier soin que l'on doit avoir dans cette conjoncture est celui de séparer la brebis morveuse des autres, qui contracteraient cette maladie et périraient toutes.

REMÈDE : Faites avaler à la brebis morveuse une cuillerée d'eau-de-vie avec du mithridate.

AUTRE : Mettez dans un cuiller de fer gros comme

une noisette de soufre, que vous jetez ensuite tout bouillant dans un demi-setier d'eau; retirez-le, faites-le fondre une seconde fois et jetez-le encore dans la même eau, que l'on fait ensuite boire à la brebis morveuse.

Autre : Pilez de l'ail et de la sauge franche, que vous mettez dans du fort vinaigre et que vous faites avaler à la brebis ; si dans trois ou quatre jours la brebis ne guérit pas, il faut la tuer.

Du claveau.

Le claveau est une fièvre inflammatoire, suivie de pustules plus ou moins grosses, qui peuvent affecter toutes les parties du corps de l'animal, mais dont le siège le plus ordinaire est sur celles qui sont dégarnies de laine, telles que la tête, l'intérieur des épaules et des cuisses, la poitrine, le ventre, les mamelles, etc. Ces pustules s'enflamment, se dessèchent et tombent en écailles ou en poussière à des intervalles inégaux, ce qui a déterminé les praticiens à en reconnaître plusieurs espèces ; quelques personnes expérimentées se bornent à distinguer le claveau en régulier ou irrégulier.

Quoi qu'il en soit, les moyens curatifs sont en très-petit nombre et même incertains ; quant aux moyens préservatifs, ils consistent principalement dans certaines précautions qu'il est urgent de prendre pour mettre son troupeau à l'abri de la contagion :

1° A écarter soigneusement de son troupeau les hommes, les animaux et même les substances inani-

mées qui ont séjourné dans le foyer de la contagion,
tels sont : les bergers, les maréchaux, les guérisseurs,
les bouchers, les chiens, les porcs, les volailles, les
peaux de moutons qui ont été attaqués de la maladie,
les effets généralement quelconques qui leur ont servi;

2° à ne jamais conduire son troupeau sur les pâturages ou les routes fréquentés par les troupeaux
claveleux ;

3° à ne jamais passer sous le vent d'un troupeau
attaqué ;

4° à sacrifier sans miséricorde les premières bêtes
affectées, si elles ne sont pas en très-grand nombre;

5° à les tuer dans la fosse même, pour éviter que
le sang ne soit flairé par des bêtes saines, ou léché
par des chiens ;

6° à donner à cette fosse quatre pieds au moins
de profondeur, afin que les cadavres ne puissent être
déterrés ;

7° à séparer soigneusement les bêtes saines de
celles qui ne le sont pas lorsque ces dernières sont en
trop grand nombre pour que l'on puisse se déterminer
à en faire le sacrifice ;

8° à faire baigner à grande eau, plusieurs fois par
jour et pendant plusieurs jours de suite si le temps
le permet, toutes les bêtes qui ont été exposées aux
effets de la contagion ;

9° à brûler le fumier retiré des bergeries où ont
séjourné des moutons claveleux ;

10° à passer un séton au fanon des bêtes qui ont
été exposées à la contagion ; ce séton diminue presque
toujours les effets de la contagion lorsqu'il ne les an-
nule pas entièrement ;

11° à les nourrir moins abondamment qu'à l'ordinaire, l'expérience ayant prouvé que les bêtes qui ont le plus d'embonpoint sont toujours celles qui sont le plutôt et le plus gravement affectées ;

12° à ne les point entasser comme on le fait communément, pour accélérer le développement de la maladie, ce qui contribue à la rendre plus expansive et plus funeste.

C'est au moyen de ces précautions que l'on peut mettre son troupeau à l'abri du claveau, ou du moins en affaiblir beaucoup les dangers.

Quant aux moyens curatifs, les plus simples sont : 1° la séparation de l'humeur claveleuse ; 2° son expulsion. On peut quelquefois employer la saignée, mais cela demande beaucoup de précaution.

Dans les campagnes on met en usage le remède suivant pour le claveau :

On frotte le corps de l'animal avec de la poix résine seule, ou avec un onguent composé d'alun, de soufre et de vinaigre mêlés ensemble.

Ce mal, qui est pour les moutons ce que la morve est pour les chevaux, peut être employé avec succès pour garantir les bêtes à laine qui n'en sont encore atteintes, en leur inoculant le claveau avec du pus des boutons formés dans cette maladie ; alors on doit prendre et suivre la méthode suivante lorsque l'on veut faire cette opération :

1° ne pas trop approcher les bêtes claveleuses de celles à inoculer ;

2° opérer par un temps d'une température modérée, c'est-à-dire au printemps ou en automne ;

3º faire deux ou trois piqûres seulement en soulevant légèrement l'épiderme sans attaquer la peau et sans répandre de sang ;

4º faire les piqûres au plat des cuisses ; sur les côtes de la poitrine en arrière des coudes ;

5º inoculer peu d'animaux avec le virus du claveau naturel, mais faire usage du claveau artificiel, que l'on croit plus mitigé et plus bénin ;

6º ne pas employer la matière trop avancée, mais un peu avant sa maturité dans les boutons ; ce point est important pour la saisir au moment où elle n'est point dégénérée ; c'est au fond du bouton qu'elle mûrit le plus tôt ; on la prend ou de côté ou à la surface : on n'épuisera pas un bouton ;

7º choisir de préférence le pus sur des bêtes qui ne sont pas bien malades, et dont le claveau est bénin;

8º tremper le bout de l'instrument dans la matière du bouton, pour l'appliquer sur l'entamure ou l'effleurure, si l'on peut s'exprimer ainsi, faite à l'endroit de l'insertion, et immédiatement après passer le doigt dessus.

Les uns, pour inoculer le claveau, emploient la lancette ordinaire ; d'autres une aiguille légèrement cannelée et montée avec une chasse. Le virus se place dans la cannelure ; on introduit l'aiguille sous l'épiderme. Pour opérer en grand, il faut deux aiguilles, dont une se charge pendant que l'autre pose la matière ; cet instrument est préférable à la lancette.

On doit contenir les animaux, sans cependant les gêner, pour que l'inoculation se fasse bien.

Si elle ne produit aucun effet, au bout de quelques jours on la répète.

Il ne faut pas faire sortir les animaux soumis à
l'inoculation.

S'il survenait de la gangrène aux plaies des inser-
tions, il serait pressant de faire des scarifications, et
de panser d'abord avec des lotions fréquentes d'eau-
de-vie camphrée et de vinaigre, et ensuite d'y appliquer des compresses trempées dans une dissolution
de térébenthine et d'eau-de-vie camphrée : pendant cinq ou six jours, on donnerait aux animaux
qui éprouveraient cet accident, le matin et le soir,
un verre de décoction de racine de gentiane. Le régime
des autres sera un peu de son gras et de grains con-
cassés et des fourrages choisis.

Revenant sur les moyens curatifs du claveau, nous
dirons qu'on peut suppléer à la saignée par la diminution de la nourriture et l'usage de l'eau blanche
avec le son, et à défaut d'eau blanche, une décoction
de foin.

Le séton passé au fanon dès le commencement de
la maladie, prévient toujours les dépôts par lesquels
le claveau se termine trop souvent.

Si l'éruption semble se faire difficilement, on peut
donner avec succès l'infusion de fleurs de sureau, à
raison d'une chopine au moins chaque fois.

La température la plus propre à favoriser l'éruption,
est celle qui se rapproche le plus de la chaleur naturelle du corps. On ne doit donc faire sortir les
animaux que par un temps doux et serein ; la pluie,
et surtout la pluie froide ferait rentrer l'humeur.

Si une humeur muqueuse, abondante et épaisse
avait lieu par les narines, telle que l'animal ne pût

espirer, alors une injection d'eau miellée dans les
arines obstruées ferait couler la matière et rétabli-
ait la liberté de la respiration.

Il arrive quelquefois que les pustules attaquent les
ieds ; il faut dans ce cas mettre le pied affecté dans
n bain d'eau tiède. Si elles sont sous la corne, on
nlève la partie du sabot sous laquelle est le mal, qui
llors guérit très-promptement.

Il n'est pas rare que les boutons réunis forment
les ulcères fort étendus, qui gangrènent facilement ;
alors il faut emporter avec un bistouri ou un rasoir,
tout ce qui est noir et gangrené. On lotionne ensuite
la plaie ou avec une décoction de quinquina, ou une
décoction d'écorce de châtaignier ou de saule, ou de
feuilles de noyer, de ronce ou d'aigremoine.

Lorsque les animaux sont guéris, on ne doit point
les mettre tout d'un coup à la nourriture ordinaire ;
il faut, au contraire, ne les y amener que peu à peu.

De la Rougeole.

Pour remédier à ce mal, prenez trois onces de ro-
mariu que vous faites bouillir dans une chopine et
demie de vinaigre ; frottez-en les brebis ; ayez soin
de séparer les brebis malades des brebis saines, et de
les garantir du froid avec tout le soin possible.

De la petite-vérole.

Dès qu'on s'aperçoit qu'une brebis est attaquée de
la petite-vérole, il faut la séparer du reste du troupeau.

Donnez ensuite à cette brebis un grain de civette, mêlé dans une cuillerée d'eau-de-vie. Cela fait sortir la petite-vérole.

Nous ferons observer que la civette ne saurait se dissoudre que dans un jaune d'œuf et qu'on ne la mêle avec l'eau-de-vie qu'après qu'elle est dissoute.

Si c'est une petite-vérole d'été, prenez des feuilles d'aune au commencement du printemps, lorsqu'elles poussent, et faites-les sécher ; après quoi faites-en bouillir une poignée dans un litre de bière dans un vase fermé, jusqu'à ce qu'elle devienne gluante et qu'elle file ; alors laissez-la refroidir jusqu'à chaleur de lait ; prenez un pinceau ou une brosse, frottez-en les brebis malades sous la poitrine, entre les jambes, aux yeux, aux oreilles et au visage ; continuez cette opération soir et matin, tant que la petite-vérole donne encore quelque humidité. Dans l'espace de trois ou quatre jours les brebis seront guéries. On peut les mener aux champs pendant ce traitement, pourvu qu'on les frotte le matin, avant de sortir, et le soir après être rentrées.

Si c'est une petite-vérole d'automne, on donne aux brebis de la livèche ou gui, et de la racine d'eupatoire femelle sauvage, l'une et l'autre réduites en poudre, deux fois par semaine tant qu'elles sont malades. La dose pour cent brebis est d'un chapeau plein, et on le mêle avec trois fois autant de sel. Pendant ce temps, on les mène paître dans les champs secs, ou dans des endroits couverts de bruyère, et dans l'espace de trois semaines, leur guérison est achevée et complète.

De la peste.

C'est une maladie où il n'y a point ou peu de remèdes, mais qu'on peut cependant prévenir.

Ce mal attaque les brebis en été et en hiver. Pour les en garantir, on a soin, au commencement du printemps et de l'automne, de leur faire boire pendant quinze jours, tous les matins avant d'aller aux champs, un breuvage fait d'eau dans laquelle on a trempé de la sauge et du marrube. On prend encore de l'encens de genièvre, ou des herbes odoriférantes ; on en parfume l'étable et les mangeoires, et on leur donne parmi leur nourriture ordinaire du mélilot commun, du pouliot sauvage, de l'origan, de la marjolaine, etc.

Lorsque les brebis sont atteintes de cette contagion, il faut d'abord les mettre à part, et tenter si les remèdes réussiront. On continuera toujours de leur donner le breuvage dont il est fait mention au commencement de cet article : on y joindra du vin et de l'eau, dans lesquels on mettra dissoudre du soufre et du sel trois fois autant que de sauge et de marrube, et on leur fera avaler cette préparation tous les trois jours ; on peut encore leur administrer un peu d'orviétan, ou de la thériaque délayée dans du vin.

De la toux.

La toux survient aux bêtes à laine, quand elles passent trop rapidement du chaud au froid, ou du froid au chaud.

Remède : Faites-leur avaler de l'huile d'amandes douces, mêlée dans du vin blanc un peu tiède ; puis donnez-leur à manger du pas-d'âne ou tussilage, ou bien faites-leur prendre un peu de mithridate dans une cuillerée d'eau-de-vie.

Si la toux est causée par une abondance d'humeurs, ce qui se manifeste par une haleine puante, usez alors des poudres dessicatives, et servez-vous pendant le même temps du remède suivant :

Remède : Prenez pour chaque brebis une demi-poignée de sel, que vous arrosez avec un peu de vinaigre, et que vous mêlez avec du goudron dans la farine, pour leur en faire une pâte que vous mettrez dans leur auge.

Du vertige, étourdissement, en quelques endroits sang, folie, tournolement.

Le soleil de mars et les trop grandes chaleurs de la canicule causent cette maladie aux brebis.

Dès qu'elles en sont atteintes, elles ne font que tourner et sauter sans aucun sujet, et dédaignent de manger : elles bronchent à tout moment. Si pendant l'accès on leur touche le front ou les pieds, on y sent une chaleur excessive.

Remède : Saignez-les à la tempe en petite quantité, ou bien à la veine qui est sous le nez, le plus haut possible ; d'abord la bête s'évanouit ce qui est ordinairement un bon signe, et quelquefois aussi elle n'en relève point : car la brebis guérit ou meurt.

Autre : Au lieu de la saignée, qui est un remède

... fine, on peut essayer celui-ci beaucoup plus doux :
Prenez des bettes sauvages ou pastonnade sauvage,
exprimez en le suc, mettez-en dans le nez de la brebis ;
tâchez de lui faire manger de cette herbe, ou bien, cou-
lez-lui dans l'oreille du jus d'orvale ou toute-bonne.

Du pissement de sang.

Chaque fois que cet accident survient à l'animal,
donnez-lui une cuillerée d'huile vieille de mille-pertuis, dans une chopine de bière chaude, jusqu'à ce
que la maladie ait cessé, ou bien du cumin pilé avec
du sel, ou bien de la tourmentille, comme on a coutume de la donner au bétail. La graine ou semence
de buglose rouge, mêlée avec du sel, est le meilleur
remède contre cette maladie, non-seulement à l'é-
gard des brebis, mais généralement à l'égard de
tout le bétail.

Quelques personnes emploient avec avantage une
poignée de cendre de hêtre mêlée avec autant de sel.

Des abcès.

Les abcès sont aisés à remarquer par la tumeur
ou bosse qu'ils poussent en dehors.

Remède : En quelque endroit du corps que ces abcès
paraissent, il faut toujours les ouvrir pour en faire
sortir toute la corruption, et distiller dans la plaie
de la poix fondue avec du sel brûlé et mis en poudre, puis donner à la brebis de thériaque délayée
dans de l'eau : elle poussera toute l'humeur maligne
au dehors, et purgera la brebis.

De la maladie des poumons.

Lorsque les moutons sont attaqués de cette maladie, il faut commencer par les changer d'air et de pâturage. Sans cette précaution, les remèdes sont sans effet. Il faut vendre les moutons au boucher.

Des Poux.

Pour chasser les poux et autres insectes qui tourmentent les brebis, il faut se servir de l'infusion d'une demi-livre de tabac dans quatre ou cinq litres d'eau, à laquelle on ajoute une poignée de sel : on en lave avec soin l'animal.

On se sert aussi du même onguent pour la rogne ou gale, et de l'eau de lessive, après quoi on lave avec de l'eau nette.

Quelques cultivateurs emploient de la racine d'érable bouillie dans de l'eau, et en frottent les brebis.

De la désinfection des bergeries.

Les agents les plus propres à entraîner et à détruire les particules du virus qui ont pu s'attacher aux murs, aux râteliers, au pavé des bergeries sont le feu et l'eau, surtout lorsqu'ils sont combinés ensemble. Un berger doit alors plonger un balai ou une forte brosse dans l'eau bouillante en inonder et laver avec force et longtemps tous les objets auxquels ces particuliers ont pu s'attacher.

Il arrive assez souvent que le sol de la bergerie est en terre ; alors il faut en enlever deux ou trois pouces qu'on remplacera par de nouvelle terre, ayant soin d'enfouir profondément celle qu'on a retirée.

On doit brûler sans retarder le fumier sur lequel auront séjourné les bêtes malades ; il faut laisser les écuries ouvertes pendant quelque temps, et pratiquer des ouvertures propres à laisser passage aux courants d'air, si toutefois il n'y avait pas de fenêtres. On doit passer tous les murs à la chaux vive.

De la morsures des hérissons

Il arrive quelquefois que les brebis sont tétées et mordues par les hérissons : ce qui leur cause presque toujours la mort et à leurs agneaux, quand on n'y remédie pas promptement.

Remède : Faites bouillir de l'urine, du sel et du savon ensemble, et frottez-en la mamelle et la tétine de la brebis, le plus chaud qu'il sera possible, et répétez souvent le frottement. Le venin du hérisson est si actif que la tétine et la mamelle s'ulcèrent promptement, ce qui ne guérit pas si vite ; il se passe souvent un mois avant l'entière guérison. Écartez l'agneau de la mère jusqu'à ce que tout ait disparu.

Des morsures de chien ou de loup.

On arrête le venin de ces morsures par le moyen ou de l'huile d'aspic chaude, ou de l'huile bouillante, ou du sel menu, qu'on met dans la plaie ; après quoi on pile des feuilles de bardane ou de teigneux avec un peu de sel, puis on prend le marc, dont on fait tomber de jus dans les plaies. Si c'est en hiver, il faut se servir d'huile d'hypéricum, dans laquelle on ajoute un peu d'onguent rosat que l'on fait fondre ensemble et qu'on met dans les plaies un peu chaude, plaies que l'on panse une fois le jour.

Des meurtrissures des chairs.

Ces meurtrissures sont causées par coups ou dentures de chien. S'il n'y a point d'ouverture qui laisse cours à l'épanchement du sang qui survient, et qui tourne alors en corruption, il faut, avant tout, calmer la partie irritée, et aider la circulation du sang interrompue, par le moyen du beurre aromatique dont nous avons donné la recette plus haut, à la page 342. Dans le cas où il y aurait amas de sang corrompu, il faudrait faire ouverture et graisser la partie avec de l'eau-de-vie, du savon noir et du beurre frais, bouillis ensemble en parties égales.

De l'eau croupissant dans le corps des bêtes à laine.

Les infiltrations du purin sont assez souvent la cause qui produit cette eau ; pour connaître cette maladie, abattez le mouton sur le dos, et faites-lui frotter le ventre avec la main ; s'il renferme de l'eau vous l'entendrez clapoter.

Remède : Délayez dans un vase du cidre ou vin blanc, deux onces de levain et une demi-once de thériaque ; faites avaler à l'animal et répétez au bout de vingt-quatre heures, s'il est nécessaire.

AUTRE : Mettez dans un vase d'urine d'homme deux gousses d'ail pilées avec une bonne poignée de sel, faites avaler à l'animal et répétez au bout de vingt-quatre heures, s'il en est besoin.

Du mal d'yeux.

Pour guérir le mal des yeux des moutons, exprimez une grande quantité de grande chélidoine, herbe à lait jaune, et mettez-en dans l'œil jusqu'à parfaite guérison.

Si les yeux paraissent très-enflammés, ajoutez-y une égale quantité d'eau de plantain.

Mais si les yeux sont chassieux à cause de quelque rhume, il faut alors tous les matins les étuver légèrement autour des paupières avec une compresse trempée dans de l'eau, où l'on aura versé quelques gouttes de bonne eau-de-vie.

De la jambe rompue.

Remettez-la droite, frottez-la d'huile et de vin mêlés ensemble ; enveloppez-la d'un petit morceau de drap autour duquel vous mettez et liez de petites échasses. Après quoi, donnez quelques jours de repos à l'animal dans la bergerie.

Les brebis boiteuses.

Il arrive assez souvent que les brebis boitent, ce qui leur vient ou de lassitude, ou d'avoir eu les ongles amollis en demeurant trop longtemps dans leur fonte. Si ce mal vient de lassitude, on ne les mènera

point aux champs avec les autres. S'il leur vient
d'avoir les ongles amollis, coupez-en l'extrémité, mettez dessus de la chaux vive enveloppée d'un linge
et laissez un jour seulement, ensuite mettez-y du vert-
de-gris, et ainsi alternativement jusqu'à ce que les
ongles soient guéris.

Autre : On fait bouillir et réduire en onguent, plein
une cuillère en fer de vieille huile de noix ou d'olive,
et gros comme le pouce d'alun pulvérisé; on en frotte l'ongle, après en avoir curé tout ce qui est gâté :
il s'endurcit bientôt.

Cachexie ou pourriture du mouton.

Cette maladie vient aux moutons que l'on fait paître
dans les endroits humides et marécageux, ou si on
les fait coucher dans des écuries humides; ils deviennent mous, il se forme sous la ganache une grosseur ou tumeur qu'on appelle bouteille; leur ventre
grossit, ils deviennent hydropiques, dépérissent et
meurent. En les ouvrant on remarque que le foie est
rempli d'animalcules et pourri; il arrive parfois que
tout le troupeau est atteint plus ou moins fort de
cette maladie. Cette maladie se guérit difficilement;
on peut retarder les progrès de la maladie en les
changeant de pâturage, ce que l'on doit faire au
plus vite possible. Il ne faut jamais mettre les moutons aux champs avant que la rosée soit entièrement
levée, si l'on veut qu'ils profitent bien et qu'ils ne soient
pas malades : c'est la rosée du matin qui leur cause
les plus mauvaises maladies. On peut retarder encore

en leur donnant pour boisson de l'eau dans laquelle on fera fondre du sel de cuisine environ 10 grammes par mouton.

Le meilleur de tous les remèdes, selon moi, c'est de les vendre au boucher le plus vite que l'on pourra.

Maladie de Pied, ou Piétin du Mouton.

On reconnaît cette maladie lorsque les moutons boîtent plus ou moins, selon la violence du mal; cela ne les fait pas mourir, mais ils souffrent beaucoup et cela les empêche d'engraisser. En levant les pieds des moutons ont voit que la corne des onglons est presque détachée par une matière gluante et grisâtre. On doit y porter promptement remède si l'on ne veut pas voir pourrir tout le pied.

Moyen de guérir facilement et à peu de frais les maladies des pieds.

Il faut mettre devant la porte de l'étable des auges en bois de manière à ce que les moutons soient forcés de poser les pied dedans en rentrant et en sortant. Mettez de la chaux vive avec de l'eau, que le tout soit épais comme de la bouillie; ou bien, faites fondre du vitriol, 70 grammes pour un litre d'eau, et assez de litres pour que les moutons puissent se mouiller les pieds en sortant et en rentrant à l'écurie; ce remède réussit presque toujours et en peu de temps, pour enlever la maladie des pieds des moutons et des chèvres.

Traitement de la Gale du mouton

Lorsque le mouton est atteint de la gale, il se lèche et se gratte, se mordille et arrache sa laine. Si la maladie est ancienne et qu'elle ait envahi tout le corps, la bête n'a plus un instant de repos ; alors elle ne tarde pas à maigrir.

Cette maladie se communique très-facilement d'un mouton à l'autre ; elle ne se communique pas aux autres animaux ni à l'homme.

Si on ne la guérit promptement, les moutons dépérissent, deviennent hydropiques et meurent. De tous les remèdes que l'on conseille et que l'on peut faire avec le plus de succès, voici le plus sûr et le plus facile : on le fait composer par le pharmacien, la quantité selon le nombre.

PRENEZ : Acide arsénieux ou arsenic blanc 1 kil.
Protosulfate de fer .... 10 kil.
Péroxyde de fer .... 400 gr.
Poudre de gentiane .... 200 gr.
Eau ordinaire .... 100 lit.

La gentiane communique une saveur amère et prévient l'empoisonnement.

Le bain se prépare de la manière suivante : mélangez bien ensemble toutes ces substances, faites-les bouillir dix minutes dans une chaudière en fonte ou marmite. On verse le tout dans un cuvier, laissez refroidir, qu'il ne soit que tiède ; alors plongez les moutons dedans les uns après les autres, tout de la tête ; les y tenir deux à trois minutes seulement.

[illegible] soir, avant de les mettre dans
[illegible] bien les laver avec une brosse et de
[illegible] on leur coupe la laine avant de rien
[illegible] le bain, il faut bien les sécher et les
[illegible] force.

[illegible] laissera sous uns hangar et on les rentrera
[illegible] la bergerie sera bien nétoyée et reblan-
[illegible] chaux vive.

[illegible] ce remède tous les jours jusqu'à ce qu'ils
[illegible] guérit, ce qui ce fait assez promptement si le
[illegible] est bien fait. Il ne faut rien négliger de ce
[illegible] recommande si l'on veut bien réussir.
[illegible] même bain peut servir jusqu'au bout.
[illegible] page 359 pour la gale, autre traitement.

**[illegible] Recettes et secrets pour les moutons, et
[illegible] pour que les brebis suivent
quelqu'un.**

[illegible] Les brebis sont accoutumées de suivre celui qui leur
[illegible] bouché les oreilles de leur laine.

**[illegible] Connaître, la brebis étant pleine,
de quelle couleur sera l'agneau.**

[illegible] la bouche de la brebis pleine, et si vous
[illegible] la langue noire, elle fera agneau noir, si
[illegible] blanche, l'agneau sera blanc, et si elle est
[illegible] diverses couleurs, il sera de même.

**[illegible] Empêcher les agneaux d'être
malades.**

[illegible] leur pendant sept jours un peu de lierre à
[illegible] et ils ne seront pas malades.

Pour que les brebis ne deviennent rogneuses.

« Pilez de la lie d'huile, laissez-là bien par... de l'eau dans laquelle auront bouilli des lupi... loup et de la lie de vin ; il faut mêler tout cela en... ble. Quand vous mettrez vos brebis dehors, fro... les toutes et laissez-les suer deux ou trois jou... puis lavez-les dans de l'eau salée; elles ne deviendro... pas rogneuses et auront beaucoup de laine, ... sera bien meilleure. Les criquets et mouches ne... tourmenteront pas ; vous pourrez faire ainsi à tout... les bêtes.

Ce qui empêche les brebis de mang...

La fiente de loup cachée dans l'étable les empêch... de manger, les fait toujours tourmenter et bêler comm... si le loup y était, estimant qu'il soit en embûche et... cessant qu'il ne soit été.

Par ce moyen plusieurs imposteurs étrangers on... tiré beaucoup d'argent de simples laboureurs, se di... sont médecins du bétail malade, et au lieu d'arge... emportant quelques brebis ou moutons gras.

Rasis et Albert disent que la queue du loup... en faire autant et même toute partie de cet anim... portée dans le bercail, tant se trouve grande l'... tue naturelle du mouton contre le loup.

Meilleur remède pour les maladies... brebis.

Le ventre des moutons cuit dans du vin et fi...

de maladies, — car il sympathise, à ce que dit

et comment il faut tondre les moutons.

On ne doit pas tondre les moutons quand il fait trop froid, ni en été, quand il fait trop chaud, mais au milieu du printemps ; il faut frotter de poix liquide les plaies qui se font en tondant ; il faut aussi frotter le reste du corps avec du vin, de l'huile ou bien du vin mêlé avec de la lie ou marc d'huile, ou du blanc et de cire. Vous vous servirez de ce que vous voudrez, vous pourrez même le mêler ensemble, car cela empêche la rogne et les ulcères et toutes les maladies de la peau. Il faut bien se garder de les tondre au soleil ; mais, après la première heure du jour, parce que la rosée qui tombe sur la laine lui nuit et la sèche ; car la brebis suant quand on la tond, la laine reçoit la sueur et en est plus courte et plus molle.

L'âge du mouton se connaît comme chez tous les ruminants, par les dents.

Contre la gravelle des moutons.

Faites prendre à jeûn à l'animal, pendant huit jours, un verre de jus de pariétaire. Chaque jour, après lui avoir fait prendre ce jus, passez-lui dans le fondement à la profondeur de trois pouces, une baguette entourée d'un linge et trempée dans l'huile d'olive.

Conduite à tenir pour les moutons.

Pour avoir des brebis robustes et fortes, il faut les accoupler de 2 à 3 ans, excepté pour les mérinos qui se forment plus tard ; le mâle doit avoir au moins 3 ans et ne peut pas servir avant cet âge.

Il doit être long, bien fourni de laine même sous le ventre, à la tête et autour des yeux, haut sur les jambes, la queue longue et bien garnie, la tête grosse et camarde, le front large, garni de belles cornes, les yeux gros et noirs, de belles oreilles.

Les brebis entrent en rut à peu près trois semaines après leur accouchement ; il faut profiter de ce moment qui est le plus sûr de la fécondité et donne les agneaux bien beaux et bien robustes.

Lorsque les brebis approchent du moment de mettre bas, il leur faut de grands soins et de la bonne nourriture.

A un mois les agneaux commencent à recevoir des breuvages de farine et de tourteaux. Il ne faut pas pour cela les priver de leur mère au moins de dix-huit mois, ou autrement ils sont moins beaux ; ensuite on les habitue peu à peu à se passer de leur mère.

On fera paître les moutons sur le pâturage naturel, c'est-à-dire aux prés à la fin de l'automne et l'hiver ; on les retire au printemps un mois avant d'y mettre les bêtes à cornes. Il ne faut pas les mettre paître dans des pacages marécageux, car les plantes couvertes de limon répandent des gaz nuisibles et malfaisants qui absorbent les forces vitales de l'animal et qui occasionnent souvent des maladies mortelles ou dangeon pourra leur donner, au cas où le fourrage manque, du sarrazin, des vesces, des trèfles dans des râteliers appropriés pour cela, afin qu'ils ne puissent brouiller ce qu'on leur donne. Il faut leur donner au moins 1 kilog. 500 grammes de fourrage sec par jour pour qu'ils n'endurent pas la faim.

Ce qui vaut le mieux pour les bêtes à laine ce sont les plantes, racines; on leur donne alternativement du foin et de la paille, un kilog. de pommes de terre ou carottes, betteraves, et 500 grammes environ d'autres fourrages, trèfle, luzerne, etc.

En les soignant bien, on obtiendra de bons résultats. Ainsi les feuilles d'érable, de viorne, de tilleul, d'orme, de peuplier, de chêne, en petits fagots que l'on fait sécher à l'ombre, et qu'on met à couvert pour les leur donner pendant l'hiver.

Tenue des étables.

Les étables et les bergeries doivent être grandes, claires et bien aérées; les fenêtres doivent être disposées de manière que le courant d'air passe au-dessus des moutons.

Les mauvaises écuries sont celles qui sont étroites, privées d'air et de lumière ; alors rarement les bêtes y prospèrent.

Il ne faut pas craindre de donner de l'air, car les moutons ne craignent pas le froid, au contraire ; mais il ne faut pas pour cela qu'ils puissent y geler.

Symptômes de la gale des moutons.

On reconnaît la gale aux moutons lorsqu'on les voit

frapper du pied, mordre leur toison et se frotter
contre les arbres et les murailles, ce qui est occasionné par la démangeaison ; en séparant la laine, on voit
une croûte et de petites taches; en enlevant les galons,
on voit une couleur rouge à la plaie où l'on aperçoit
une eau jaunâtre ; alors si l'on n'y porte remède de
suite, il arrive qu'en peu de temps tout le corps en
est couvert.

Pommade merveilleuse pour toutes les maladies de peau des animaux sous le nom de pommade celtique.

Elle ne se trouve que chez M. Lafay, pharmacien,
faubourg Mulsant, à Roanne (Loire). On en frotte les
parties affectées 2 ou 3 fois et tout disparaît promptement, soit gale sèche ou gale humide ; la gale invétérée demande plus de temps que la gale récente.

La gale vient dans tous les temps de l'année, aux
moutons de tout âge et de tout sexe, mais de préférence en automne, et ils la gardent souvent jusqu'au
printemps.

On donne à la gale une infinité de causes ; les insectes, tels que les poux, ou les buissons dont les épines
font de petites blessures ; on la rejette aussi sur les
porcs, sur les oies qui habitent les bergeries ou les
pâturages, la fiente de poule, de chevaux, l'urine de
l'homme, la rosée.

Mon avis, à moi, est que cette maladie provient des
pluies froides et humides qui ont lieu justement à
cette époque.

L'été elle peut être produite par les pâturages maré-
geux et trop ombragés.

Mais la cause la plus commune, c'est la contagion, c'est qu'elle est épizootique de sa nature. Une
seule brebis galeuse infecte vite tout le troupeau,
surtout si l'on n'y porte prompt remède.

Aussi, aussitôt qu'on s'aperçoit de cette maladie,
on séparera les moutons malades des autres le plus
vite possible.

Voici un remède que vous ferez avec succès et avec
peu de frais :

Coupez la laine partout et prenez :

Poix liquide,	400 grammes,
Graisse blanche,	1 kilog.
Sel commun,	400 grammes,
Céruse,	250 grammes.

Faites fondre toutes ces substances ensemble, puis
frottez-en les moutons ; avec cela vous les préserverez
toute l'année de la gale. Dans les grandes chaleurs
il faut aussi avoir soin de frotter la laine avec de
l'eau salée; ce qui empêchera que les mouches ou autres insectes venimeux viennent les tourmenter. On
aura soin de leur donner quelques pincées de sel, surtout au printemps, car à cette époque l'herbe est trop
tendre et ne possède pas de soude, ce qui leur cause
des dégoûts et des maux de cœur ; vous préviendrez
ces maladies en leur donnant du sel ordinaire.

TRAITEMENT

DES MALADIES

DU BOUC, DE LA CHÈVRE

ET DU CHEVREAU.

Le mâle des chèvres s'appelle bouc ; ses cornes, outre son sexe, le distinguent de la chèvre ; il s'en distingue aussi par l'odeur forte et désagréable qu'il répand. Le petit de cette espèce d'animaux se nomme chevreau.

Les chèvres ont beaucoup de rapport avec les brebis, quant à la nourriture ; mais quant à l'instinct naturel, celui des chèvres est très-difficile à gouverner.

Un chevrier ne peut guère conduire plus de cinquante chèvres. Ces troupeaux se gouvernent comme ceux des brebis.

Les chèvres coûtent peu et donnent un grand profit ; elles aiment les montagnes et les endroits stériles ; mais elles craignent beaucoup le froid ; cependant la rosée du matin leur fait du bien.

Leur chair, graisse, lait, peau, poil et les chevreaux qu'on nomme aussi cabris, sont d'un grand rapport ; elles coûtent si peu, qu'on ne leur donne du foin que quand elles font leurs petits.

La chair du chevreau est bonne, tendre et délicate, pourvu qu'elle n'ait pas plus de six mois ; celle des chèvres et des boucs châtrés est solide et nourrissante.

Communément on la sale pour la provision de la ferme.

Les chèvres donnent beaucoup plus de lait que les brebis, et ce lait est beaucoup plus sain et meilleur. On trait les chèvres soir et matin, pendant cinq ou six mois de l'année, et elles rendent tous les jours quatre litres de lait, dont on peut faire des fromages, parce qu'il caille aisément. Ceux qui veulent les manger ne laissent téter les chevreaux que quinze jours ou trois semaines.

Une bonne chèvre doit avoir la taille grande, la marche ferme et légère, le poil épais, doux et uni, les mamelles grosses, et le pis gros et long ; il faut aussi qu'elle soit large de derrière, qu'elle ait les cuisses fortes et les jambes courtes et jointées. On préfère celles qui n'ont point de cornes. On les choisit depuis un an jusqu'à cinq, quoiqu'elles portent pendant près de sept ans.

Pour engraisser les chèvres et les boucs, on les mène dans les lieux où elles trouvent de la nourriture en abondance. On peut aussi les engraisser avec des choux ou des raves, des navets ou du sainfoin.

Le bouc doit avoir le corps grand, les jambes grosses, le cou charnu et court, la tête petite, le poil noir, épais et fort doux à la main ; les oreilles grandes et pendantes, la barbe longue et touffue ; ceux qui ont des cornes sont moins estimés ; un seul suffit, depuis deux ans jusqu'à cinq, à une centaine de chèvres, après quoi on le châtre et on l'élève comme il suit : savoir, en été on le mène dans les lieux où il se plaît, et où il y a assez de nourriture et d'eau ; en hiver on lui donne des choux, raves, navets, sainfoin, un peu de sel et autres substances dont on repaît les brebis, et on le tient chaudement.

Il faut nettoyer l'étable tous les jours, le fumier étant contraire aux chèvres, de même que l'excès du chaud et du froid.

L'été, elles couchent bien sans litière, et n'en sont que mieux.

Les chèvres sont en chaleur depuis la mi-septembre jusqu'à la fin de novembre ; elles portent cinq mois. Il ne faut point les livrer aux boucs qu'elles n'aient deux ans. Une bonne chèvre donnera, d'une même portée, deux ou trois chevreaux, mais il ne faut lui en laisser qu'un à nourrir ; on fait élever les autres par celles qui n'ont point de petits.

La race flandrine, qui est venue des Indes en Flandre, et qui est actuellement répandue dans différentes provinces de France, est préférable à toute autre, par le grand profit qu'on en tire.

Maladies.

Les chèvres sont sujettes aux mêmes maladies que les brebis, et se guérissent par les mêmes remèdes, excepté celle dont nous allons parler.

Remarquez : 1° que quand il y a contagion, ou qu'on la craint, on ne doit jamais négliger les remèdes généraux ou préservatifs ; l'expérience appren-

...ra combien ils sont précieux : 2° Si une bête est attaquée de maladie contagieuse, il faut toujours la séparer des autres, pour empêcher la communication du mal.

De la Fièvre.

La fièvre rend les animaux tout d'un coup languissants et abattus, les fait maigrir et mourir en peu de temps ; elle leur vient presque toujours d'un excès de nourriture.

REMÈDE. On les met à part, on les soigne, on les fait jeûner et reposer jusqu'à ce qu'ils soient tout-à-fait remis ; on soigne aussi le restant du troupeau, et on ne le laisse paître qu'une fois par jour, pendant deux ou trois jours.

De l'Hydropisie.

Elle vient aux chèvres pour avoir bu trop d'eau.

REMÈDE : Pour les guérir avant qu'elle soit formée, il faut leur faire une ponction ou incision au-dessous de l'épaule, afin de leur faire couler par là tout l'amas d'eau qui leur enfle le ventre ; on met sur la ponction un emplâtre fait de poix de Bourgogne et de saindoux, pour guérir la plaie.

De l'Enflure.

Elle vient aux chèvres après qu'elles ont chevroté.

REMÈDE : On leur fait avaler un bon verre de vin rouge, ou un demi-setier de vin doux cuit.

Du Mal Sec.

On connaît qu'elles en sont attaquées, lorsqu'elles ont les mamelles tellement desséchées, qu'il n'y a plus de lait du tout. Ce mal provient des grandes chaleurs.

Remède : On le guérit en les menant paître tous les jours à la rosée et en frottant les mamelles avec de la crème ou du lait bien gras. On peut aussi leur donner à manger des feuilles de vigne ou autres herbes tendres, en les tenant enfermées dans l'étable.

De la Contagion.

Ce mal vient aux chèvres, principalement d'une trop grande pâture ; c'est pourquoi, lorsqu'on voit quelque chèvre atteinte, on doit les séparer et s'en défaire ; car il n'y a point de remède, et il faut saigner toutes les autres pour calmer la fermentation du sang et en diminuer le volume, ne point les laisser paître de tout le jour ; et les jours suivants ne les faire pâturer qu'une fois. Cette diète les préserve de la contagion.

De la Langueur.

Quand les chèvres tombent en langueur pour quelque cause que ce soit, donnez-leur à manger des joncs et des racines d'aubépine, pilées et mêlées dans de l'eau de pluie, sans leur donner autre chose à boire. Si cela ne les guérit point, alors il n'y a point d'autre parti à prendre que de les vendre, ou de les tuer pour les saler.

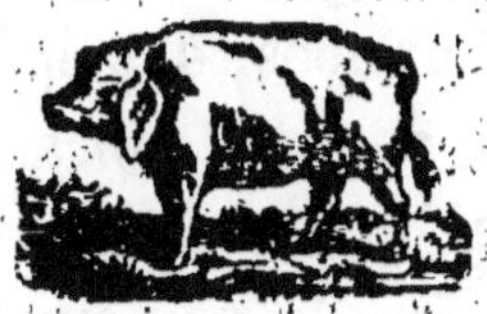

DU PORC

Traitement héroïque, préventif et curatif des maladies du Porc,

très-utile aussi contre les maladies des autres animaux.

C'est généralement, il faut le reconnaître, avec trop de mépris que les pathologistes vétérinaires ont traité des maladies du porc ; on peut s'en convaincre en lisant les divers ouvrages qui ont paru jusqu'à ce jour et celui très-recommandable et si justement estimé de l'Arboval. Ce savant auteur est le seul qui effleure à peine les maladies de cet animal.

On ne peut cependant se refuser à admettre que l'élève du porc est l'une de nos industries rurales les plus utiles et les plus profitables au pauvre, tant au point de vue du revenu qu'à celui de l'utilité particulière qu'il en retire pour son alimentation.

D'autre part, il n'est pas moins évident que, depuis un certain nombre d'années, des épizooties meurtrières sont venues frapper sur cette branches de l'industrie agricole, aussi bien que sur les vers à soie et les autres produits qui font la principale ressource de l'agriculture.

Obligé par devoir depuis vingt ans de pourvoir aux soins d'une nombreuse colonie d'animaux de rapport, l'auteur du traitement dont il est ici question n'a pas cessé de lire, de consulter et d'expérimenter jusqu'à ce que définitivement convaincu de la supériorité de son traitement, il le propose enfin et le qualifie même d'héroïque, plein de confiance en son succès.

Faire la narration de la multitude de faits qui ont contribué à établir ce traitement et abandonner tous les autres, serait chose trop longue et superflue ; il suffit de dire que de plusieurs lieues d'alentour ces remèdes étaient demandés sans cesse au couvent et que, dans presque la totalité des cas, étaient aussi suivis d'un éclatant succès. Nous avons résolu de les populariser dans toutes les campagnes, où ils rendront chaque jour d'immenses services aux éleveurs.

Pour mieux spécifier l'administration des remèdes, nous dirons que les maladies dans lesquelles le traitement a le mieux réussi, sont précisément les plus meurtrières et principalement : l'*Apoplexie*, l'*Angine*, le *Charbon sublingual* et le *Typhus*, le *Feu St-Antoine*, ou vulgairement *Rouget*. On sait que ces terribles maladies exigent une médication prompte et décisive, car les premiers symptômes sont à peine déclarés que déjà la mort est proche. Il est rare que ~~~die se prolonge au-delà de trois jours.

Nous avons mis à l'essai les médications les plus vantées ; mais à combien de déceptions nous ont-elles conduit ! Il est inutile de le dire, tout éleveur en sait sur ce sujet autant que nous.

Ce que beaucoup ignorent certainement, c'est que non-seulement nous avons eu à nous louer de notre traitement dans les affections ci-dessus désignées, une fois *déclarées*, mais même, ce qui est d'un immense avantage, c'est que, en temps d'épizootie, nous avons pu arriver à préserver les animaux non encore atteints par le fléau ; le public est juge de cette assertion : vingt années de succès justifient suffisamment l'auteur.

Est-ce à dire que notre traitement soit toujours suivi d'un résultat aussi avantageux que celui que nous indiquons ? Non assurément, car il peut arriver, ou que les remèdes soient admnistrés trop tard, ou d'une manière irrationnelle et incomplète ; aussi est-il de la plus grande nécessité d'avoir toujours les remèdes sous la main pour les administrer à temps et de suivre exactement le mode d'administration qui va être indiqué. Nous ne cesserons d'engager MM. les Maires, ou MM. les Curés à créer des dépôts de ce remède dans leur localité.

Nous devons dire, en outre, que dans les maladies même les mieux tranchées, il arrive des complications peu apparentes quelquefois et qui exigeraient d'autres remèdes que ceux proposés ici contre les maladies les mieux caractérisées et indiquées ci-dessus.

Nous terminons enfin, pour justifier le titre de ce petit travail, en disant que nos deux remèdes sont encore d'une utilité incontestable dans la plupart des maladies internes des autres animaux : *Cheval, mulet, bœuf, mouton, chèvre* et autres, lorsque ces maladies s'annoncent par la perte d'appétit, fièvre, œil languissant, échauffement ou diarrhée, etc. On va voir d'ailleurs la manière de les administrer. Mais pour ces derniers, voici comment je procède : une bête rentrant dans l'écurie se tient éloignée de sa crèche, c'est un symptôme de maladie, je lui administre deux gouttes du n° 1 à trois reprises, de quart d'heure en quart d'heure. Une demi-heure après ces trois doses, je lui donne deux gouttes du n° 2, par deux fois dans l'espace d'une heure. Dès ce moment la maladie est ordinairement avortée, car elle n'a pas eu le temps de se fixer, à preuve que l'animal se met à manger avec son appétit ordinaire.

MÉTHODE POUR ADMINISTRER LES REMÈDES

1° comme préservatif.

Ces remèdes sont contenus dans deux petits flacons désignés par les n° 1 et n° 2.

Comme moyen préservatif, dans une localité où une étable est infectée d'épidémie, on donne tous les matins, à jeûn, deux gouttes du n° 2, pendant huit jours; avoir soin d'agiter le flacon n° 2 avant de s'en servir.

Au printemps, en mai et en juin, si l'on veut préserver les nouveaux élèves de la maladie, il faut donner aux jeunes porcelets, une fois par semaine, le matin à jeûn, une goutte n° 2.

En été on fera bien de faire prendre ce remède

[...] par semaine ; en hiver une fois par mois [...] moyen préservatif de la plupart des maladies, [...] qu'il a été dit plus haut.

[...] remèdes liquides bien bouchés se conservent).

2° comme curatif.

[...] Supposons une bête chez laquelle la maladie débute, [...] éleveurs la connaissent facilement. La bête a changé d'allures, l'appétit est nul ou diminué ; elle reste couchée, etc. On donne tous les matins, pendant deux ou trois jours, deux gouttes du flacon n° 1 et tous les soirs deux gouttes du flacon n° 2, dans une cuillerée d'eau. L'animal ne doit pas avoir mangé d'une heure avant l'administration des remèdes, ni manger d'une heure après. On peut aussi donner les remèdes sur un morceau de sucre ou de pain.

2° Si la bête est très-malade et surtout atteinte de l'une des quatre maladies désignées plus haut, on prend huit gouttes du n° 1, on les met dans un verre d'eau très-propre contenant quatre ou cinq cuillerées d'eau, et on en fait prendre une demi-cuillerée tous les quarts-d'heure.

La dose n° 1 épuisée, on prend un verre propre dans lequel on met deux cuillerées d'eau avec quatre gouttes du flacon n° 2, et on en fait prendre une demi-cuillerée toutes les demi-heures. Si une heure après avoir pris ces remèdes, l'animal n'est pas guéri, on revient aux mêmes remèdes, en faisant prendre alternativement toutes les demi-heures une goutte de chaque remède dans un pot d'eau ou sur un morceau de sucre. On peut ainsi donner successivement jusqu'à six ou huit doses de chaque remède. Il est rare que la maladie résiste à l'un de ces deux moyens. Il nous est même arrivé une fois, dans un cas de rouget très-grave, d'administrer le remède n° 2 pendant un jour et une nuit, à la dose de dix gouttes dans un verre d'eau pris par demi-cuillerée toutes les dix minutes, et d'avoir eu la satisfaction de voir l'animal se lever, prendre de la nourriture et se rétablir parfaitement.

Symptômes de la maladie du porc.

1° ANGINE. Cette maladie, aussi dangereuse que commune, se manifeste presque toujours subitement. La cause principale est un changement brusque de la température, le manque d'eau pour boire dans les fortes chaleurs, l'usage de l'eau trop froide, celle surtout provenant de la neige fondue, l'envoi trop de bonne heure aux champs au printemps et en automne, avant que la rosée ait disparu, la marche ou la course contre le vent.

L'animal se montre alors abattu et inquiet ; il chancelle, courbe la tête et la secoue souvent, piétine des pattes de devant et tremble de tout son corps ; la respiration est bruyante, sifflante et difficile ; l'animal hume l'air par la bouche et tient sa langue pendante. Il y a chaleur considérable surtout au groin: les yeux sont rouges, la langue est un peu tuméfiée, la déglutition se fait avec peine et quelquefois on observe le vomissement. Pendant que ces symptômes se dessinent on voit apparaître au larynx une tumeur dure, tendue et chaude, qui fait des progrès rapides et s'étend le long du cou jusqu'à la poitrine et même jusqu'au ventre. Cette tumeur d'abord rouge ou d'un brun rougeâtre prend une teinte plombée ou même bleuâtre aux approches de la mort, comme dans le feu Saint-Antoine avec lequel les symptômes de l'angine ont de l'analogie, ce qui fait que l'on confond souvent ces deux maladies ensemble ; l'intérieur de la bouche et du nez paraissent aussi très-rouges ; l'animal dirige sa tête tout droit en avant, la voix devient de plus en plus rauque, la toux de plus en plus fatigante, la déglutition de plus en plus difficile, la langue brunit et la mort arrive soit par la suffocation, soit par la gangrène. La maladie attaque ordinairement un grand nombre de porcs à la fois et se termine la plupart du temps par la mort dans l'espace de 24 à 36 heures ; ce n'est qu'exceptionnellement si elle se prolonge parfois jusqu'au-delà du deuxième jour.

Pour cette maladie, on met dix gouttes de la fiole n° 1 dans un verre, avec quatre cuillerées d'eau ; on en donne une demi-cuillerée tous les quarts-d'heure. Ce médicament terminé, on donnera deux gouttes soir et matin du n° 2 dans une cuillerée d'eau : vous ferez ce remède pendant quelques jours.

2° *Feu Saint-Antoine* ou *rouget, feu rouge, foie rouge.*

Le porc cesse tout-à-coup de manger, il devient inquiet et fouille de tous côtés ; il lui apparaît au cou, à la poitrine, au ventre, des stries rouges, qui deviennent peu à peu bleues ; quelquefois cela ne vient qu'après la mort ; la plupart du temps on remarque une grande chaleur à la tête et de la gêne dans la respiration ; il apparaît aussi au cou une tumeur inflammatoire qui s'étend parfois à la tête, à la poitrine, au ventre et qui ne passe jamais à la suppuration ; quelquefois il se développe sur la langue une vésicule ronde, blanche, de la grosseur d'un pois, qui ne tarde pas à noircir et à entraîner la mort après elle. Avant que cette vésicule survienne, l'animal se montre abattu ; il tient la tête pendante, reste couché, grince des dents et demeure étendu presque sans sentiment. Dans certains cas il se manifeste à l'intérieur du cou un petit bouton peu élevé au-dessus duquel les soies blanchissent et se hérissent quand la maladie n'entraîne pas rapidement la mort et dure jusqu'au troisième jour.

On remarque chez ces animaux une grande faiblesse du système musculaire ; la queue, au lieu d'être enroulée, pend de toute sa longueur ; les soies se hérissent ; la température du corps varie souvent ; il y a constipation ou les excréments sont secs et marronnés, parfois coiffés. Point d'appétit ni soif. — Une chaleur considérable se répand par tout le corps ; l'animal reste constamment couché ou ne marche qu'en trébuchant ; souvent il vomit ce qu'il a mangé et même des matières jaunes ; il fouille dans sa litière et la jette jusqu'au toit. La peau enfle et il apparaît une éruption qui, d'abord rougeâtre, ne tarde pas à devenir noire ; la respiration est courte et bruyante ; on voit souvent survenir de petits ulcères gangreneux dans la gueule. La scène se termine par des convulsions.

Le feu Saint-Antoine a beaucoup d'analogie avec l'angine, qui suit une marche non moins rapide. On confond souvent les deux maladies ensemble. Le vrai spécifique est la fiole n° 2, dont on verse dix gouttes dans un verre bien propre ; on le remplit d'eau et on en donne une demi-cuillerée toutes les dix minutes. Sans inquiéter l'animal, on tient la cuillère de la main droite et de la main gauche on lui gratte la joue, on soulève la lèvre et on verse.

3° *Fièvre*. Il arrive quelquefois, par suite d'un refroidissement et peut-être aussi d'autres causes, que du premier au troisième jour après avoir cochonné, la truie est prise d'une fièvre intense, avec chaleur considérable et grande soif ; les soies se hérissent, les yeux sont ternes et chassieux, la respiration devient courte et difficile, la gueule et la langue sont brûlantes. Il n'y a pas du tout d'appétit ; quelquefois il se déclare des spasmes, pendant lesquels l'animal tourne les yeux, écume et grince des dents. Donnez alors toutes les demi-heures des gouttes du n° 1, dans dix cuillerées d'eau à prendre à la dose d'une cuillerée tous les quarts-d'heure. De plus, tous les matins, à jeûn, vous lui donnerez une goutte n° 2 dans un peu d'eau, pendant quatre jours ; vous achèverez ainsi le traitement.

4° *Gastrite*. La gastrite, chez les porcs, est fréquemment due aux plantes échauffantes que mangent ces animaux ; elle peut aussi dépendre des aliments trop excitants. L'animal montre une agitation extrême ; il mâche sans cesse, grogne continuellement, et cherche à se cacher ; il éprouve des convulsions, la bou-

che est quelqufois écumeuse ; en général, aussi il a
des envies de vomir et même quelquefois des vomissements réels ; dans certains cas, le corps entier est
frappé de paralysie. Les moyens curatifs sont encore
n° 1, de 8 à 10 gouttes, dans 8 à 10 cuillerées d'eau,
une cuillerée toutes les demi-heures, et n° 2, deux
gouttes sur un morceau de pain, tous les matins à
jeûn, pendant quatre jours.

Pneumonie : Les porcs qui boivent froid après
s'être échauffés, qui marchent contre le vent, etc.,
sont sujets à être atteints d'une inflammation des poumons ; on remarque alors chez eux un violent battement des flancs et une respiration courte ; ils font entendre des plaints et portent la tête basse ; le grogne-
ment est faible et enroué, l'appétit nul, la soif grand- ;
l'animal se couche rarement ; il appuie souvent son
groin sur la terre, qu'il fouille de temps en temps ;
une certaine raideur s'aperçoit dans ses membres de
devant ; au bout de quelque temps il cesse de grogner,
reste des jours entiers étendu sans mouvement, et
meurt enfin du huitième au quatorzième jour. Son
remède est n° 1 et n° 2, à la dose de deux gouttes
dans un peu d'eau ou sur du pain, en alternant toutes
les deux heures pendant quatre jours.

6° *Amaigrissement* : Nous ne disons rien de l'a-
maigrissement, qui a pour cause principale le mauvais
état de la digestion. L'appétit diminue chaque jour ;
pour le relever, trois doses du flacon n° 2 suffisent
par jour, et pendant quatre jours de suite.

7° *Anorexie* ou *manque d'appétit* : Lorsque ce symptôme ne dépend pas de quelque autre maladie, il tient

en général à ce que l'animal a mangé outre mesure. On lui donne toutes les deux heures deux gouttes du flacon n° 2, dans une cuillérée d'eau. Dès qu'il y a du mieux, on n'en donne qu'une fois par jour.

8e *Ascite* ou *hydropisie :* Dans cette maladie, qui ne se présente pas souvent, le ventre est ballonné, l'animal est triste et abattu ; il a de la peine à respirer, et son ventre enfle toujours ; lorsqu'on le lui touche, on sent de la fluctuation : deux gouttes du flacon n° 2, matin et soir, dans une demi-cuillerée d'eau pendant quelques jours.

9° *Diarrhée* : Si elle est inflammatoire, on donne toutes les quatre heures deux gouttes de la fiole n° 1. Deux heures après, deux gouttes du flacon n° 2.

On alterne ainsi les deux remèdes un ou deux jours.

Si la diarrhée est chronique, on donne deux gouttes du flacon n° 2, matin et soir.

Le *Trésor de la Ferme* s'administre toute l'année aux porcs adultes, aux truies pleines et aux jeunes porcelets.

Après les crises que prévoquent les grosses chaleurs de juillet et d'août, survient celles qu'amène avec lui un engraissement rapide. Cet animal glouton, aussitôt qu'il est mis à une nourriture abondante et substantielle, ne tarde pas à subir les premières épreuves ; il est affecté le plus souvent des diverses maladies de foie, maladies alors plus graves chez l'animal qui atteint son developpement.

Le *Trésor de la Ferme*, n° 1 et n° 2 prévient et guérit toutes ces maladies.

Pour terminer ce petit aperçu sur les principales maladies qui atteignent l'espèce porcine, nous donnerons quelques conseils généraux sur les soins à prendre en temps d'épizootie.

Quand une maladie épizootique règne dans une localité, on devra surveiller les bergeries, renouveler souvent la litière, l'assainir, en facilitant l'écoulement de tous les liquides qui, y séjournant, vicient l'air que respirent les animaux. Si c'est dans la belle saison, on fera laver les porcs dans de l'eau claire et on les lavera soi-même en les frottant fortement avec des bouchons de paille. Il faut choisir leur nourriture, que l'on donnera en moins grande quantité (réduction d'un tiers) ; éviter que l'animal mange avec sa voracité habituelle. S'il y a constipation, on donnera trois ou quatre lavements par jour, fait avec une décoction de graines de lin. Si la maladie règne dans la pièce où il y a plusieurs porcs, on devra immédiatement séparer ceux qui n'en sont pas encore atteints, afin d'éviter la contagion, et donner les flacons n° 1 et n° 2 à ceux qui sont malades, selon les indications données plus haut. (Voir *Traitement curatif*). Quant aux autres pour lesquels on redoute la communication de la maladie, voir *Traitement préservatif*.

Les soins hygiéniques sont recommandés pendant la convalescence. On supprime l'usage des farines pendant les quatre ou cinq premiers jours ; on

mplace par des carottes, navets, courges bien cuites
toujours chaudes ; on suspend aussi l'usage des
mmes de terre, haricots. Inutile de recommander,
endant tout le temps que dure la convalescence, de
e pas sortir l'animal à la fraicheur du matin ou du
oir.

Tous les jours, en temps d'épizootie, on peut se
onvaincre des bons effets de ces remèdes, en se trans-
ortant au monastère d'Aiguebelle, où les religieux
rappistes, ayant à soigner une grande porcherie, ont
is depuis longtemps charitablement ces remèdes en-
re les mains des pauvres voisins du monastère.

On ne saurait trop engager les propriétaires éleveurs
e bestiaux à faire l'acquisition de ce précieux remède ;
ls éviteront l'épidémie, la contagion, et seront affran-
his du fléau dévastateur quand il frappera dans le
oisinage. Ils s'assureront en outre un revenu agri-
ole très-important pour certains éleveurs.

On trouve ces flacons chez M. Brun, pharmacien-
chimiste de première classe, à Montélimar, chargé par
le monastère de toutes les correspondances de la
France et de l'Etranger, et dans toutes les pharmacies
du pays.

Les personnes habitant une localité n'ayant point
de correspondance directe avec le chemin de fer, sont
priées, si elles ne veulent éprouver aucun retard dans
la réception des remèdes des trappistes, d'écrire bien
lisiblement leurs noms et adresses et d'indiquer le
dernier point de correspondance se rattachant à la
ligne du chemin de fer.

La poste ne recevant pas les liquides, il serait inutile de nous demander nos flacons par cette voie.

Des maladies du porc les plus communes.

Pendant les chaleurs, les petits porcelets prennent assez souvent une maladie à la gorge, qui peut les étouffer vite, si l'on n'y porte remède ; on la reconnaît lorsqu'on les voit rester couchés ; en leur ouvrant la gueule, on sent une mauvaise odeur et l'on voit sur la langue une petite peau blanchâtre qui s'enlève aisément quand on gratte dessus. Alors ces animaux sont essoufflés, la gorge est enflée et en la serrant avec les doigts, on détermine la douleur.

Traitement. Prenez du bon vinaigre de vin avec de l'eau, parties égales, avec quoi on les frotte ; en même temps on les saigne à l'oreille, puis on leur fait prendre pour 20 centimes d'émétique, ce qui leur fait vomir des glaires blanches qui les soulagent immédiatement, on leur donnera pour boisson de l'eau acidulée. On ajoutera 5 grammes de crême de tartre pour chaque petit porc.

Si, malgré ces remèdes, la gorge enfle plus fort et s'ils deviennent plus essoufflés, ce que l'on a de mieux à faire, c'est de les saigner pour les manger: ils n'ont aucun venin, cette maladie n'est que dans les intestins.

Charbon du porc.

Cette maladie est assez fréquente, surtout dans les chaleurs ; on la reconnaît parce qu'ils perdent l'appétit, la langue se gonfle et pend quelquefois, les poils deviennent hérissés et l'on voit sur toutes les parties du corps des taches rouges qui grandissent rapidement;

quelquefois que la peau tombe et devient comme du charbon. Cette maladie est très dangereuse. Lorsque l'on s'aperçoit du mal et que l'on [voit] des taches rouges sur la peau, il faut de suite [laver] la bête avec de l'eau froide et avec ce moyen [on peut] retarder le mal ; on frictionne ensuite forte[ment] la surface du corps avec un mélange d'eau et [on] leur fait avaler un mélange d'eau et de vinaigre, [et al]cali volatil, parties égales; on leur fera prendre le [plus] tôt possible un litre de tisane de petite centaurée [en y] ajoutant 2 grammes d'acide phénique: ce remède [est un] des meilleurs que l'on puisse faire. Il faut tou[jours] avoir soin de séparer les bêtes malades de celles [qui ne] le sont pas, car cette maladie se communique [faci]lement.

Grenée ou ladrerie du porc.

[O]n reconnaît cette maladie à la langue : on couche [le] porc et on aperçoit de petites graines ; on fait [cette] opération avec un fort bâton que l'on introduit [dans] la gueule en évitant de leur blesser soit la lan[gue] soit le palais. On sait que lorsque les porcs sont [malades], ils ont le corps rempli de petits vers ronds, [qui] mangent la chair de ces porcs ; on peut parfaite[ment] prendre le ver solitaire ou ténia. Les porcs [qui] s'engraissent facilement et des fois mieux que [les] autres ; il peut arriver aussi qu'ils n'aient point [de] graines à la langue et que le corps en soit rempli.

[Ceux] qui mangent de la viande de porc grené et [qui veulent] ne rien contracter n'ont qu'à bien la faire [cuire;] elle est sans danger, parce que la cuisson [détruit] le venin et fait mourir tous les vers.

Cette maladie est héréditaire ou vient de race, il
faut donc languer les sujets que l'on veut gard...
pour reproduire. Le plus souvent les porcs qui sont gr...
nés sont ceux qui mangent les glands dans les bo...
et ceux qui sont élevés dans des écuries humides ...
malsaines, surtout ceux qui sont mal nourris; on ...
aussi supposé que lorsque le porc mange les excr...
ments des hommes atteints du ver solitaire, il devie...
grené lorsqu'il mange des parcelles de ce ver; ce...
peut bien exister, car il est assez facile à croire qu'e...
mangeant les excréments il puisse se former des i...
sectes dans la chair; je ne puis préciser, n'aya...
pas cherché à résoudre à fond cette question; tout ...
que je puis vous assurer, c'est qu'il n'y a point ...
remède à cela, quoiqu'il y ait des gens qui prétende...
le contraire. Ne cherchez pas à dépenser de l'arge...
inutilement; évitez seulement, lorsqu'ils sorte...
dehors, qu'ils ne mangent point d'excréments hu...
mains, c'est le meilleur moyen de les préserver.

Trichine.

Une autre maladie qui a beaucoup d'analogie av...
le grené, c'est la trichine; ce sont des vers lon...
et menus qui peuvent se voir avec un microscope ...
qui sont répandus en grande quantité par tout ...
corps. Si l'on mange de cette chair crue ou peu cui...
il est à craindre que l'on prenne cette maladie, q...
est assez fréquente dans le Nord. Lorsque l'hom...
a cette maladie, il meurt en peu de temps et l'on...
vu des familles entières se nourrissant de cette cha...
mourir en quelques jours; mais si l'on a soin de b...
la faire cuire, elle est alors sans danger.

TRAITEMENT DE LA VOLAILLE

Maladies des dindes.

La première nourriture que l'on donne aux petits dindonneaux doit être des orties coupées bien menues avec du lait caillé et quelques pincées de poivre; mais le meilleur de tout jusqu'à l'époque qu'ils ont piqué le rouge, c'est de leur faire prendre dans leur nourriture quelques pincées de poudre tonique à partir du premier jour de leur naissance.

L'on ne doit pas les laisser aller dans les grains surtout dans les chaleurs, car il arrive souvent qu'ils y sont étouffés, ou tués par les coups de soleil.

On évitera bien de les laisser mouiller, soit par la rosée ou par la pluie, ce qui leur donne des fièvres et des dévoiements qui les font mourir. Aussitôt que l'on aura des petits malades, on leur fera prendre plus souvent de la poudre tonique dans leur nourriture. On aura soin de les mettre coucher dans un endroit bien sec et bien chaud; on pourra leur donner des grains de roimbes, ou rumexe, ou patience sauvage, jusqu'à ce qu'ils soient guéris.

Lorsqu'ils ont les pieds boulés, pour les guérir, on aura qu'à les faire coucher sur du fumier de mouton; cela suffit en peu de jours à les rétablir. Si le dindе est bien soigné, c'est une volaille qui vient vite et se vend assez cher pour dédommager du temps et de la nourriture qu'elle a mangée.

Ordinairement on engraisse les dindes avec des noix, en commençant le premier jour par une, le deuxième deux, et ainsi de suite jusqu'à vingt jours, en augmentant tous les jours d'une.

D'autres les engraissent avec de la farine jaune et des pommes de terre cuites.

Maladies des poules.

Les étables où couchent les poules doivent être abritées et tenues chaudement. On les nourrit avec des graines de blé noir ou des criblures et quelque poignées d'avoine ou d'orge, ou bien ces grains mélangés.

Par ce moyen on aura des œufs de bonne heure et en quantité lorsque arrive le printemps.

Les poules qui font le plus d'œufs sont les noires; on choisit les jambes grosses et légèrement rouges aux pattes.

Les autres couleurs unies ou croisées ne valent pas autant et rendent moins que les noires.

Du choléra des poules.

Aux premiers symptômes du choléra, les poules sont

d'abord tristes, nonchalentes, les ailes tombent, elles ne grattent plus la terre ni le fumier pour y chercher leur nourriture ; elles n'ont plus aucun appétit ; en ouvrant le bec, on le trouve rempli d'une humeur gluante, la crête devient noire; en écartant les plumes pour examiner la peau, on voit une couleur bleuâtre ou noirâtre ; elles prennent vite la diarrhée grisâtre et qui sent très-mauvais ; il arrive parfois que les excréments sont teints de sang. En certain cas épidémiques, le choléra tue les poules en quelques minutes ; on voit même dans certains cas des poules qui s'arrêtent brusquement, s'affaissent comme étourdies par un coup de sang et meurent subitement.

Le choléra des poules résiste à tous remèdes ; il y en a peu qui le guérissent, ce qu'il y a de mieux à faire, lorsque le choléra se déclare, c'est de tenir très-proprement les basses-cours et les poulaillers; il faut les tenir bien aérés, et renouveler l'air et l'eau qui leur sert de boisson bien souvent ; au lieu de leur donner du grain, on leur donne de la salade et du son humecté ; on fera en sorte de les changer d'habitation. Dans cette maladie, la nourriture d'herbe est celle qui leur convient le mieux.

Un autre remède qui réussit assez souvent :

Prenez trois têtes d'ail ; écrasez-les bien dans un mortier, ajoutez-y un verre à boire de bon vinaigre blanc ou rouge, mêlez avec un litre d'eau. On place ce breuvage dans des vases où on les fait boire.

Si le printemps est froid et humide, il arrive souvent que les poules prennent la maladie et meurent en deux jours, sans pouvoir y porter remède ; l'on a vu bien souvent dans des fermes toute la volaille dépérir en peu de temps.

Je veux vous donner un moyen sûr pour y remédier qui vous prouvera encore une fois que cet ouvrage est un trésor inépuisable de recettes et de secrets naturels.

Aussitôt que vous vous apercevrez qu'une poule est triste, baisse les ailes, la queue, et prend la crête blanche et pâle, vous ne perdrez pas un moment, car cette maladie vous donne l'indice d'une maladie déclarée ; vous séparerez s'il est possible celles qui sont atteintes de celles qui ne le sont pas.

Vous donnerez à toutes la préparation suivante et plusieurs jours de suite :

Du pain trempé dans du vin, ou de l'orge cuite dans une infusion de camomille, ou des grains d'ortie que vous aurez bien soin de ramasser dans la saison ; car non-seulement vous les réchaufferez, mais en leur donnant de la dite graine mêlée dans une infusion de serpolet bâtard, vous leur ferez faire des œufs bien de bonne heure.

Vous pouvez prendre du froment, de l'avoine ou du blé noir et le faire infuser avec du romarin, de la sauge, la mélise, la camomille, la citronelle, la menthe, enfin toutes les plantes aromatiques, les unes ou les autres, celles que vous pourrez avoir de toutes ces plantes.

Si elles toussent, ce qui est presque toute leur première indisposition, vous leur ferez infuser des graines avec des plantes amères, l'absinthe, la tannaisie ou matricaire des hommes, ou mélisse mâle, comme beaucoup la nomment, la camomille, le fumeterre; vous leur donnerez pour breuvage du petit-lait où vous mettrez de la fleur de soufre.

La maladie des volailles est causée par une nourriture trop mouillée et trop aqueuse.

Les étables où couchent les poules doivent être abritées l'hiver, si vous voulez qu'elles fassent des œufs de bonne heure.

L'on doit choisir comme meilleur rendement d'œufs des poules noires de préférence à d'autres couleurs unies.

Recette pour que les renards ne mangent pas les poules.

Faire bouillir de l'herbe appelée ruë ou roue avec de l'eau, puis frotter les volailles avec, les renards ne les toucheront pas; toute la volaille qui mangera du poumon du renard, soyez assuré que cette bête ne la touchera pas : ces recettes sont bonnes contre tous les quadrupèdes.

Recette pour faire pondre les poules tont l'hiver.

Prenez des pointes d'ortie lorsqu'elles commencent à mûrir, faites-les sécher, puis donnez-les à manger aux poules les matins avec du son ou de l'avoine en farine ou du chanvre, et vous verrez qu'elles feront des œufs de bonne heure et en quantité; c'est un grand profit.

TRAITEMENT DU LAPIN

Maladies des lapins.

Le lapin peut être atteint de plusieurs maladies qui nuisent à son élevage et causent des pertes aux éleveurs.

Pour que le lapin engraisse vite et profite bien, et en peu de temps, il faut le tenir bien propre ; par ce moyen la chair est meilleure que lorsqu'ils sont tenus salement. Quand les lapins mangent des herbes marécageuses ou qu'ils habitent des écuries humides, ils prennent souvent gros ventre et meurent.

Pour remédier aux effets défavorables de la nourriture et de l'écurie, on mêlera à la nourriture des lapins des feuilles de saule et des pelures d'osier, des feuilles de porreau ou des feuilles de persil.

Les autres maladies des lapins sont encore la gale et la teigne.

On reconnaît ces maladies en dedans des oreilles, au bout du nez et sur les pattes ; ils ont des croûtes grisâtres ou jaunâtres et épaisses, et dans lesquelles sont logées quantités d'animalcules ; le lapin dans cet état se gratte continuellement et perd presque l'appétit et dépérit en peu de temps. Cette maladie se communique aux autres rapidement. Lorsque l'on s'aperçoit de cette maladie, le mieux c'est de les tuer pour les manger. Il arrive assez souvent que les jeunes lapereaux ont mal aux yeux, ce qui est causé par l'action irritante du fumier qu'on laisse en grande quantité et trop longtemps sans nettoyer les écuries. Pour remédier à cela, il faut les nettoyer plus souvent, et leur mettre de la paille fraîche. L'excès de nourriture cause parfois chez les jeunes lapins sevrés un mal particulier qu'on nomme enflure du ventre et qui n'est autre chose qu'une indigestion causée par la grande voracité des lapereaux qui profitent avec trop de rapidité.

Pour les guérir de cette indigestion, il faut commencer par faire jeûner les animaux, puis on les place bien au soleil l'été, ou devant le feu si c'est l'hiver ; on leur donne quelques poignées de menthe poivrée qu'ils mangent avec avidité ; ce remède produit bien vite la guérison.

Les feuilles de porreaux, les feuilles de persil, le serpolet sauvage, toutes ces plantes sont très-bonnes pour rétablir les lapins qui prennent le gros ventre. On ne doit laisser les petits lapins avec leur mère que jusqu'à 2 à 3 mois le plus ; on les sépare, et l'on met la mère avec le mâle pour la faire reporter si l'on veut.

Le moyen d'engraisser les lapins bien vite, c'est de leur faire manger de l'avoine ou des pommes de terre avec du son et de la farine d'orge. Pour que le lapin soit bon à manger, il faut qu'il ait une année au moins ; alors sa chair est excellente et ferme.

Principales maladies du lapin.

L'herbe humide donnée aux lapins leur donne la

diarrhée, puis l'hydropisie, qui se termine ordinairement par la mort ; l'herbe trop succulente leur donne des indigestions et souvent les fait périr.

Quand les lapins sont malades par les causes ci-dessus, il faut remplacer leur nourriture par de l'herbe sèche, des croûtes de pain, de l'orge, du son, des graines de genièvre.

La bouteille ou gros ventre.

Cette maladie est causée par des globules ou vésicules d'eau qui séjournent dans l'estomac du lapin et amènent sa mort. On leur donne pour nourriture de l'orge grillé, du regain, du thym, du serpolet, de la sauge, des porreaux ; il faut surtout retrancher toute nourriture verte, ne leur donner que du sec à manger ; alors la maladie sera vite passée si en même temps on nettoie bien l'écurie et qu'on leur donne beaucoup de litière fraîche ; les séparer de leur mère, car si on les laissait plus longtemps ils l'épuiseraient trop.

Il faut les tenir bien chaudement et leur donner à manger souvent et peu à la fois et sortir chaque fois les herbes qu'ils n'ont pas mangées ou qu'ils ont piétinées.

On ne doit mettre ensemble que les lapines du même âge autant que possible.

Castration.

Si l'on veut que le lapin profite et engraisse bien vite, il faut le castrer ou châtrer. Cette opération se fait facilement. Voici comment on s'y prend : on saisit de la main gauche l'un des testicules du lapin qui cherche toujours à les rentrer intérieurement ; quand on le tient on fait une incision avec un couteau ou autre instrument tranchant aux bourses, puis on fait sortir les testicules l'un après l'autre, on les coupe, puis on graisse la plaie avec du saindoux ou graisse blanche. Le lapin châtré vient bien plus gros que les autres et bien meilleur à manger.

On ne doit pas leur donner trop à manger à la fois ; il vaut mieux leur donner 3 à 4 fois par jour.

L'on doit aussi donner quelques pincées de sel, ce qui leur est très-favorable et les fait manger ; il est aussi un préservatif contre les maladies.

Lorsque l'on dispose des lapins pour être mangés, si l'on veut qu'ils aient bon goût, on leur donne 7 à 8 jours avant des herbes aromatiques, telles que le thym, le serpolet ou la marjolaine, ou la menthe.

Soins à donner aux lapereaux.

Si les petits se trouvaient dans un endroit humide, il faudrait les enlever avec précaution et les déposer dans un lieu plus sec ; l'humidité les ferait périr.

Le lapereau a les yeux ouverts au bout de cinq jours, deux jours après les plus forts commencent à sortir de leur nid ; trois semaines ensuite ils peuvent partager la nourriture de la mère. On peut les sevrer à six semaines.

Nourriture des lapins.

La nourriture des lapins est peu coûteuse ; elle se compose ordinairement d'herbes fraîches. Au printemps on leur donne les herbes parasites, provenant du sarclage des champs ; en été des feuilles de choux, des tiges de carottes, de pommes de terre que l'on peut couper sans nuire aux racines ; les herbes que l'on peut recueillir dans les jardins et dans les bois, et enfin du persil, des navets, des artichauts, de la pimprenelle, du genêt vert, etc.

Dans l'automne des feuilles de maïs, des feuilles de vignes, d'arbre, des fruits gâtés, des glands.

L'hiver on leur réserve les regains de trèfles, luzerne, fourrage de blé de Turquie, fenouil, marjolaine, laiteron, trainasse, sainfoin, pommes de terre, avoine, etc.

On donne du son de préférence aux petits lapereaux et aux mères.

L'herbe que l'on donne aux lapins doit toujours être bien sèche, car l'humidité leur est très-nuisible ; elle ne doit pas être cueillie depuis plusieurs jours, par rapport à la fermentation qui est malsaine aux lapins.

Ophtalmie ou mal d'yeux.

Vers la fin de leur allaitement les petits sont assez souvent attaqués d'une ophthalmie qui en fait périr un grand nombre. Cette maladie provient de la saleté et de l'air vicié qu'ils respirent dans les écuries sales et humides ; pour cela il faut changer les lapins d'écurie et leur mettre de la paille fraîche à profusion.

Étisie.

L'étisie est une maladie que les lapins prennent dans les écuries humides et mal soignées; cette maladie est très-dangereuse, elle est très-contagieuse. Dans cet état les lapins perdent l'appétit, leurs corps se couvrent d'une gale abondante qui est très-difficile à guérir. Il faut promptement séparer les bêtes malades de celles qui ne le sont pas, ou bien les sacrifier sans miséricorde, c'est le seul moyen d'épargner ceux qui sont sains.

Pour prévenir cette maladie on badigeonnera toute l'écurie avec de la chaux vive ou une dissolution de chlorure de chaud ; on regarnira le sol avec du gravier, ou du béton, ou des cailloux.

TRAITEMENT
DES MALADIES DES CHIENS

Maladie des jeunes chiens.

Cette maladie est une inflammation de la membrane pituitaire ou une inflammation de l'estomac et des bronches, et attaque généralement les jeunes chiens.

Les symptômes sont différents, mais en général ils commencent tous par la perte de l'appétit, l'abattement, la tristesse, la chaleur du nez, de la gueule et des oreilles, l'enchifrènement et la sécheresse de la membrane du nez. Bientôt l'animal éternue, la toux survient, et des mucosités limpides, puis jaunes ou verdâtres sortent par les narines et les yeux; la respiration devient gênée par l'épaississement de ces mucosités; il survient par fois des vomissements.

Ces symptômes ne disparaissent qu'au bout de vingt ou vingt-cinq jours de maladie, lorsqu'ils ne meurent pas; ce qui arrive le plus souvent, surtout aux chiens de chasse, aux terre-neuve et à tous chiens de races. Lorsque, au contraire, cette affection doit recevoir une terminaison funeste, le dégoût pour les aliments augmente, les yeux deviennent ternes, une bave épaisse et gluante s'échappe de la gueule ; les urines sont fétides ; viennent les dévoiements les convulsions et la mort. Les remèdes qui ont eu le plus de vogue sont les sétons, les purgatifs, les emplâtres de poix de Bourgogne sur la tête, l'amputation de la queue et des oreilles.

La cause générale de cette maladie est à la langue. Le meilleur moyen est de l'opérer, et pour cela voici le moyen : il faut acculer le chien dans un coin, celui qui le tient place l'animal entre ses jambes, puis se baisse dessus, tient en même temps la gueule ouverte avec ses deux doigts en ramenant la peau sur les dents; pour qu'il ne morde pas, on le baillonne, puis on tire la langue avec un linge, on aperçoit dessous et au bout de la langue un ver blanc entre deux peau plus ou moins gros, selon l'âge et la grosseur du chien, puis avec un canif on fait une légère incision, on coupe bien dessus le ver pour ne pas couper les grosses veines qui sont à côté, alors on arrache le ver qui sort dépouillé de la peau, puis on a soin de le cautériser avec du pain trempé dans du vin rouge bien sucré. Avec cette opération les chiens sont vite guéris ; presque aussitôt ils mangent et boivent, ce qui prouve que ce nerf ou ver leur tient la langue collée en dessous, ce qui les empêche de ramasser ce qui est liquide.

Ainsi lorsque le chien commence à être malade, il

ne boit plus le bouillon de sa soupe, ni il ne peut boire; il mange de préférence les os, le pain sec, et laisse le bouillon de sa soupe ; c'est alors que tous les symptômes annoncés plus haut commencent à paraître.

Lorsque cette maladie est arrivée à un certain degré, le chien prend le tic ou le mal caduc, la langue s'engorge d'un sang noir et violacé. Après l'opération, il faut toujours purger les chiens et même deux à trois fois par année.

Purgation pour les chiens.

Prenez : sirop de nerprun, une once ;
Eau tiède un quart de verre.

Délayez le sirop dans l'eau et administrez-en une seule fois ; on diminue et augmente la dose selon la force du chien.

Cette dose est pour un chien ordinaire.

Pilules contre le dévoiement des chiens.

Gomme arabique en poudre, 12 grammes ;
Craie préparée en poudre,   12 grammes ;
Conserve de rose, quantité suffisante.

Mêlez le tout ensemble avec soin et faites 30 pilules que vous donnerez de demi-heure en demi-heure, jusqu'à ce que le dévoiement soit passé, ce qui ne tarde pas longtemps.

Paralysie du chien.

Pour la paralysie les meilleurs remèdes sont les vésicatoires sur les reins ou bien un séton de chaque côté de l'épine dorsale et en suivant la direction des reins.

On administre en même temps de la noix vomique râpée et mêlée à de la viande hachée à la dose de deux centigrammes et demi ; cette dose doit être augmentée chaque jour d'une manière insensible, et doit être élevée au bout d'un mois de cinq à six grammes.

Avec ce traitement le chien guérit au bout de trois à quatre semaines et peut marcher.

Agravée ou maladies des pattes.

Gonflement douloureux des pattes, qui est causé par de longues marches sur un terrain dur ou caillouteux.

Parfois le repos amène la guérison de ce mal ; au cas où il persisterait, on entourerai la patte du chien d'un cataplasme émollient, comme il suit :

Prenez des feuilles fraîches de mauve, 1 poignée ;
Farine de graine de lin, 1 poignée ;
Racine de guimauve, 2 onces.

Faites bouillir les feuilles de mauve et la racine de guimauve dans un 1/2 litre d'eau plus ou moins ; ajoutez après la farine de graine de lin ; faite-la cuire un peu en la tenant remuée jusqu'à ce que ce sera assez épais pour faire des cataplasme dont on envelope les pattes malades ; on les laisse deux à trois heures seulement.

PRESCRIPTIONS DE LA LOI

Relatives aux livres de commerce.

« Tout commerçant est tenu d'avoir un *Livre-Journal* qui préssente, jour par jour, ses dettes actives et passives, les opérations de son commerce, ses négociations, acceptations ou endossements d'effets et généralement tout ce qu'il reçoit et paye, à quel titre que ce soit, qui énonce mois par mois les sommes employées à la dépense de la maison ; le tout indépendamment des autres livres usités par le commerce, mais qui ne sont pas indispensables.

» Il est tenu de mettre en liasse les lettres-missives qu'il reçoit et de copier sur un registre celles qu'il envoie (*Code de com. art. 8*):

» Il est tenu de faire tous les ans, sous seing privé, un inventaire de ses effets mobiliers et immobliers et de ses dettes actives et passives et de le copier année par année, sur un registre spécial à ce destiné. (*Code de com. art. 9.*)

» Le Livre-Journal et le livre des inventaires sont paraphés et visés une fois par année.

» Le livre de copie de lettres ne sera pas soumis à cette formalité.

» Tous seront tenus par ordre de dates, sans blanc, lacunes, ni transport de marge (*Code de comm. art. 10*). »

Telles sont les prescriptions du code, relatives aux livres de commerce ; le commerçant doit donc s'y conformer, car non-seulement il se priverait du bénéfice de l'art. 12 qui dit :

« Les livres de commerce, régulièrement tenus, peuvent être admis par le juge, pour faire preuve entre commerçants, pour faits de commerce ; » mais encore, il s'exposerait, en cas de faillite, aux rigueurs de la nouvelle loi sur les faillites et banqueroutes, qui porte art. 586 : « Pourra être déclaré banqueroutier simple, tout commerçant failli, s'il n'a pas tenu de livres et fait exactement inventaire, si ses livres ou inventaires sont incomplets ou irrégulièrement tenus, ou s'ils n'offrent pas sa véritable situation active ou passive, sans néanmoins qu'il y ait frande. »

On voit combien est grande la sévérité du législateur à cet égard, puisqu'il n'a pas craint de flétrir du nom de banqueroutier et de punir comme tel, le failli qui n'aurait pas de tenue de livre ou dont les livres auraient été irrégulièrement tenus, lui faisant ainsi un crime de sa négligence ou de son ignorance.

L'observance de la loi est non-seulement pour le commerçant une garantie contre la pénalité, en cas de malheur, mais elle est surtout un élément de prospérité.

En effet, la tenue des livres, étant pour ainsi dire l'histoire des opérations faites, on peut à chaque instant y puiser d'utiles renseignements pour les opérations à faire.

Son but est : de rappeler le passé, d'éclaircir le présent et de prévoir l'avenir.

Son principe : Pas de débit sans crédit, pas de crédit sans débit.

Tableau des diviseurs fixes pour le calcul des intérêts.

TAUX.	DIVISEURS.		TAUX.	DIVISEURS.	
	Année civile de 365 jours.	Année commerciale de 365 jours.		Année civile de 365 jours.	Année commerciale de 365 jours.
1 p.%	36.500	36.000	5.75 p.%	6.348	6.260
1.25 »	29.200	28.800	6.00 »	6.088	6.000
1.50 »	24.333	24.000	6.25 »	5.840	5.760
1.75 »	20.857	20.500	6.50 »	5.615	5.538
2.00 »	18.250	18.000	6.75 »	5.407	5.333
2.25 »	16.222	16.000	7.00 »	5.214	5.143
2.50 »	14.600	14.400	7.25 »	5.034	4.966
2.75 »	13.272	13.091	7.50 »	4.866	4.800
3.00 »	12.166	12.000	7.75 »	4.709	4.645
3.25 »	11.231	11.077	8.00 »	4.562	4.500
3.50 »	10.428	10.286	8.25 »	4.424	4.363
3.75 »	9.733	9.600	8.50 »	4.294	4.235
4.00 »	9.125	9.000	8.75 »	4.171	4.114
4.25 »	8.588	8.471	9.00 »	4.055	4.000
4.50 »	8.111	8.000	9.25 »	3.946	3.891
4.75 »	7.684	7.579	9.50 »	3.842	3.789
5.00 »	7.300	7.200	9.75 »	3.743	3.692
5.25 »	6.952	6.857	10.00 »	3.650	3.600
5.50 »	6.936	6.545	10.22 »	3.651	3.512

APPLICATION. — Pour obtenir la somme des intérêts revenant à un capital quelconque, il faut multiplier ce capital par le nombre de jours et diviser le produit par un des diviseurs ci-contre, selon le taux et les conditions civiles ou commerciales de l'intérêt.

Transports.

Bien que l'industrie des transports terrestres soit une des plus importantes de notre époque, les lois qui y ont trait laissent beaucoup à désirer. Les textes existent épars dans le code civil, le code de commerce et dans plusieurs lois spéciales, toutefois incomplets, insuffisants pour résoudre une foule de questions que l'exploitation des chemins de fer a surtout multipliées.

Mieux partagée et depuis un temps immémorial, l'industrie des transports maritimes a ses lois codifiées.

détaillées, où presque tous les cas sont prévus, expliqués et résolus.

Aussi, en ce qui concerne les transports terrestres, la jurisprudence a-t-elle eu énormément à faire pour fixer les principaux points sur lesquels elle est maintenant constante ; et, si en raison des applications illimitées produisant des faits nouveaux, les opinions sont encore partagées dans quelques circonstances, il est du moins exact que ce qui reste discutable gravite autour d'une doctrine à peu près déterminée.

En principe, voituriers, bateliers et chemins de fer ont vis-à-vis des expéditeurs et destinataires les mêmes obligations comme les mêmes droits; néanmoins les compagnies de chemins de fer étant placées par la loi dans une situation exceptionnelle, il arrive quelquefois que les règles générales ne leur sont pas applicables.

C'est ainsi qu'elles ne sont pas libres de stipuler les conditions de transport, de favoriser les uns au détriment des autres, de modifier ou changer leurs tarifs sans autorisation, etc., etc.

Par contre, leurs cahiers de charges imposés, leurs règlements approuvés et leurs tarifs homologués ont force de loi.

La nature des difficultés entre les transporteurs et les expéditeurs ou destinataires varie à l'infini.

Quand il s'agit de l'application pratique et juridique des lois, tarifs, principes, usages et règles en matières de transport, s'il surgit des difficultés, on se trouve seulement en face de l'interprétation des droits et devoirs de chacun ; mais quand le différend a pour

cause un retard, un manquant de son [illegible]
l'avarie des marchandises, c'est alors une question
d'appréciation de dommages, généralement [illegible]
aux conditions du contrat. [illegible]

Dans le premier cas, possédant tous les [illegible]
nécessaires pour éclaircir les intéressés, je [illegible]
comme intermédiaire, et d'avance estimé pour [illegible]
tenir constamment des solutions équitables [illegible]
à la jurisprudence admise. [illegible]

Dans le second cas, particulièrement pour les
[illegible] ou avarie quelconque, autant cependant que
le litige a une certaine importance et que les parties
ne sont pas d'accord, je conseille une [illegible]
judiciaire ou amiable, et, selon les circonstances
quelquefois un arbitrage. [illegible]

Le cadre restreint de ce programme ne comporte
pas des explications à cet égard, je me borne à donner
[illegible], un modèle de requête à présenter sur [illegible]
de 9 fr. 60 c. pour obtenir l'expertise judiciaire.

A Monsieur le président du Tribunal de Commerce

Monsieur le Président,

Le soussigné A. commerçant, demeurant à [illegible]
l'honneur de vous exposer qu'il vient de [illegible]
par l'entremise de.... d'envoi de M. N... [illegible]
(à le nombre de colis) marqués.... n°... [illegible]
[illegible] dans de mauvaises conditions (par [illegible]
[illegible], débris, manquant, avaries quelconques).

Il vous prie de vouloir bien nommer un ou [illegible]
[illegible] pour constater, vérifier, évaluer cette
[illegible] chose selon le cas), en déterminer [illegible]
[illegible] possible, et du tout faire rapport.

... vous prie, en ce bien [illegible]
... monsieur le président, d'écrire ...

Signé X.

... du président du tribunal de commerce,
... président ou l'un des juges par rang,
... qui rend l'ordonnance. Dans les endroits
... de tribunal de commerce, les juges ...
... cantons ont qualité pour nommer un un ...
...

... lieu du destinataire, c'est le transporteur qui
... le fonds de l'exposé restant le
... jusqu'à l'intervertir.

... toute contestation par voie d'arbitrage,
... rédigent un acte sous seing privé, désignant
... choisi, auquel elles délèguent les pouvoirs
... leur semble.

Distances kilométriques de Roanne, aux gares de Transit P.-L.-M.

NOMS			NOMS		
Bercy	420	420	Montereau	356	366
...-Valmy	92	82	Sainte-Colombe	375	363
...	91	87	Châtillon-s.-Seine	378	[illegible]
...Guillotière	98	88	Gray	311	311
...Clas	106	98	Vesoul	373	373
...-St-Charles	448	438	Belfort	405	405
...Joliette	151	141	Juvisy	406	406
...	700	690	Malesherbes	351	351
...	414	487	Gien	266	[illegible]
...	348	348	Saincaize	157	157
...	259	255	Moulins	105	[illegible]
...	185	185	Gannat	99	[illegible]
...	127	127	Arvant	191	191
...	164	164	Montpellier	[illegible]	[illegible]
...	224	226	Cette	[illegible]	[illegible]
...le Monial	175	175	Culoz	200	190
...bes-Transit	360	360	Montmélian	278	267

Valeur, poids et diamètre des monnaies françaises..

OR				ARGENT				BRONZE			
Valeur	Poids	Diamètre en millimètres	Tolérance en millième du poids.	Valeur.	Poids	Diamètre en millimètres	Tolérance en millième du poids	Valeur	Poids	Diamètre en millimètres	Tolérance en millième du poids
Fr.	grammes.	mill.	millig.	Fr. C.	gram.	mill.	millig.	Fr. C.	gram.	mill.	millig.
100	32.25800	35	1	5	25	37	3	0.10	10	30	10
50	16.12900	28	2	2	10	27	5	0.05	5	25	10
40	12.90322	26	2	1	5	23	5	0.02	2	20	15
20	6.45161	21	2	0.50	2.50	18	7	0.01	1	15	15
10	3.22580	19	2.5	0.20	0.20	15	10				
5	1.61290	17	3								

Recettes et secrets qui ont rapport aux planètes.

Les recettes et secrets dont se servaient les anciens sorciers, je vous donne ces recettes comme un passe-temps ; à vous d'en tirer profit si vous voulez.

Je vais commencer par vous donner les signes de chaque planète leur jour, et sur qui elles dominent. Je continue donc par les heures du lever du soleil sur la France et je vous donnerai une explication sur les jours heureux et malheureux de la lune. Celui qui ne voudra pas me croire en fasse bien la remarque et il sera convaincu de la vérité.

Il est incontestable que les planètes possèdent une certaine influence sur tous les végétaux, les hommes et les animaux ; la lune influe sur les marées, la coupe des bois, des herbes, des semences, sur le sang, sur l'eau. Les agriculteurs en font les remarques et les observent très-bien, au moins la majeure partie et ne s'en trouvent pas trop mal.

Ainsi toutes les autres planètes ont autant d'influence, mais d'une manière différente.

Lever du soleil sur le territoire français.

MOIS.	Date	Heures.	MOIS.	Date	Heures.	MOIS.	Date	Heures.
Janvier..	1	8 1	Mai......	1	4 30	Septemb.	2	5 13
	5	7 59		5	4 27		6	5 21
	9	7 58		9	4 28		10	5 29
	13	7 50		13	4 13		14	5 37
	15	7 45		17	4 6		18	5 45
	21	7 41		21	4 2		21	5 39
	25	7 34		26	3 59		26	6 9
	27	7 28		29	3 58		29	6 11
Février..	2	7 21	Juin....	2	3 49	Octobre .	6	6 14
	6	7 8		6	3 46		8	6 26
	10	7 4		10	3 44		12	6 32
	14	6 58		14	3 42		16	6 40
	18	6 50		18	3 41		20	6 47
	25	6 43		22	3 41		23	6 55
	26	6 36		26	3 41		29	6 59
Mars....	2	6 27		30	3 42	Novemb.	1	7 3
	6	6 19	Juillet...	4	3 45		5	7 10
	11	6 3		8	3 48		9	7 17
	14	6 4		12	3 51		13	7 24
	18	5 55		16	3 55		17	7 30
	22	5 47		20	3 59		21	7 36
	29	5 39		24	4 3		25	7 42
	30	5 32		28	4 9		29	7 48
Avril....	3	5 29	Août....	1	4 17	Décemb.	3	7 52
	7	5 17		10	4 23		7	7 57
	11	5 9		16	4 29		11	8 9
	15	5 4		17	4 37		15	8 8
	18	4 59		20	4 40		19	8 5
	23	4 46		24	4 44		27	8 4
	27	4 40		26	4 56		29	8 3
				30	4 59		31	8 2

Les jours heureux ou malheureux.

1° Adam, le premier de tous les hommes, fut placé

dans le paradis terrestre après la c... ... ... avait donné un empire absolu sur toutes ... heureux s'il avait su le conserver ! Il lui ... mier jour de la lune ; ce jour ne sera ... pour ceux qui tomberont malades, car ... sera longue ; ils en seront pourtant dé... ... aura point de danger de mort pour eux. ... des songes la nuit de ce premier jour. C'est ... que on aura de la joie, et l'enfant qui naît... ... fort longtemps.

2. Le deuxième jour, Eve fut créée pour ... compagne à Adam et pour augmenter et con... ... humain. On peut voyager ce jour-là ... sur la terre avec sûreté, et sera bien ... il passera. Ce jour est fort propre à ... à ceux qui souhaitent avoir des enfants ; ... ... demander et obtenir ce que l'on veut ... ... et haut placés. Il ne faut pas ... ... que l'on fera pendant cette nuit, ... sans effets. L'enfant qui naîtra ce jour ... ... œil.

3. Eve mit au monde le troisième jour ... ... son frère par envie ; la manière dont D... ... de son fratricide devrait nous faire avoir ... ... qui n'est que trop commun dans ce m... ... rien entreprendre ce jour-là, pas même ... ... planter. Celui qui tombera malade aura une ... ...euse ; cependant il en sortira avec un ... ... Les songes que l'on fera seront m... ... et l'enfant qui viendra au monde ... ... longtemps. Ce jour est malheureux.

Abel, le second fils d'Adam et d'Ève, naquit le même jour de la lune et fut tué par son frère, et la jalousie en fut la seule cause, parce que, comme dit l'Écriture, son sacrifice avait été plus agréable à Dieu que celui de son frère. Ce jour est propre à faire une entreprise et à bâtir des moulins, des vaisseaux pour aller sur mer; il est bon pour trouver une bête ou quelque chose perdu. Les maladies de ce jour sont fort dangereuses, les songes de la nuit auront leurs effets s'ils sont bons, et au contraire s'il sont mauvais. L'enfant qui naîtra le quatrième jour de la lune sera traître.

5° Lamech vint au monde le cinquième jour. Si malheureusement quelqu'un a fait quelque mauvais coup ou une mauvaise action, il a beau faire, il ne peut éviter la punition que mérite son crime; on ne trouvera point ce que l'on aura perdu. Si un homme tombe malade, il ne s'en relève point; les songes que l'on fera seront douteux et l'enfant qui naîtra ne vivra pas longtemps.

6° Le sixième jour est heureux pour plusieurs choses; ce fut en ce jour qu'Ebon naquit. Les écoliers profitent beaucoup dans les sciences, les larcins sont facilement découverts et les maladies seront de peu de durée. Les songes que l'on fera doivent être secrets et ne pas être révélés; les enfants qui viendront au monde ce jour-là seront d'une longue vie.

7° Le premier assassinat qui se soit commis arriva le septième jour de la lune. Abel fut la victime de son frère; ce jour-là est aussi fort bon pour se faire saigner. Les meurtriers et les larrons ne peuvent éviter la punition des crimes et des vols qu'ils ont fait en ce jour. Les maladies sont fort courtes et faciles à guérir; les songes arrivent et les enfants qui naissent le septième jour vivent longtemps.

8° Mathusalem, celui de tous les hommes qui a le plus vécu, vint au monde le huitième jour; ce jour est heureux pour les voyageurs et malheureux pour ceux qui tombent malades; les songes que l'on fait sont vrais et les enfants qui naissent ont une méchante physionnomie,

9° Le neuvième jour naquit Nabuchodonosor, ce roi impie qui a si mal usé de sa dignité royale; on sait assez les accidents qui lui sont arrivés pour punir ses crimes. Ce jour n'est ni heureux ni malheureux; les maladies au commencement seront dangereuses, et les songes auront peu de temps après leurs effets; les enfants qui naissent vivront longtemps.

10° Noë, le second père du genre humain et qui fut le seul avec sa famille que Dieu voulut sauver du déluge universel, vint au monde le dixième jour. Ce jour est heureux pour toutes sortes d'entreprises, les songes seront vrais, les chagrins de peu de durée et les maladies seront mortelles si on n'y apporte promptement des secours. Les enfants qui viennent au monde ce jour-là se plaisent à voyager et à voir des pays.

11° Samuel naquit le onzième jour; ce jour est propre à changer de pays: les femmes qui tomberont malades auront peine à s'en sortir, les enfants qui naîtront seront spirituels, ingénieux et vivront longtemps.

12° Il ne faut rien entreprendre le douzième jour, car il est tout-à-fait malheureux; les songes seront vrais, les maladies mortelles et les enfants seront boîteux. Ce jour donna naissance à Chanaan.

13° Le treizième est de même ; on n'entreprendra rien, les maladies seront dangereuses, les songes s'accompliront peu de temps après et les enfants vivront longtemps.

14° Dieu bénit Noë et toute sa famille, en récompense des bonnes actions qu'ils avaient faites le quatorzième jour de la lune ; il est fort heureux : les maladies n'auront point de mauvaises suites, les songes seront douteux et les enfants qui viendront au monde seront parfaits et accomplis en tout.

15° Le quinzième ne sera ni bon ni mauvais, les maladies ne seront point mortelles ; on pourra ajouter foi aux songes qui s'accompliront en peu de temps, les enfants aimeront leurs femmes.

16° Job, cet homme de Dieu, et le miroir de patience, naquit le seizième jour. Ce jour est fort heureux pour les marchands de chevaux, de bœufs et de toutes sortes d'animaux; les songes seront véritables et les enfants qui naîtront vivront longtemps ; il est propre à changer d'air et de pays.

17° Sodome et Gomorrhe, ces deux villes infâmes et fameuses par leurs débauches, périrent le dix-septième jour et expièrent leurs crimes par un embrasement miraculeux. Loth fut le seul avec sa femme qui en fut préservé. Il ne faut rien entreprendre ce jour-là ; les médecins ne donneront aucun soulagement par leurs remèdes aux malades, les songes se trouveront vrais trois jours après, et les enfants nés auront du bonheur.

18° Isaac, fils unique du patriarche Abraham, vint au monde le dix-huitième jour de la lune. Les maladies seront dangereuses, les songes véritables, les enfants seront laborieux et deviendront fort riches.

19° Le dix-neuvième jour donna naissance à Pharaon, qui garda longtemps la femme d'Abraham dans son palais ; il fit une mort semblable à la vie qu'il avait menée. Il ne fait pas bon aller en campagne ni fréquenter les ivrognes, il faut se tenir retiré dans la solitude ; les maladies ne seront pas dangereuses, les songes auront en peu de temps leurs effets et les enfants qui naîtront ne seront ni méchants ni fripons.

20° Le prophète Jonas, qui fut englouti dans le ventre d'une baleine pendant trois jours, vint au monde le vingt. Ce jour est bon pour toutes sortes d'entreprises ; les maladies seront longues, les songes seront vraisemblables et les enfants seront méchants, trompeurs, larrons et de mauvaise vie.

21° Le roi Saül naquit le vingt-un. Ce jour est propre à se divertir et à se tenir propre en habits ; il est bon pour faire les provisions du ménage ; les voleurs seront peu de temps après découverts ; les maladies seront dangereuses et le plus souvent mortelles ; les songes seront inutiles et sans effet et les enfants qui naîtront seront travailleurs.

22° Jacob vint au monde le vingt-deuxième jour de la lune. Il ne faut rien négocier ni entreprendre ce jour-là ; les malades seront en danger de mort, les songes auront leurs effets et les enfants seront bons, honnêtes et auront toutes sortes de bonnes qualités.

23° Benjamin prit naissance le vingt-troisième jour de la lune ; ce jour-là n'est ni heureux ni malheureux ; les maladies seront de longue durée, mais sans danger, les songes sans effet; les enfants seront laids et mal faits.

24° Le vingt-quatrième jour de la lune naquit Japhet ; ce jour-là n'est ni heureux ni malheureux. Les maladies seront de longue durée mais sans danger, les songes sans effet; les enfants seront bons, honnêtes et se plairont à faire bonne chère.

25° Ce fut le vingt-cinquième jour que Dieu voulut punir l'Egypte de ses crimes et de sa désobéissance par la peste et plusieurs autres genres de morts ; ce jour-là les malades courront risque de mourir ; les enfants qui naîtront ce jour-là ne seront pas malheureux ni exposés à des périls.

26° Moïse, après avoir plusieurs fois averti Pharaon de ses crimes par l'ordre de Dieu, divisa la mer où toute l'armée de ce roi fut submergée. Saül et Jonathas moururent aussi le vingt-sixième jour : c'est ce qui fait que ce jour est malheureux et n'est pas favorable aux entreprises ; les malades mourront, les songes seront vrais, les enfants seront assez heureux et accommodés des biens et de la fortune.

27° Le vingt-septième jour est propre pour le travail et pour les entreprises; les maladies seront changeantes, les songes douteux et les enfants bons et aimables.

28° Le vingt-huitième on pourra entreprendre ce que l'on voudra ; les malades ne doivent pas se chagriner, leur mal ne sera pas dangereux et les enfants seront négligents et paresseux.

29° Hérode, ce roi impie, vint au monde le vingt-neuf. Ce jour est malheureux pour toutes sortes d'affaires et d'entreprises ; les songes auront leurs effets, les malades seront délivrés de leurs maux et les enfants ne vivront guère et ne seront pas bien vus dans les compagnies.

30° Le trentième jour de la lune est heureux et bon pour faire ce que l'on voudra ; les malades seront en danger de mourir s'ils ne sont promptement secourus et servis avec soin ; les songes donneront de la joie peu de temps après, les enfants qui viendront au monde ce jour ne seront ni fins ni rusés.

Voilà en peu de mots ce qui regarde les jours de la lune ; souhaitez que ceux qui liront ce que l'on a dit, s'en servent utilement.

Il est à regretter qu'une grande partie des gens de la campagne surtout, croient encore aux sorciers et maléfices ; sachez que l'on ne fait rien avec rien et que s'il arrive quelquefois qu'il s'opère sous vos yeux des opérations surprenantes, elles ne sont dues qu'à la combinaison des matières et à l'application de certaines préparations, car on n'a jamais vu sous les yeux ce que l'on appelle communiquer avec des êtres surnaturels. Les hommes qui se flattent de connaître et d'appliquer les sciences hermétiques ne sont que des imposteurs et des menteurs. Ainsi voyez les hommes qui se disent posséder des droits pour invoquer les esprits célestes ou infernaux, s'ils sont pour cela privilégiés soit pour les maladies, les accidents et la température. Je vous le dis : Nul homme n'a le pouvoir, avec tous les sacrifices et tous les holocaustes, de reculer l'œuvre de la nature d'un millième ; ainsi de tous les hommes appartenant à n'importe quelle caste, à n'importe quel ordre, il n'en est aucun qui puisse prouver qu'il tient ces pouvoirs d'autres que des hommes.

TABLE DES MATIÈRES

TABLE DES MATIÈRES

Pages.

Préface de l'auteur. 3

Propriété des plantes pour les maladies. . 5

TRAITEMENT
des maladies par les plantes   9

Remèdes pour les yeux. 11
Traitement pour les oreilles. 13
Maladies du nez. 14
Remède pour la bouche et la langue. 15
Recette pour les dents. 16
Recette pour la gorge et le gosier. 17
Recette pour la poitrine. 19
Recette pour les mamelles. 22
Remède servant à l'estomac. 24
Remède pour les maladies du foie. 26
Remède pour la rate. 27
Remèdes pour la colique 28
Remèdes qui serrent le ventre. 29
Simples servant aux ulcères. 30
Simples contre le venin et piqûres de bêtes venimeuses
   et les poisons. 33
Simples à embellir le corps. 37
Remède pour le siège et fondement. 41
Traitement pour les maux de reins. 43
Recette pour les membres génitaux et parties honteuses. 46
Simples bons pour la matrice. 47
Plantes servant aux bras et aux jambes. 50
Simples servant à plusieurs maladies. 52
Simples servant aux plaies. 55

TRAITEMENT
des fractures et luxations des diverses parties du corps.   57

Luxation de la mâchoire et ses causes. 58
Pour réduire la mâchoire 58
La luxation du cou 59
Symptômes de la luxation du cou 59

Pour traiter la luxation du cou. 59
Luxation des côtes. 60
Manière de réduire les côtes lorsque la tête de l'os est en
    dedans 61
Des luxations de l'épaule 61
Moyen de remettre l'épaule en place. 61
Des luxations du poignet et des doigts. 62
Luxation du poignet et des doigts. 62
Luxation des cuisses, genoux, chevilles et orteils. . 63
Moyen de réduire les luxations de la cuisse. . . . 63
Fractures, entorses ou foulures 64
Différence des fractures et leur caractère 64
Traitement des fractures. 65

TRAITEMENT

des maladies de tous les corps d'état   67

Maladies des boulangers. 68
Maladies des bateliers, des pêcheurs, des jardiniers et de
    tous ceux qui travaillent sur l'eau. 70
Maladies des blanchisseuses 71
Maladies des bouchers. 74
Maladies des brasseurs 75
Maladies des cabaretiers. 76
Maladies des fondeurs en suif et fabricants de chandelles. 77
Maladies des charrons, charpentiers et menuisiers. . 78
Maladies des chaudronniers 79
Maladies des chaufourniers ou fabricants de chaux. . 80
Maladies des écrivains et copistes. 80
Maladies des cordonniers 82
Maladies des corroyeurs. 82
Maladies des couteliers. 83
Maladies des doreurs. 84
Maladies des distillateurs 84
Maladies des fondeurs. 86
Maladies des graveurs 86
Maladies des imprimeurs 87
Maladies des marbriers, des statuaires et tailleurs de pierres. 88
Maladies des meuniers 89
Maladies des peintres et broyeurs de couleurs. . . 90
Maladies des plombiers, des potiers d'étain, de terre et
    ferblantiers. 92
Maladies des tailleurs d'habits. 93
Maladies des tanneurs. 94
Maladies des teinturiers. 95

LES AGES DE LA VIE.

… l'enfance. 99
… jeunesse 101
… âge viril 101
… vieillesse. 102

TRAITEMENT

Pour les maladies des enfants.

… maladies des enfants. 105
… contre les maladies des enfants 106
… constipation chez les enfants 107
… chute du rectum de l'anus 107
… traitement des aphtes ou grenuselle chez les enfants. . . 108
… remède facile à faire. 108
… traitement contre les coliques des enfants 109
… remède contre les embisures ou gerçures des enfants . . 109
… saignement du nez chez les enfants. 110
… rhume de cerveau chez les enfants 110
… vomissements des enfants 110
… remèdes contre les vomissements causés par les aliments. 111
… contre les vomissements causés par des aliments irritants. 111
… contre les vomissements d'irritation des nerfs 111
… contre les vomissements causés par la constipation. . 111
… contre les vomissements causés par le froid, les descentes et la coqueluche. 112
… contre la diarrhée ou cours de ventre. 113
… contre les vers des enfants. 113
… autre recette merveilleuse 113
… contre la gale de tête des enfants. 114
… remède pour la coqueluche des enfants. 114
… autre remède excellent. 115
… muguet, aphtes ou ulcères de la bouche des petits enfants. 115
… autre remède très-bon 116
… remèdes pour les enfants qui pissent au lit, ainsi que pour les adultes 116
… carreau. Traitement 116
… remède et régimes 117
… contre les vers ronds ou lombrics. 117
… bon remède et très-facile 117
… remède contre le ver solitaire ou tœnia. 118
… traitement de la rougeole. 118
… remède pour les enfants rachitiques. 118
… traitement du rachitisme. 120
… … des enfants. 120

Autre remède pour les enfants 121
Remède contre le croup 121
Traitement du croup. 122

MALADIES DES FEMMES
et des jeunes Filles. 123

Traitement en général. 124
Régime 125
Raisonnements et observations sur la manière de juger
   les maladies par l'inspection du malade. 126
Contre la perte de sang des femmes récente et invétérée. 131
Autre pour le même 131
Pour les femmes enceintes qui se laissent tomber ou qui
   sont sujettes à se blesser. 132
Autres pour toutes douleurs de matrice et inflammation. 132
Autre recette. 133
Remède pour le mal d'estomac et pour la colique. . . 133
Remèdes contre les pertes blanches. 133
Pour les suppressions des règles. 134
Autres pour les mêmes causes. 134
Traitement complet pour faire venir les règles. . . . 134
Régime. 135
Recettes pour l'âge critique des femmes. 135
Elixir de longue-vie pour l'âge critique. 135

TRAITEMENT
Des maladies des jeunes filles. 136

Traitement contre les pâles couleurs. 136
Autre remède 137
Recette pour composer des emplâtres anti-hystériques pour
   maladies de matrice 138
Autre emplâtre merveilleux 139
Emplâtre contre les ulcères des mamelles. 140
Recette contre toutes sortes des plaies et des contusions. 140
Recettes contre les meurtrissures. 141

TRAITEMENT
des maladies les plus communes . . . 143

Uroscopie ou analyse des urines. 143
Modifications éprouvées par l'urine. 144
Traitement des rhumes simples et bronchites. 145
Rhumes, catarrhes, grippe et oppressions. 146

... de cerveau ou coriza. .... 14?
... ment des douleurs rhumatismales. .... 14?
... rhumatismes articulaires, dits vulgairement
douleurs .... 14?
... causes des rhumatismes. 147
... diverses espèces de rhumatismes .... 14?
... rhumatisme inflammatoire ou aigu. .... 14?
... ment des rhumatismes aigus .... 14?
... matismes chroniques. .... 14?
... matismes noueux ou bouleux, n'attaquant que les articulations. .... 14?
... recette. 149
... facile pour le rhumatisme. 150
... recette. 150
... recette pour toutes les douleurs rhumatismales 150
... recette pour bains avec des plantes. 150
... ment pour les rhumatismes 151
... recette lorsque les douleurs empêchent de marcher
... que les membres ne peuvent fonctionner. 151
... remède excellent pour rhumatismes de toutes espèces. 152
... remède simple et très-bon. 152
... remède assuré lorsqu'il y a enflure des pieds ou des
mains par le rhumatisme. 152
... tions pour rhumatismes. 154
... rhumatismes articulaires, sciatiques et goutteux. 154
... remède pour les rhumatismes opiniâtres. 155
... ration à prendre contre la goutte. 155
... moyen de prévenir les attaques de rhumatisme. 156
Traitement thérapeutique 156
... que. — Traitement. 156
... ladies des yeux. 157
... rhumatisme articulaire aigu 157
... recettes pour les yeux 157
... une recette. 158
... excellent pour les yeux. 158
... pour les éblouissements et débilités de la vue. 158
... pour les éblouissements de la vue. 158
... contre les taches des yeux. 158
... contre l'inflammation des yeux. 158
... remède lorsqu'il y a des taches dans les yeux. 159
... traitement quand on a des nuages sur les yeux. 159
... pour fortifier la vue et qui guérit l'ophthalmie ou
... yeux rouges. 159
... ophthalmie, traitement 160
... recette pour les yeux. 160
... ophthalmie aiguë. 160
... ophthalmies chroniques. 161

Contre les douleurs des oreilles. 161
Contre la surdité 162
Contre la surdité, remède excellent. 162
Contres les sons et bourdonnements d'oreilles. 162
Gerçures des lèvres et des mains 162
Engelures qui sont rouges et démangent 162
Pour les engelures. 163
Autre remède très-bon 163
Autre remède. 163
Remède contre la chute des cheveux 163
Un des meilleurs secrets pour faire revenir les cheveux. 163
Crachement de sang. 164
Autre remède. 164
Autre pour le même 164
Gravelle, ou pierre des reins, ou de la vessie. 165
Contre la gravelle 165
Vin de genièvre contre la gravelle 165
Maladies des reins. 165
Recette très-efficace 166
Autre remède simple. 166
Autre remède facile. 166
Pissement de sang 166
Pituite. 167
Traitement 168
Pour régime. 168
Remède contre le vomissement. 168
Contre le vomissement de sang. 168
Dévoiement, dyssenterie et flux de sang. 169
Diarrhée ordinaire. 169
Autre remède excellent pour le flux de sang. 169

TRAITEMENT DES FIÈVRES 170

Les remèdes. 170
Remède simple et très-bon 171
Pour le même remède. 172
Tisane contre la fièvre. 172
Autre remède à prendre en tisane. 172
Remède pour la fièvre tierce, ou fièvre de 3 jours. . . 173
Tisane pour les fièvres tierces. 173
Autre remède très-efficace. 173
Loupes et tumeurs dures à percer ou à faire fondre . . 174
Pour faire fondre les loupes. 174
Loupes à faire percer. Remède. 174
Autre recette pour le même, excellent. 175
Loupes. Remède pour les faire fondre. 175
Hydropisie. 175

TABLE DES MATIÈRES. 145

Une tisane, 175
Une tisane pour l'hydropisie. 176
Autre remède 176
Insolation ou coups de soleil. 176
Fièvre. — Traitement 177
Autre remède 178
Maladie du cœur. 178
Maux de gorge. 178
Esquinancie et inflammation des amygdales. 179
Autre remède 179
Maux de gorge, inflammation des amygdales. 179
Autre recette pour les maux de gorge. 179
Autre gargarisme facile et très-bon. 180
Mal de gorge, mal au larynx. 180
Lassitudes et langueurs. 181
Maladie de foie. 182
Maladies du foie. — Jaunisse. 182
Traitement pour la jaunisse ou ictère. 182
Autre tisane. 182
Pour ictère et engorgement du foie. 183
Traitement contre la jaunisse des adultes. 183
Autre recette très-facile et très-bonne. 184
Autre recette excellente. 185
Autre remède 185
Phthisie pulmonaire 185
Recette excellente pour la phthisie. 185
Autre recette 186
Traitement des plaies et ulcères. 187
Plaies des jambes. 187
Autre onguent merveilleux 188
Douleurs de tête 189
Contre la migraine 189
Migraine. 190
Maux de tête. 190
Pour guérir vite le mal de tête 190
Autre remède 190
Paralysie 191
Autre traitement de la paralysie des membres. 192
Maladies des vieillards 193

VÉROLE OU MALADIES SECRÈTES 193

Chaudepisse, ou gonorrhée simple 197
Remède contre les panaris. 198
Ver solitaire. 199
Morsure de chien enragé et de vipère 200
Noyés et asphyxiés 203

Empoisonnements. 203
Entorses, foulures. 203
Brûlures 203
Mal de dents. 204
Hémorrhagies. 204
Indigestions . . . : . . . . : . . . 204
Coupures, écorchures. 205
Choléra. 205
Gale 205
Coups, Chutes 205
Cors, poireaux 206
Engelures et crevasses. 206
Panaris, mal d'aventure. 206
Recettes diverses pour toutes maladies 207
Maux de dents causés par les fluxions, ou coup de sang,
 inflammation atteinte ou gâtée et même du nerf
 dentaire. 208
Autre recette pour les dents au cas où le remède ci-des-
 dessus ne ferait pas ce que vous désirez. 208
Recette pour nettoyer les dents. 208
Contre la douleur des dents 208
Recette pour guérir les maladies d'os ou carie d'os, cau-
 sées de chaud et froid sur tous les membres. . . . 209
Recette pour ceux qui ont la vue trouble ou nuageuse. 209
Remède pour la cataracte. 210
Remède merveilleux pour les points de côté, tant vieux
 soient-ils. 210
Recette assurée contre la rage, pour les hommes. . . 210
Remède merveilleux pour la gale, les dartres, les boutons
 et les démangeaisons à n'importe quelle partie du corps. 211
Recette pour ceux qui ont perdu l'esprit, pourvu que
 ce ne soit pas de famille. 211
Propriétés de quelques plantes bien connues 213
Argentine ou aigremoise sauvage. 213
Bourrache. 213
Pêcher. 213
Porreau. 214
Ronces. 214
Pour la surdité. 215
Pour l'asthme 215
Rhumes 215
Diarrhée ou dyssenterie. 215
Jaunisse 216
Pour les dartres farineuses 216
Pour les abcès 216
Hémorrhagie ou perte de sang 216
Plaies 217

Panaris 217
Bouillon rafraîchissant 218
Élixir de longue-vie bon pour l'âge critique . . . 218
Eau vulnéraire bonne pour les coups et chutes . . . 218
Conservation des dents, blanchir et affermir les gencives. 219
Cors aux pieds et durillons. 219
Pour la teigne 219
Purgation. 220
Vinaigre des quatre-voleurs bon pour les maux de tête . 220
Poudre dentifrice 220
Cérat à la rose pour les lèvres. 221
Dyssenterie 221
Pour les coliques 221
Pour couper les fièvres 221
Pommade pour faire croître et revenir les cheveux. . 222
Eau pour soulager les douleurs 222
Fougère mâle. 222
Piqûres d'insectes venimeux 223
Tumeurs et mal aux seins. 223
Scorbut, mal de gencives. 223
Recette pour faire percer une loupe molle ou dure dans
  une nuit 223
Recette contre les piqûres d'un instrument pointu, ai-
  guilles ou tranchant qui serait resté profond dans les
  chairs 224
Recette pour faire percer un mal. 224
Autre recette pour le même. 224
Remède contre la colique venteuse. 224
Recette admirable pour le mal d'estomac. . . . 225
Autre remède pour le même. 225
Recette pour faire fondre une grosseur, clou ou furoncle. 225
Tisane pour faire venir les règles. 225

Secrets pour travailler les métaux 227

Pour tremper limes et taillants. 227
Pour rendre l'acier dur et bien tranchant. . . . 227
Secret pour amollir le fer ou l'acier. 228
Pour amollir le cristal et l'acier. 228
Recette pour dorer le fer. 229
Pour amollir le fer ou l'acier, pour le couper ou le faire
  dresser à sa fantaisie 229
Pour souder le fer. 229
Poudre pour rendre tout métal liquide. 229
Pour graver toutes sortes de métaux 230
Autre procédé 230
Pour dorer ou faire de couleur d'argent toutes sortes

de métaux. 231
Pour jaunir l'étain ou le cuivre. 231
Pour dorer l'étain 232
Pour donner la couleur de l'argent au cuivre. . . 232
Pour dorer le fer ou l'acier. 233
Pour faire une eau à dorer le fer ou l'acier. . . 233
Pour nettoyer le fer, les armes et ce qu'on voudra. . 233
Pour détruire les puces. 234
Autre pour le même. 234
Pour faire mourir les poux 234
Pour faire mourir les punaises. 234
Pour faire mourir les mouches 235
Pour se garantir de la foudre. 235
Bonne recette pour chasser les fourmis d'un lieu ou
　　d'un arbre 235
Pour garantir les chiens qu'ils ne deviennent enragés
　　par nature. 235
Pour chasser les mouches et moucherons d'un appartement. 236
Autre procédé simple pour chasser les mouches. . 236
Pour faire du vinaigre. 236
Pour faire du vinaigre avec du vin gâté ou pourri. 236
Recette pour ôter l'odeur de moisi au vin rouge ou blanc. 237
Autre recette pour le même. 337
Pour empêcher que le vin ne devienne fort. . . 237
Pour rétablir le vin tourné ou échaudé. . . . 238
Autre recette pour ôter le goût de moisi au vin. . 238

TRAITEMENT DU CHEVAL   239

De l'âge des chevaux par les dents. 239
Remède pour la gourme. 240
Recette pour faire l'onguent basilicon. 241
Du rhume ou morfondure causé par des grands froids ou
　　par des indigestions 242
Pour faire fondre une glande 244
Autre recette pour la morve 244
Recette pour les fluxions sur les yeux. 245
Autre remède plus simple 246
Remède pour dissiper les taches blanches sur les yeux. 246
Recette pour les chevaux lunatiques. 246
Remède pour la colique. 247
Pour faire uriner un cheval 248
Remède pour un cheval qui urine le sang. . . . 248
Remède à l'effort ou à un coup de pied à l'épaule . 249
Moyen d'empêcher les engorgements et boulets aux che-
　　vaux 249

... pour les coups de pieds et pour les jambes en-
... ou engorgées 250
... remède bien simple pour l'engorgement 250
... bien bon remède pour le même mal 251
...ède pour guérir les molettes 251
...de pour les boulets enflés ou engorgés 251
...de pour un cheval piqué ou cloué 252
... remède pour les enclouures ou piqûres des pieds
... chevaux 254
...ède pour les bleimes et enclouures 254
...tte contre la démangeaison aux jambes des chevaux
... partout ailleurs 255
... recette pour la même 255
...dre pour faire sécher les plaies des chevaux . . 255
...tte bonne contre la rage des animaux 255
...ne recette pour guérir les chevaux poussifs et pour
... toutes les toux 256
...re recette pour les chevaux poussifs et toutes les es-
...ces de toux 257
...tement des malandres et solandres 257
...ède pour les suros 258
...r ramollir les duretés 258
...ède excellent pour les plaies, atteintes et blessures
... des chevaux 258
...ède pour le javard 259
...re recette pour les javards 259
...èdes pour les molettes 260
...ède pour les entorses et dislocation de boulets . 260
...ur les atteintes 261
... colique 262
...tement contre la colique 263
...rve des chevaux 263
...le du cheval 264
...ins à donner aux chevaux gourmeux 264
...tement de la gourme 265
...re remède pour la gale 269
...ssures du collier 269
... concernant les vices rédhibitoires dans les ventes et
... échanges d'animaux domestiques 271
...our le cheval, l'âne ou le mulet 271
...s cas rédhibitoires pour l'espèce bovine 272
... cas pour les moutons 273
...cles du Code relatifs au maladies contagieuses . 274
...cle du Code pénal 277

TRAITEMENT POUR L'ESPÈCE BOVINE   279

...seils d'hygiène 280

De l'amaigrissement et la perte de l'appétit 284
Du lait. 285
Lait très-bleu et taché. 286
Conseils aux cultivateurs. 287

Du Taureau, de la Vache, du Bœuf et du Veau.   288

Des Maladies du bœuf, de la vache, etc. 296
De la Fièvre. 398
Des Plaies. 398
De la Péripneumonie, ou inflammation de poitrine. . . . 300
Poumon altéré. 302
Bœufs ou vaches jetant par les naseaux. 302
Du dégoût 303
Maladies du cou 304
La Taupe ou enflure. 305
Estranguillons ou Etranguillons 307
Du Quartier, Tachet ou Lovet. 307
Pommes ou poires dans le gosier. 308
De la Toux 308
Maladies des pieds. 309
Le Fourchet. 310
Clou dans le pied, épine, esquille de bois ou petit amas
   de pus. 311
Des gros galets. 312
De la Fourbure. 313
Mal de tête. 313
Abcès à la tête. 314
Cornes cassées ou trop recourbées. 314
Hémorrhagies du nez. 315
Mal d'yeux 315
De l'onglée, et autres maux d'yeux 316
De l'Araignée ou Eraignie. 316
Sangsues avalées 317
De l'Enflure. 318
Barbes ou Barbillons. 318
De la maladie appelée Sur-langue ou Chancre volant. . . 318
Enflure du Palais. 319
Du Flux de Sang, ou de la maladie appelée vulgairement
   le Sang Rouge ou le Sang Blanc. 320
Du Flux de sang des Bestiaux. 320
Rétention d'urine 321
Pissement de sang. 322
Testicules enflés. 323
De l'indigestion. 323
De la Bouchure du devant. 324

TABLE DES MATIÈRES.

De la Rogne et de la Gale 324
La Jaunisse 325
Le cœur 325
Mal de cerf 326
L'inflammation des muscles 327
La Pierre 327
Tumeurs et apostumes 328
Vers du bouvier 329
Charbon 329
Ver dans le corps 330
Enflement de flancs 331
Mal de ventre ou de la colique 334
Tranchées du bœuf 331
Poux 333
Mal de cuisse 335
Gales qui surviennent aux traites ou trayons des vaches . 334
La petite vérole pourprée 334
Mal dormant 338
Bœuf hâlé 339
Bœuf qui ne mange point, ou qui a perdu l'appétit . . . 340
Moyens de faire tarir le lait des vaches 341
La rage 341
Beurre aromatique, anodin, résolutif et émollient . . . 342
Conseils et précautions vétérinaires pour préserver les bes-
tiaux des maladies épizootiques 343
Diarrhée des veaux 344
Pour guérir le Javart et autres maux de pied 345
Inflammation des mamelles et du pis 345
Enflement par le trèfle, ou indigestion 346
Maladie de la langue, de la bouche, aphtes, cocotte ou
surlangue 247

TRAITEMENT

du Bélier, de la Brebis et de l'Agneau . 349

Des loupes et enflures 350
De la rogne ou gale 359
Des gobbes 360
De la difficulté de respirer 361
De la morve 361
Claveau 362
De la rougeole 367
De la petite-vérole 367
De la peste 368
De la toux 369
Du vertige, étourdissement, en quelques endroits sang,

folie, tournoiement. 370
Du pissement de sang 371
Des abcès. 371
De la maladie des poumons 372
Des poux. 372
De la désinfection des bergeries. 372
De la morsure des hérissons. 373
Des morsures de chien ou de loup. 373
Des meurtrissures des chairs. 371
De l'eau croupissant dans le corps des bêtes à laine. 374
Du mal d'yeux. 375
De la jambe rompue. 375
Les brebis boiteuses. 375
Cachexie ou pourriture du mouton. 3 6
Maladie de pied, ou piétin du mouton. 377
Moyen de guérir facilement et à peu de frais les maladies
    des pieds. 377
Traitement de la gale du mouton. 378
Recettes et secrets pour les moutons, et pour que les
    brebis suivent quelqu'un. 379
Pour connaître, la brebis étant pleine, de quelle couleur
    sera l'agneau. 379
Pour empêcher les agneaux d'être malades. 379
Pour que les brebis ne deviennent pas rogneuses. . 380
Ce qui empêche les brebis de manger. 380
Meilleur remède pour les maladies des brebis . . . 380
Quand et comment il faut tondre les moutons. . . . 381
Contre la gravelle des moutons. 381
Conduite à tenir pour les moutons. 382
Tenue des étables. 383
Symptôme de la gale des moutons. 383
Pommade merveilleuse pour toutes les maladies de peau
    des animaux sous le nom de pommade celtique. . 384

TRAITEMENT DES MALADIES

du Bouc, de la Chèvre et du Chevreau. 386

Maladies 388
De la fièvre. 389
De l'hydropisie. 389
De l'enflure 389
Du mal sec. 390
De la contagion 390
De la langueur 390

TRAITEMENT

...érapique, préservatif et curatif des maladies du Porc.

...érapique, préservatif et curatif des maladies du Porc. 391
...thode pour administrer les remèdes 394
...mptômes de la maladie du porc. 396
...nseils généraux en temps d'épizootie. 402
...maladies du porc les plus communes 404
...arbon du porc. 404
...ée ou ladrerie du porc. 405
...chine 406

TRAITEMENT DE LA VOLAILLE

...ladies des dindes 407
...ladies des poules. 408
...choléra des poules 408

TRAITEMENT DU LAPIN.   412

...ncipales maladies du lapin. 413
...bouteillé ou gros ventre. 414
...stration. 414
...ins à donner aux lapereaux. 415
...urriture des lapins. 416
...phthalmie ou mal d'yeux. 416
...sie 417

TRAITEMENT
Des maladies des chiens

...ladies des jeunes chiens. 418
...rgation pour les chiens. 420
...ules contre le dévoiement des chiens. 420
...alysie du chien. 420
...avée ou maladies des pattes. 421

Prescriptions de la loi relative aux livres de commerce.   422

...bleau des diviseurs fixes pour le calcul des intérêts. 424
...nsports 424
...tances kilométriques de Roanne, aux gares de T... P.-L.-M 427
...r, poids et diamètre des monnaies françaises. . . . . .
...tes et secrets qui ont rapport aux planètes. . . . . .
... du soleil sur le territoire français . . . . . .
...jours heureux ou malheureux. 429

Roanne. — Imp. E. FERLAY, cours de la République.